어떤 몸으로 나이 들 것인가

일러두기

이 책에 수록된 정보는 교육용이므로, 개별 환자에 대한 의사의 전문적이고 의학적인 조언을 대신하지 않습니다. 독자는 자신의 신체 상태를 파악하거나, 질병이나 치료 계획에 관해 질문이 있을 시 항상 의사와 상의해야 합니다. 이 책의 정보를 읽었다고 해서, 저자와 독자 사이에 '의사-환자'의 관계가 성립되는 것은 아닙니다. 이 책에서 제안하는 식단과 생활 방식이 모든 사람에게 완벽하게 적용되는 방법이라고 보증할 수 없습니다. 따라서 이 책에 수록되는 정보를 건강 문제나 질병을 진단하거나 건강과 관련한 '치료 프로그램'으로 사용해서는 안 됩니다. 이 책에 수록된 활동을 실행하는 데 있어서 발생할 수 있는 모든 위험에 대한 책임은 각자에게 있습니다. 이로써 이 책의 저자들과 빅토리벨트 출판사, 한국어판 출판사는 법이 허용하는 최대한의 법적 책임에서 해방됩니다. 이 책을 이용한다는 것은 이 모든 조건에 동의한다는 것입니다. 병명의 한글 표기는 널리 통용되는 번역어를 쓰되 가급적 대한의사협회의 표준 의학용어를 따랐습니다.

어떤 몸으로 나이 들 것인가

아프지 않고, 존엄을 지키는 내 몸 건강 관리법

제임스 디니콜란토니오·제이슨 펑 지음

이문영 옮김

라이팅하우스

목차

자포자기한 당신의 몸을 깨워야 할 때

제임스 디니콜란토니오 박사의 편지

『어떤 몸으로 나이 들 것인가』에 앞서 집필한 두 권의 책 『소금의 진실』과 『슈퍼연료Superfuel』에서 나는 지금까지 무려 40년간이나 지속되어 온 영양학적 오류, 즉 소금이 몸에 좋지 않고 식물성 기름이 건강에 유익하다는 주장이 거짓임을 폭로했다. 『어떤 몸으로 나이 들 것인가』는 여기서 한 발 더 나아간다. 엠토르(mTOR)와 식이 단백질, 칼로리 제한의 수수께끼를 탐구하고 지구상에서 가장 건강한 사람들의 식습관을 살펴보면서 건강한 노화의 비밀을 밝힌다. 『어떤 몸으로 나이 들 것인가』는 또한 간헐적 단식, 콜라겐과 글리신, 녹차, 커피, 적포도주의 이점도 설명한다. 마지막으로 제이슨 펑과 나는 누구나 쉽게 실천할 수 있는 무병장수법 5단계를 제시했다.

아마도 당신은 미국 정부가 내놓은 식단 권장안, 즉 소금을 적게 먹고 식물성 기름과 탄수화물을 더 많이 먹으라는 익숙한 조언을 실천하면 건강을 유지할 것이라고 철석같이 믿고 있을 것이다. 불행히도, 오랜 기간 심혈관을 연구한 나와 수년간 환자들을 치료하며 임상 경험을 쌓은 닥터 펑은 이 조언이 대부분 잘못된 것임을 확신하게 되었다. 예를 들어, 고도로 정제된 탄수화물 위주로 식사를 하면 고혈당과 저혈당이 끝없이 번갈아 나타나며, 이로 인해 탄수화물 음식을 계속 찾게 된다(이를 탄수화물 의존성이라고 함). 게다가 이 식단 권장안은 일본을 비롯해 장수하는 여타 아시아인들이 소금이 많은 해산물 요리를 먹고 정제된 식물성 기름을 피하는 경향이 있다는 사실을 언급하지 않는다. 장수촌의 식단은 미국 정부의 권고와 정확히 반대이다.

식단을 간단히 바꾸면 '탄수화물 의존성'이라는 악순환을 끊고, 대사를 끌어올리며, 장수 유전자를 자극하는 데 도움이 될 수 있다. 간헐적 단식이 좋은 예다. 단식하면 대사가 새로 조정되어, 새로운 세포와 단백질이 오래된 세포를 갈아 치운다. 낡은 세포를 버리고 새롭게 회복을 시작하는 이 과정을 '자가포식(autophagy)'이라고 하며, 단식으로 자가포식을 늘리면 노화를 재촉하는 '성장' 대신에 몸이 스스로 '회복'을 하는 쪽으로 바빠진다. 따라서 단식은 수명 연장에 도움을 주는 하나의 '바이오해킹'이다. 적포도주와 차, 커피처럼 장수인들에게서 흔한 식습관들은 따라 하기 쉽고 건강과 수명을 모두 개선한다.

『어떤 몸으로 나이 들 것인가』를 당신의 공식 건강 안내서로 삼아 이제부터 식단과 생활 방식을 간단하고 쉽게 바꾸는 일을 시작하자. 장수 유전자를 활성화해 자포자기한 상태의 몸을 깨우자.

제이슨 펑 박사의 편지
사람들은 종종 장수의 비밀이 현대의학의 깜짝 놀랄 만한 시술이나 TV

홈쇼핑의 최첨단 보충제에 있다고 믿는다. 건강하게 늙는 비결은 역설적으로 수천 년 동안 세대에서 세대로 전수되어 왔다. 『어떤 몸으로 나이 들 것인가』는 오래전에 잃어버린 이 비밀들을 재발견하고, 우리가 아는 생물학 지식이 이를 어떻게 뒷받침하는지 밝히기 위해 집필되었다. 최신 연구들을 통해 칼로리 제한, 적절한 식이 단백질 섭취, 차와 커피, 적포도주, 소금과 천연 지방 섭취 늘리기 등 오래된 장수법의 근본 원리가 밝혀졌다. 많은 것이 변화하는 만큼이나, 여전히 많은 것이 그대로 있었다.

이러한 원리는 요즘 유행하는 최신 건강 관리법과는 거리가 있다. 하지만 효과가 입증된 진실이다. 이 방법들은 고대부터 사용되었으며 건강의 중요한 측면으로 수용되었다. 고대인들은 이런 전통적인 방식이 통한다는 것을 직관적으로 알고 있었지만, 현대 과학은 이제 막 그 이유를 밝혀내고 있다. 비밀들은 잘 보이는 곳에 숨겨져 있었다. 어디를 봐야 할지 우리가 몰랐을 뿐이다.

사람들은 항상 수명을 연장하고 건강을 향상하기 위해 식단에 무엇을 더할지 찾고 있다. 수년 동안 그 목록은 끝없이 늘어났다. 비타민 A, B, C, D, E 보충제는 새롭고 훌륭한 만병통치약으로 선전되었다. 하지만 보충제는 줄줄이, 때로는 처참하게 실패했다. 문제는 우리가 올바른 질문을 하지 않는다는 것이다. 우리는 "건강해지려면 무엇을 더 먹어야 할까?"라는 질문에 더해 "건강해지려면 무엇을 덜 먹어야 할까?"라는 질문도 던져야 한다. 『어떤 몸으로 나이 들 것인가』는 독자에게 이 두 가지 질문 모두를 던진다. 그리고 더 중요하게, 이 질문들에 답한다.

01

노화

**자연은 우리가 늙든 말든
상관하지 않는다**

―――― 전설적인 스페인 정복자 후안 폰세 데 레온은 피에 굶주린 그 시대의 많은 사람들처럼 신세계 탐험을 통해 명성과 부를 추구했다. 그는 현재의 도미니카공화국인 히스파니올라 지역에 정착했고, 후에 2년간 푸에르토리코 총독으로 일했다. 크리스토퍼 콜럼버스의 아들 디에고에게 총독 자리를 뺏긴 그는 또다시 항해를 떠나야 했다. 그는 이때 토착민들로부터 젊음을 되찾아 주는 샘이 있다는 이야기를 들었다. 폰세 네 레온은 다음 탐험으로 신비에 싸인 이 '장수의 샘'을 찾아 나서기로 했다.

그는 바하마의 많은 지역을 탐험했으며, 1513년에 플로리다 북동부, 즉 현재의 세인트오거스틴 근처에 도착한 것으로 추정된다. 그는 스페인어로 '꽃이 가득하다'는 뜻인 '플로리도'를 따서 새로 발견한 이 땅에 플로리다라는 이름을 붙였다. 그는 플로리다 해안과 플로리다키스 제도를 탐험했지만, 신비에 싸인 장수의 샘은 찾지 못하고 죽었다.

이 유명한 이야기는 전부 허구일 가능성이 크다. 폰세 데 레온이 쓴 글 어디에서도 장수의 샘을 찾아 나선다는 이야기를 발견할 수 없으며, 그가 탐험한 주 목적은 더 평범한 이유, 즉 금을 찾고, 식민지화할 땅을 알아보고, 기독교를 전파하기 위해서였다. 그러나 이 전설이 오래도록 전해지는 이유는, 노화를 되돌리는 신비한 묘약이 있다는 생각이 우리를 매료시키기 때문이다. 흥미롭게도 청춘을 되찾아 주는 샘이 있다는 전설은 레온 이전 시대에도 있었다. 비슷한 이야기들이 중동과 중세 유럽, 고대 그리스 문화에 존재한다. 우리는 노화를 정말로 되돌릴 수 있을까? 폰세 데 레온은 실패했지만, 과학이라면 어떨까?

노화란 무엇인가

먼저 노화가 무엇인지 생각해 보자. 나이가 든다는 것이 무슨 의미인지는 누구나 본능적으로 알지만, 어떤 문제든 성공적으로 풀어 나가기 위해서는 먼저 과학적인 관점에서 정확하게 정의를 내려야 한다. 우리는 노화를 몇 가지 측면에서 바라볼 수 있다.

첫째, 많은 경우 외모가 변하면서 노화가 명백해진다. 흰머리와 주름진 피부, 다른 외적인 변화들이 나이를 말해 준다. 이를 통해 모낭의 색소가 덜 생성되고 피부 탄력이 감소하는 등 신체의 근본적인 생리가 변화하고 있음을 알 수 있다. 외모는 성형수술로 바꿀 수 있지만, 인체 생리 자체는 바뀌지 않는다.

둘째, 노화를 기능 상실로 볼 수 있다. 시간이 지나면서 여성은 가임 능력이 점점 감소하다가 결국 폐경기가 되어 배란이 완전히 멈춘다. 이 과정은 대체로 나이가 결정한다. 뼈가 약해져서 엉덩이뼈 골절 등 골절의 위험이 증가하는데, 이는 젊은 사람들에게 거의 나타나지 않는 문제다. 근육도 약해지는데, 노련한 노장이 아니라 항상 젊은 운동선수가 챔피언이 되는 것도 이런 이유 때문이다.

셋째, 세포와 분자 수준에서 나이가 들면서 호르몬에 대한 반응이 감소한다. 예를 들어, 세포가 더는 호르몬에 반응하지 않는다면 높은 인슐린이나 갑상선 호르몬 수치는 인체에 별 도움이 되지 않을 것이다. 중요한 세포 구성 요소이자 에너지를 생산하며 일명 '세포 발전소'로 불리는 미토콘드리아는 효율이 감소하고 에너지 생산 능력이 떨어진다. 노화로 신체의 효율성이 떨어지면 결국 질병이 발생할 확률이 높아진다.

나이가 들수록 질병과 사망의 위험이 기하급수적으로 증가한다. 예를 들어, 심장마비는 아이에게는 거의 발생하지 않지만 노인에게는 흔하다. 노화 자체가 질병은 아니지만, 질병이 발생할 가능성을 높이므로 만성 질환을 멈추거나 되돌리는 것을 최고의 목표로 삼게 만든다. 한 살 한 살 먹어 가는 숫자로서의 나이는 마치 강물과 같다. 강이 방향을 바꿔 거꾸로 흐를 수는 없다. 하지만 '신체 나이'라는 관점의 노화는 그렇지 않다. 노화와 질병에는 많은 요인이 관여하지만, 이 책에서 우리는 주로 식단의 영향을 고려할 것이다.

노화가 전반적인 기능 저하라는 것을 생각해 볼 때, 왜 생명체는 노화할까? 간단히 말해 노화는 손상이 쌓이는 것이다. 인간을 포함한 어린 동물들은 무릎을 긁힌 아이가 그렇듯이 일상에서 입은 손상을 복구하는 능력이 뛰어나다. 종의 생존은 이 손상에서 회복하는 능력, 예를 들어 상처나 부러진 뼈를 치유하는 능력에 달려 있다. 하지만 나이가 들수록 감염을 퇴치하든, 동맥을 깨끗이 하든, 암세포를 죽이든, 전반적인 손상 복구 능력이 감소한다. 하지만 이는 당연한 결론이 아니다. 개체의 영양과 생활 습관이 노화의 속도와 정도를 결정한다. 우리는 어떤 몸으로 나이 들것인지 스스로 결정할 수 있다. 가공식품을 거의 먹지 않는, 건강하게 오래 사는 세계의 장수 인구를 들여다보면 노화 과정을 늦출 수 있음을 명백히 알 수 있다.

현대의학의 아버지라 불리는 고대 그리스의 히포크라테스는 오래전에 영양이 건강과 수명의 초석임을 인정했다. 기근은 인류의 4대 재해(요한 계시록에 나오는 네 기사로 상징되는 전쟁·기근·역병·죽음을 말한다-옮긴이) 중 하나이지만 현대의 비만(인슐린 저항성, 당뇨병) 문제는 기근만큼 치명적이다. 우리가 먹는 음식은 기근과 비만, 두 경우 모두에서 문제를 부추기거나 예방하는 데 중요한 역할을 한다.

중요한 손상 복구 메커니즘으로 자가포식(오토파지, autophagy)이라는 것이 있다(2016년 노벨의학상이 자가포식의 기전을 발견한 오스미 요시노리에게 돌아간 사실로 이 과정이 얼마나 중요한지 잘 알 수 있다). 자가포식 과정에서 세포 소기관이라는 부분이 분해되어 인체의 광범위한 품질 관리 체계의 일부로서 주기적으로 재활용된다. 자동차의 오일과 필터, 벨트를 정기적으로 교체해야 하듯이 세포는 정기적으로 세포 소기관을 교체해서 정상 기능을 유지해야 한다. 세포 소기관의 유효기한이 지나면, 신체는 남은 손상이 기능을 방해하지 않도록 오래된 소기관을 제거하고 새로운 소기관으로 갈아 끼운다. 지난 25년 동안의 주요 발견 중 하나는 이러한 손상을 관리하는 과정에 우리가 먹는 음식이 크게 영향을 미친다는 것이다.

진화는 우리가 늙든 말든 상관하지 않는다

당신은 진화가 손상을 통제하려는 인체의 반응을 완벽하게 다듬어 영원히 살 수 있게 해 줄 거라고 기대할지도 모른다. 하지만 진화는 우리가 늙든 말든, 생존하든 말든 상관하지 않는다. 진화는 개체가 아닌 종의 생존을 보장한다. 당신이 아이를 낳으면, 당신이 생존하지 않더라도 유전자는 살아남을 수 있으므로 종이 더 오래 살게 하는 자연선택은 없다. 이런 추론을 기반으로 '적대적 다면발현(antagonistic pleiotropy)'이라는 노화 이론이 성립되었다. 이름은 복잡해 보이지만 비교적 간단하다.

자연신댁에 의한 진화는 개별 생명체보다는 유전자 수준에서 작동한다. 우리는 모두 수천 개의 다른 유전자를 지니며 이를 각자의 후손에게 전달한다. 개인의 환경에 가장 적합한 유전자는 더 잘 살아남아 자손을 더 많이 낳을 수 있게 해 준다. 시간이 지나면서 이로운 이 유전자는 집단에 더 널리 퍼져 나간다. 나이는 유전자가 집단에 미치는 영향을 결정하는 데 큰 역할을 한다.

10세에 사망을 초래하는 유전자는 이 유전자를 지닌 사람이 이를 전달할 수 없으므로(아이를 갖기 전이므로) 개체군에서 빠르게 제거된다. 30세에 사망을 초래하는 유전자는 이 유전자가 없는 사람들이 아이를 더 많이 낳기 때문에 여전히 제거될 것이다. 70세에 사망을 초래하는 유전자는 치명적인 영향을 미치기 훨씬 전에 다음 세대로 이미 전달되므로 제거되지 않을 수도 있다.

적대적 다면발현은 유전자가 삶의 다양한 단계에서 다양한 영향을 미친다고 암시한다. 예를 들어, 장년에 성장과 출산율을 높이지만 노년에 암의 위험을 증가시키는 유전자는 아이를 더 낳게 하지만 수명을 줄인다. 이 유전자는 진화가 '개인의 수명'이 아니라 해당 '유전자의 생존'에 중점을 두기 때문에 해당 개체군에 여전히 퍼질 것이다. 이처럼 하나의 유전자가 겉보기에 상충하는(적대적) 두 가지의 서로 다르고 무관한 효과

(다면발현)를 동시에 지닐 수도 있다. 유전자의 생존은 언제나 개인의 수명에 우선한다.

이 특정 유전자로 인슐린 유사 성장인자 1(insulin-like growth factor 1), 줄여서 IGF-1으로 알려진 단백질 코드를 설명할 수 있다. 높은 수준의 IGF-1은 성장을 촉진하여 생물체가 더 커지고 더 빨리 번식하며 상처가 더 잘 아물게 한다. 이는 아이를 갖기 위한 생존 경쟁에서 큰 이점이다. 그러나 노년기에는 높은 IGF-1이 암과 심장병, 조기 사망에 이바지한다. 하지만 그때는 이미 유전자가 다음 세대로 전달된 후이다. 성장(번식)이 장수와 충돌할 때, 진화는 번식과 높은 IGF-1의 편에 선다. 이것이 성장과 장수의 기본적이고 자연스러운 상충 관계이다.

이런 식으로 보면, 노화의 파괴력에 대항하는 투쟁은 자연에 대항하려는 시도이다. 노화는 더할 나위 없이 자연스럽지만, 그 정도와 속도는 다양하다. 그야말로 자연의 순리대로 생활하고 먹으면 노화를 막지 못한다. 자연과 진화는 당신의 장수에 대해 '상관하지' 않는다. 유전자의 생존만이 유일한 관심사이기 때문이다. 어떤 의미에서는 우리가 노화를 늦추거나 막으려면 자연 너머를 살펴야 한다.

노화와 질병

놀랍게도 인류 역사상 거의 유례없이 오늘날의 아이들은 부모보다 수명이 짧을 수 있다.[1] 20세기 동안에 의학과 공중보건이 엄청나고 꾸준히 발전해서 평균 기대 수명은 많이 늘어났다. 하지만 최근 유행하는 만성질환으로 영광스러운 이 기록들이 위협받고 있다.

위생과 의학이 발전한 현대 산업사회 이전에는 전염병이 자연사의 주요 원인이었다. 1900년 미국에서는 영아와 유아 사망률이 높아 기대 수명이 남성은 46세, 여성은 48세였다.[2] 그러나 어린 시절에 살아남은 사람들은 나이가 들 때까지 생존할 가능성이 충분히 있었다. 1900년의 3대 사망 원인은 모두 감염성 질환으로 폐렴과 결핵, 위장 감염이었다.[3] 어린이와 노인이 이런 감염성 질환에 특히 취약하지만 나이와 상관없이 걸릴 수 있다.

오늘날에는 상황이 다르다. 사망의 2대 원인은 심혈관 질환과 암이며, 이 두 질병은 나이와 관련이 깊다. 심장병과 뇌졸중을 포함한 심혈관 질환은 미국인의 최대 사망 원인으로, 사망자 4명 중 1명이 이 질환 때문이며, 사망률은 나이가 많아지면서 급격히 증가한다.[4] 아이들에게는 심장마비가 드물지만 65세가 되면 대다수에게 모종의 심혈관 질환이 발생한다.

암도 다르지 않다. 신규 암 환자에서 어린이와 청소년이 차지하는 비율은 매년 약 1%에 불과하다.[5] 25~49세 성인은 약 10%를 차지하지만, 50세 이상은 나머지 89%를 차지한다. 노화가 일으키는 다른 질병으로는 백내장, 골다공증, 제2형 당뇨병, 알츠하이머, 파킨슨병이 있다. 매일 전 세계에서 발생하는 약 15만 명의 사망자 중 약 2/3가 이러한 노인성 질병 때문에 사망한다. 40세 이하의 젊은이는 이런 질병에 거의 걸리지 않는다. 산업화한 서구에서는 노인성 질병으로 죽는 사람의 비율이 90%에 육박한다.[6]

현대의학이 천연두와 같은 감염성 질병을 정복하면서 만성질환의 위

그림 1.1 | **염증성 노화의 원인**

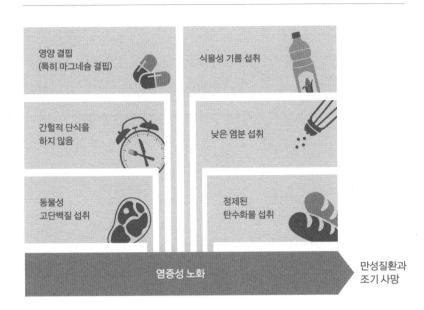

영양 결핍
(특히 마그네슘 결핍)

식물성 기름 섭취

간헐적 단식을
하지 않음

낮은 염분 섭취

동물성
고단백질 섭취

정제된
탄수화물 섭취

염증성 노화

만성질환과
조기 사망

험이 클 수밖에 없는 고령 인구가 늘어나게 되었다. 하지만 이야기는 여기서 끝나지 않는다. 막을 수 없을 것 같은 비만이라는 전대미문의 유행병으로 인해 암과 심장병의 위험이 증가하고 있다. 식습관과 생활 습관을 바꿔 이러한 만성질환의 위험을 되돌릴 방법은 많다.

노화란 세포의 회복 능력이 점점 감소해서 세포 손상이 서서히 쌓이는 것이다. 그 결과 낮은 수준의 염증이 발생하는데, 이는 노화의 매우 큰 특징이므로 '염증성 노화(inflammaging)'라고 불린다. 나이가 들면서 자유 라디칼(free radical : 쌍을 이루지 않은 전자를 가진 고반응성 분자)이 과잉 생성되면 신체의 내부 항산화 체계가 저해되어 산화 스트레스가 증가한다.

하지만 생활 습관을 바꾸면 건강하게 나이 들어갈 가능성을 높일 수 있다. 수명을 연장할 수 있을 뿐 아니라 '건강하게 사는 기간'을 늘릴 수 있다. 생의 마지막 몇 년을 허약하고 병들어 요양원에서 보내고 싶은 사람은 아무도 없다. 노화를 예방한다는 것은 노년기의 질병이나 장애에서 해방되어 활력과 활기에 찬 삶에 열정을 갖고 건강하게 사는 기간을 늘린다는 뜻이다. 이 책에서 장수는 노년이 아닌 젊음을 연장한다는 의미이다.

진화적으로 보존된 메커니즘

박테리아처럼 원핵생물이라고 불리는 단순한 단세포생물은 지구의 가장 초기 생명체이며 지금도 아주 많다. 더 복잡하지만, 여전히 단세포생물인 진핵생물은 약 15억 년 뒤에 처음 나타났다. 이러한 초라한 시작에서 후생동물이라는 다세포생물체가 나타났다. 인간을 포함한 모든 동물세포는 진핵세포이다. 이 세포들은 기원이 같으므로 서로 닮은 점이 있다. 많은 분자 메커니즘(유전자, 효소 등)과 생화학적 경로가 진화하는 내내 보존되어 더 복잡한 유기체가 된다.

인간은 유전자의 98.8%를 침팬지와 공유한다. 나머지 1.2%의 유전적 차이는 두 종의 차이를 설명하기에 충분하다. 인간과 동떨어진 효모균 같은 생물과도 많은 유전자를 공유한다는 사실을 알면 더욱 놀랄 수 있다. 인간에게 질병을 일으키는 유전자의 최소 20%는 효모균의 유전자와

그림 1.2 │ 사람과 동물의 유전자적 유사성

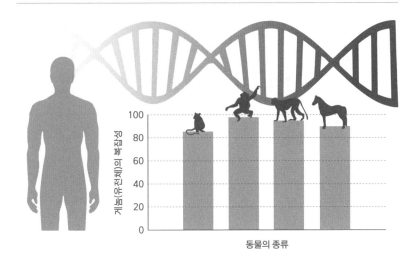

같다.[7] 과학자들이 400개 이상의 인간 유전자를 출아형 효모에 이어 붙이자 47%가 효모균의 유전자를 기능적으로 대체했다.[8]

쥐와 같은 더 복잡한 생물에서는 더 많은 유사성을 발견할 수 있다. 4000개 이상의 유전자를 연구한 결과, 인간과 쥐의 유전자 차이는 10% 미만으로 밝혀졌다. 유전 정보가 없는 소위 '정크 DNA'를 제외하고 모든 단백질 코딩 유전자 중에서 쥐와 인간의 유전자는 85%가 같다. 쥐와 인간은 유전자 수준에서 매우 유사하다.[9]

노화 관련 유전자들은 어느 종에든 보존되어 있으므로 과학자들은 효모균과 쥐를 연구하여 인체 생물학에 관해 중요한 깨우침을 얻을 수 있었다. 이 책에서 인용한 많은 연구는 효모균, 쥐, 붉은털원숭이와 같은 다양한 생물을 포함하며, 유전자적 유사성 역시 다양하다. 모든 결과가 사람에게 적용되는 것은 아니지만, 대부분의 결과가 사람에 근접하므로 인간 노화에 대해서 많은 것을 배울 수 있다. 인체 연구가 있으면 가장 좋겠지만 거의 존재하지 않으므로 동물 연구에 의존할 수밖에 없다.

노화 이론

이제부터 여러 가지 노화 이론과 각 이론의 타당성에 대한 의견을 개략적으로 설명하려 한다.

마모 이론

뉴캐슬대학의 토머스 커크우드Thomas Kirkwood 교수가 처음 제안한 '마모설(disposable soma theory)'은 생물체에게 신체의 유지와 회복 또는 번식에 사용할 수 있는 에너지의 양이 한정되어 있다는 이론이다.[10] 적대적 다면발현과 마찬가지로 다음과 같은 교환이 이루어진다. 에너지를 유지와 회복에 할당하면 번식에 사용할 수 있는 자원이 적어진다. 진화는 유전자를 다음 세대로 전파하는 데 도움이 되는 번식에 에너지를 더 사용하려고 하므로, 번식 이후에 개체의 체세포는 대부분 버려진다. 유전자 전달에 도움이 되지 않는 장수에 소중한 자원을 소비할 이유가 없기 때문이다. 어떤 경우에는 새끼를 최대한 많이 낳고 바로 죽는 것이 개체를 위한 최선의 전략이다.

태평양 연어가 그런 예다. 연어는 평생 한 번 번식한 후에 죽는다. 연어는 번식을 위해 모든 자원을 소비하고, 그 후엔 '무너져 내리는' 경향이 있다.[11] 연어가 포식자나 다른 위험에서 살아남아 다시 한 번 번식할 가능성이 거의 없다면, 진화의 관점에서는 연어가 더 천천히 노화하도록 선택할 이유가 없다. 생후 두 달 후에 성적으로 성숙하는 쥐 역시 어마어마하게 번식한다. 포식자에게 당할 가능성이 큰 쥐는 신체의 퇴행에 대항하는 일보다 번식에 더 많은 에너지를 할당한다.

반면에 수명이 길면 더 나은 복구 메커니즘이 발달할 수 있다. 두 살 된 생쥐는 노령이지만, 두 살 된 코끼리는 이제 막 생을 시작하는 나이이다. 코끼리의 경우 성장에 더 많은 에너지를 쏟고 새끼를 훨씬 적게 낳는다. 코끼리의 임신 기간은 18~22개월이며, 그 결과 새끼를 1마리만 낳는다. 쥐는 한 번에 최대 14마리의 새끼를 낳으며 연간 5~10회 출산할 수 있다.

마모설은 유용한 틀이지만 문제가 있다. 이 이론에 따르면 전체 자원을 제한하는 의도적인 칼로리 제한이 번식이나 수명을 줄인다고 예측할 수 있다. 하지만 칼로리를 제한당한, 심지어 기아에 가까울 만큼 먹지 않은 동물들도 일찍 죽지 않는다. 이 결과는 여러 종류의 동물에게 지속해서 나타난다. 사실 동물에게 먹이를 주지 않으면 노화와 싸우는 데 자원을 더 할당하게 된다.

게다가 대부분 암컷은 수컷보다 더 오래 산다. 하지만 마모설은 이 사실에 위배된다. 암컷은 번식에 훨씬 더 많은 에너지를 쏟아야 해서 유지관리에 할당할 에너지나 자원이 적기 때문이다.

의견 이 이론은 일부 사실에 부합하지만 확실한 문제가 몇 가지 있다. 마모설은 불완전하거나 부정확하다.

자유 라디칼 이론

생물학적 과정에서 주변 조직을 손상시킬 수 있는 분자인 사유 라디칼이 생성된다. 세포는 항산화 물질로 자유 라디킬을 중화시키지만, 이 과정이 불완전한 탓에 시간이 지나면서 손상이 쌓여 노화가 발생한다는 이론이다. 하지만 대규모 임상 연구 실험에서 비타민 C와 비타민 E와 같은 항산화 비타민을 보충하면 오히려 사망률이 증가하거나 건강이 악화할 수 있다고 나타났다. 칼로리 제한과 운동처럼 건강을 개선하거나 수명을 늘린다고 알려진 일부 요인은 자유 라디칼의 생성을 증가시키는데, 이는 에너지를 생성하는 미토콘드리아를 개선하고 세포를 보호하라고 세포에 신호를 보내는 역할을 한다. 항산화제는 운동의 이런 건강 증진 효과를 무효화할 수 있다.[12]

의견 애석하게도 일부 사실과 자유 라디칼 이론이 맞지 않는다. 이 이론 역시 불완전하거나 부정확하다.

미토콘드리아 이론

미토콘드리아는 에너지를 생성하는 세포(소기관)의 일부로서, 앞서 언급했듯이 종종 세포 발전소라고 불린다. 에너지 생성은 힘든 작업이므로 분자 손상을 많이 겪는 미토콘드리아는 주기적으로 재활용하고 교체하여 최고 효율을 유지해야 한다. 세포에서 자가포식(오토파지)이 발생하는 것처럼 미토콘드리아에서는 결함이 있는 세포 기관을 도태시켜 교체하는 유사한 과정, 즉 '미토파지(mitophagy)'가 일어난다. 한편 미토콘드리아에는 시간이 지나면서 손상을 축적하는 고유한 DNA가 있다. 그 결과 미토콘드리아의 효율성이 떨어져 손상이 점점 심해지는 악순환에 빠진다. 결국 적절한 에너지가 없을 때 세포가 죽고 이것이 노화로 나타난다는 이론이다.

근육 위축은 높은 수준의 미토콘드리아 손상 때문에 발생한다.[13] 그러나 젊은 사람과 노인의 미토콘드리아에서 생성하는 에너지 양을 비교해보니 실제로는 차이가 거의 없었다.[14] 쥐의 경우 미토콘드리아의 DNA에서 일어나는 매우 높은 비율의 돌연변이가 노화를 촉진하지 않았다.[15]

의견 ▶ 흥미로운 이론이지만 연구가 아직 준비 단계이고 진행 중이다. 이 이론을 지지하거나 반박하는 논증이 모두 가능하다.

호르메시스

기원전 120년, 미트리다테스 6세는 소아시아의 한 지역, 즉 현대의 터키가 된 폰투스 지역의 왕위 후계자였다. 남편의 왕위가 탐난 그의 어머니는 왕을 독살했다. 미트리다테스는 도망쳐서 황무지에서 7년을 보냈다. 독에 피해망상이 생긴 그는 면역력을 기르기 위해 소량의 독을 오랜 기간 복용했다. 남자가 되어 돌아온 그는 어머니의 정권을 전복해 왕위를 되찾았다. 그는 강력한 왕이 되었다. 통치 기간에 로마

제국에 저항했지만 로마인들을 당할 수는 없었다. 미트리다테스는 생포되기 전에 독약을 마셔 자살하기로 했다. 하지만 독을 많이 먹었는데도 이 '독약왕'은 죽지 않았고, 그의 정확한 사인은 아직까지 알려지지 않았다.[16] 당신을 죽이지 않는 것은 진정 당신을 더 강하게 만들 수 있다.

호르메시스(Hormesis)는 일반적으로 독성이 있는 저용량의 스트레스 요인이 신체를 강화해 고용량의 같은 독소나 스트레스 요인에 대한 저항력을 높이는 현상이다. 영화 〈프린세스 브라이드〉의 팬들은 영웅 웨스틀리가 수년간 이오케인 가루를 조금씩 복용해서 독성에 면역을 키웠던 것을 기억할지도 모른다. 그래서 웨스틀리는 비지니와 자신의 잔에 독을 넣었음에도 혼자만 살아남을 수 있었다. 이것이 호르메시스다.

호르메시스는 노화 이론은 아니지만 다른 이론들에 지대한 영향을 미친다. 독성학의 기본 원리는 '양이 많으면 독이 된다'이다. 인체에 무해한 적은 양의 독소는 몸을 더 건강하게 만들 수 있다.

운동과 칼로리 제한은 호르메시스의 예다. 예를 들어, 운동하면 근육에 스트레스가 가해져 근육이 강해지는 것으로 몸이 반응한다. 체중을 지탱하는 운동을 하면 뼈에 스트레스가 가해져 뼈가 강해지는 것으로 몸이 반응한다. 침대에 누워 있거나 우주 비행사처럼 무중력 상태에 있으면 근육과 뼈가 급속하게 약화된다.

칼로리를 제한하면 스트레스 호르몬으로 알려진 코르티솔이 상승하므로 이를 스트레스 요인으로 생각할 수 있다. 코르티솔이 증가하면 '열충격 단백질(Heat Shock Proteins : 새로운 단백질을 안정화하거나 손상된 단백질을 복구하는 데 도움을 주는 단백질군)'이 더 생산되고, 계속해서 일어나는 스트레스 요인들에 대한 저항력이 높아진다.[17] 따라서 칼로리 제한은 호르메시스의 조건에도 충분히 들어맞는다. 운동과 칼로리 제한은 모두 스트레스의 형태이므로 자유 라디칼을 생산한다.

호르메시스는 드문 현상이 아니다. 예를 들어 알코올은 호르메시스를 통해 작용한다. 술을 적당히 마시면 전혀 마시지 않는 것보다 항상 건강에 더 이롭다. 하지만 심각한 술꾼들은 건강이 나빠지고 간 질환이 생기기도 한다. 운동은 건강에 유익한 영향을 미친다고 잘 알려졌지만, 극한 운동은 피로 골절을 유발하여 건강을 악화할 수 있다. 소량의 방사선마저도 건강을 개선할 수 있지만, 다량의 방사선은 생명을 앗아간다.[18]

특정 식품의 유익한 효과 중 일부는 호르메시스 때문일 수 있다. 폴리페놀은 과일과 채소뿐 아니라 커피와 초콜릿, 적포도주에 든 화합물인데, 저용량 독소로 작용함으로써 인체의 자연 발생적인 효소가 증가하도록 조절해 어느 정도 건강을 개선할 가능성이 있다.

왜 호르메시스가 노화에 중요할까? 다른 노화 이론들은 모든 손상이 나쁘고 시간이 지나면서 쌓인다고 가정한다. 그러나 호르메시스 현상을 보면 우리 몸에는 유익하고도 강력한 손상 복구 능력이 있음을 알 수 있다. 운동을 예로 들어 보자. 근력 운동을 하면 근육이 미세하게 찢어진다. 좋지 않아 보이지만 근육을 회복하는 과정에서 근육이 더 강해진다. 중력은 뼈에 스트레스를 가한다. 달리기와 같은 체중 부하 운동은 뼈에 미세한 골절을 유발한다. 이를 복구하는 과정에서 뼈는 더 강해진다. 우주의 무중력 상태는 정반대의 상황이다. 중력이라는 스트레스가 없으면 뼈에 구멍이 생겨(골다공증) 약해진다.

손상이 모두 나쁜 것은 아니다. 사실 작은 손상은 좋다. 재생이 주기적으로 이루어진다는 의미니까 말이다. 근육이나 뼈 같은 조직이 붕괴해도 호르메시스로 인해 더욱 강해져 스트레스를 더 잘 견딜 수 있게 된다. 근육과 뼈는 더 강하게 성장할 수 있다. 하지만 이 성장은 붕괴와 복구 없이는 일어날 수 없다.

> **의견** ▶ 호르메시스가 작은 손상에 대한 진정한 생물학적 반응이라는 증거가 많다.

성장이냐, 장수냐

마모설과 마찬가지로 호르메시스는 성장과 수명은 근본적으로 상충 관계를 이룬다고 말해 준다. 생물체는 더 크고 더 빠르게 성장할수록 더 빨리 늙는다. 적대적 다면발현의 역할은 인생 초기에 유익한 일부 유전자가 나이가 들어서는 해로울 수 있다는 사실에서 드러난다. 쥐[19]와 개 등에서 같은 종의 수명을 비교하면, 동물은 크기가 작을수록(덜 성장한 동물) 더 오래 산다.[20] 평균적으로 남성보다 체구가 작은 여성이 역시 더 오래 산다. 남성은 키가 작을수록 더 오래 산다.[21] 100세 노인을 머릿속에 그려 보라. 키가 2m에 가까운 근육질 남성이 떠오르는가, 조그마한 체구의 여성이 생각나는가?

하지만 종끼리 비교해 보면 더 큰 동물이 오래 산다. 예를 들어 코끼리는 쥐보다 오래 산다. 그러나 이 차이는 큰 동물의 발달 속도가 더 느려

서라고 설명할 수 있다.[22] 몸집이 큰 동물의 포식자 수가 상대적으로 적다는 것은 진화가 더 느린 성장과 더 느린 노화를 선호했다는 의미다. 박쥐처럼 비슷한 크기의 다른 소형 동물들보다 포식자가 적은 동물 역시 더 오래 산다.

노화가 고의적으로 프로그래밍되는 건 아니지만, 성장을 촉진하는 메커니즘과 노화를 촉진하는 메커니즘은 같다. 노화는 단순히 같은 성장 프로그램이 지속되는 것이므로 같은 성장 요인과 영양소에 의해 촉진된다. 자동차의 엔진을 가동하면 속도가 급격히 빨라질 수 있지만, 계속 가동하면 소진되고 만다. 기본적으로 같은 프로그램이지만 시간의 척도가 다른 것이다. 즉, 단기적인 성과냐 오래 가느냐의 문제다. 노화에 관한 모든 이론은 이러한 본질적인 상충 관계를 지적한다. 이것이 중요하고 강력한 정보인 이유는 특정 프로그램이 삶의 특정 시기에만 유익할 수 있기 때문이다. 예를 들어, 청소년기에는 성장해야 한다. 그러나 중년기와 노년기에는 이 높은 성장 프로그램이 조기 노화를 유발할 수 있어 느린 성장이 더 효과적일 수 있다. 먹는 음식이 이 프로그래밍에 큰 영향을 미치므로 우리는 의도적으로 식단을 바꿔 수명뿐만 아니라 신체가 제 기능을 다 유지하는 '건강 수명'도 지킬 수 있다.

칼로리 제한이라는 양날의 검

———— 7000명 이상의 회원을 자랑하는 칼로리제한협회는 장수를 꿈꾸며 일상적으로 칼로리를 제한한다. 지어낸 이야기가 아니다. 실제로 수십 년 전부터 동물 연구를 진행해 온 칼로리 제한은 수명 연장법 중에서 아마 설명이 가장 잘된 방식일 것이다. 적절한 영양을 섭취하면서 칼로리를 제한하는 방식(Calorie Restriction)은 현재 가장 잘 알려진 효과적인 노화 방지법이다.[1]

일찍이 1917년에 진행된 동물실험에서 칼로리 제한으로 수명을 연장할 수 있다는 사실이 밝혀졌다. 어린 암컷 쥐의 음식 섭취를 제한하면 폐경이 지연되어 새끼를 낳을 수 있는 기간이 일반 쥐보다 훨씬 더 길어진다. 1935년에 연구자 클라이브 맥케이 Clive McCay는 칼로리 제한으로 흰쥐의 성장이 감소하면 수명이 늘어난다고 설명했다.[2] 하지만 이 과정에서 쥐들이 영양실조를 겪어서는 안 된다. 필수 비타민과 미네랄이 부족하면 여러 가지 질병이 생기고 영양이 결핍된 쥐는 보통 오래 살지 못하고 일찍 죽는다. 모든 필수 영양소를 제공하면서 에너지(칼로리)를 제한한 결과 전대미문의 수명 연장 효과가 나타났다.

연구자들은 일반적으로 칼로리를 40% 제한했지만, 10%만 제한해도 거의 같은 효과를 얻었다.[3] 칼로리를 40% 제한한 쥐들은 수명이 약 20% 연장된 데 비해서, 10% 제한한 쥐들의 수명은 약 15% 늘어났다. 1942년, 연구자들은 동물의 칼로리 제한이 암의 발생을 막을 수 있다는 사실을 처음으로 알아냈다.[4] 인체 대조 연구가 없는 이유는 윤리적으로 진행하기가 사실상 불가능하기 때문이다. 앞으로 이 책에서 우리는 영양실조를 피해야 한다는 전제 조건 아래에서 칼로리 제한이라는 용어를 사용할 것이다.

칼로리 제한은 효모균과 벌레, 설치류, 원숭이를 포함해 지금까지 실험한 모든 생물의 수명을 연장했다. 또한, 치매, 당뇨병, 심혈관 및 관상동맥 질환, 신경변성 질환, 각종 암을 포함해 노화 관련 질병을 늦추거나 예방한다. 이는 이후 수십 년간 입증되었다.

1946년에 연구자들은 음식이 풍부한 환경에서 칼로리 제한 식단을 실행하는 것은 어렵거나 실로 불가능하다고 통찰력 있게 지적했다. 대신에 그들은 주기적인 단식으로 더욱 현실적인 형태의 칼로리 제한이 실행될 수 있는지 숙고했다. 쥐 실험 결과, 이 전략으로 수명을 연장하고 암을 예방할 수 있다고 밝혀졌다.[5]

1959년에 모리스 로스Morris Ross는 이를 인간에게 확장해 영양이 부족한 공동체에서는 관상동맥 심장병이 흔치 않다는 점을 지적했다.[6] 달리 말해, 칼로리를 거의 섭취하지 않는 집단에서 심장병이 덜 발생하는 것 같다. 이 기간에 연구자들은 수명에 영향을 미치는 단백질 제한의 제한적 효과도 발견했다. 쥐가 카세인(식이 단백질의 한 형태) 섭취를 늘리면 수명이 줄어든다.[7]

1970년대에 UCLA의 로이 월포드Roy Walford 박사는 장수를 위한 칼로리 제한을 앞장서서 지지하는 인물이었다. 그는 나중에 미국 애리조나 사막 한가운데에서 행해진 인공생태계 프로젝트 '바이오스피어 2(Biosphere 2)'의 의사가 되었다. 1990년대 초에 진행된 이 실험적인 프로젝트에 참여한 8명의 대원들은 완전히 폐쇄되고 독립된 온실에서 생활했다. 그들

그림 2.1 | 칼로리 제한의 효과

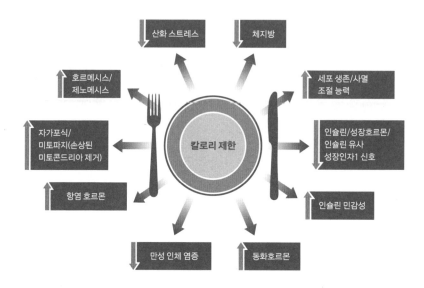

은 스스로 식량을 재배하고 쓰레기를 재활용했다. 하지만 처음에 계획한 대로 많은 식량을 키울 수 없었다. 월포드 박사는 칼로리 제한 식단을 따르면서 2년 동안의 임무를 끝까지 마치자고 다른 대원들을 설득했다. 불행히도 그가 기대한 만큼 일이 순조롭게 진행되지는 않았다. 대원들은 칼로리 제한 식단을 따랐을 뿐 아니라 적절한 영양을 섭취하지 못했을 가능성이 크다. 이미 66kg의 마른 체형이었던 월포드 박사는 바이오스피어 2에서 나왔을 때 11kg이 빠졌고 상당히 노화가 진행된 상태였다. 그는 나중에 루게릭병을 앓다가 79세에 세상을 떠났다.

1980년대에는 칼로리 제한 모델을 점점 더 수용하게 되어 동물 연구를 인간에게 적용하는 방법을 진지하게 고려했다. 칼로리 제한이 장수의

그림 2.2 | **칼로리를 제한하면 동물의 수명이 길어진다**

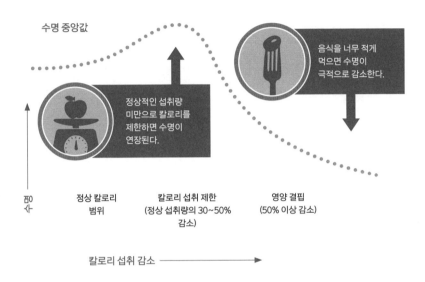

수명 중앙값

정상적인 섭취량 미만으로 칼로리를 제한하면 수명이 연장된다.

음식을 너무 적게 먹으면 수명이 극적으로 감소한다.

수명

정상 칼로리 범위

칼로리 섭취 제한 (정상 섭취량의 30~50% 감소)

영양 결핍 (50% 이상 감소)

칼로리 섭취 감소 ⟶

중요한 요인이 될 수 있다고 밝히는 연구 출판물들을 통해 새로운 정보들이 계속 쌓이는 중이었다.

인간의 수명을 연장하는 칼로리 제한의 가장 강력한 사례 중 하나는 일본의 오키나와현에 있다. 전통적으로 오키나와 사람들은 일종의 마음 챙김 식사인 복팔분(腹八分)을 실천한다. 오키나와 사람들은 배가 80% 찼을 때 의도적으로 숟가락을 놓으려고 노력한다. 사실상 자진해서 칼로리의 20%를 제한하는 것이다. 오키나와에서 100세를 넘긴 인구가 대다수 선진국보다 4~5배나 많은 이유는, 다른 일본인보다 칼로리를 약 20% 적게 섭취하는 저칼로리 식단 때문이다.[8] 그러나 이 인상적인 통계는 65세 미만의 오키나와 주민에게는 적용되지 않는다. 이는 1960년대부터 일본인의 생활에 스며든, 점점 서구화된 식단이 원인일 수 있다. 12장에서 오키나와와 기타 장수촌('블루존'이라고 알려진 지역)의 식단과 수명을 자세히 살펴볼 것이다.

칼로리 제한은 약을 쓰지 않으면서 수명을 지속해서 연장하고 다수의 노화 관련 질병을 예방하는 유일한 방법이다. 음식이 풍부할 때 인간을 포함한 동물은 빌딜하고 성장하지만 대신 빠르게 노화한다. 모든 동물에게 있는 영양 센서는 성장 경로와 복잡하게 연관된다. 동물의 몸이 영양소가 별로 없다는 것을 감지하면 성장이 줄어, 성장과 장수의 본질적인 균형 안에서 장수 경로 쪽으로 유도할 수 있다.[9] 물론 영양소 제한에는 한계가 있다. 기아와 영양소 고갈은 죽음과 장애를 초래한다. 하지만 영양소를 최적으로 섭취하면서 칼로리를 제한하는 것은 매우 유익하다.

얼핏 보면 이런 패러다임의 변화는 매혹적이다. 우리는 종종 음식을 영양분으로 생각하기 때문에 많이 섭취할수록 좋다고 여긴다. 하지만 그렇지 않다. 대신 음식 섭취를 전략적으로 줄이면 수명이 줄지 않고 늘어난다.

칼로리 제한의 메커니즘

처음에는 칼로리 제한으로 수명을 연장한다는 설명이 과격해 보일 수 있지만, 연구들을 통해 다수의 종에서 이 연관성이 여러 번 확인되었다.[10]

기본적으로 발달 속도가 느리고 성장이 더딜수록 수명이 더 늘어난다.

왜일까? 이것을 설명 가능한 메커니즘이 많이 있다.

동물의 낮은 체지방은 아마도 장기적인 칼로리 제한의 가장 명백한 효과일 테지만, 내장지방은 특히 중요하다. 사람에게 복부와 주요 기관 주위에 내장지방이 많이 쌓이면 상당한 건강상의 위험을 초래하며 인슐린 민감성 감소와 비만, 제2형 당뇨병, 죽상경화증을 일으킬 수 있다.

유전자를 조작해 체지방이 매우 적어진 쥐는 더 오래 산다. 'FIRKO(Fat Insulin Receptor Knock Out) 쥐'는 인슐린 수용체를 파괴한 쥐다. 인슐린은 보통 지방을 늘리도록 몸에 지시하기 때문에 이처럼 유전적으로 조작된 쥐는 비만이 될 수 없으며, 또한 조작되지 않은 쥐보다 더 오래 산다. FIRKO 쥐와 칼로리를 제한한 쥐가 모두 체지방이 크게 줄었고, 이는 적은 체지방이 수명을 연장하는 공통분모가 될 수 있음을 시사한다.[11]

하지만 저체중이거나 지방 수준이 정상보다 낮다면 위험해질 수 있으므로 이것이 이야기의 전부는 아니다. 여기에 혼란을 일으키는 큰 요인이 있다. 저체중인 사람은 암처럼 저체중 상태를 일으키는 숨겨진 질환이 있을 수 있으므로, 체지방을 정상 이하로 일부러 낮추는 것이 건강에 이로운지 해로운지 알 수 없다.

장기간 칼로리를 제한하면 대사율이 감소한다. 칼로리를 적게 섭취하면 몸이 칼로리를 적게 태우는 것으로 반응한다. 처음에는 이득이 없어 보이지만, 대사율이 낮으면 DNA에 산화 손상이 덜 가해져 노화에 영향을 미칠 수 있다.[12] 동물마다 대사 속도는 천차만별이다. 일반적으로 대사율이 높을수록 동물의 수명이 짧다. 아마 자유 라디칼이나 산화 손상이 더 많이 발생하기 때문일 것이다.[13] 자동차 엔진을 쉬지 않고 회전시키면 차가 더 빨리 달리지만, 그만큼 더 빨리 소진된다. 사람의 경우 대사율에 중요한 호르몬인 '자유 트리요오드티로닌(free triiodothyronine, T3)'의 수치가 낮으면 수명이 늘어난다.[14] 칼로리 제한은 전체 대사율을 낮출 수 있지만, 체중 1g당 에너지 소비는 더 높아질 수 있다.[15] 건강한 100세 노인들은 근육량이 더 많고 대사율도 더 높다고 밝혀졌으며, 이 두 요인은 상관관계가 있다.[16]

영양소 센서

장수학에서는 언제나 성장에 이로운가, 장수에 이로운가를 따진다. 일반적으로 많이 성장할수록 수명이 감소하고, 반대도 마찬가지다. 그래서 수명을 극대화하려면 대개 성장을 줄여야 한다. 우리가 여기에 영향을 미치는 방법 중 하나는 영양소 센서를 통해서다.

원시 단세포생물은 영양소 수프 안에 사는 셈이라 성장을 중단함으로써 영양소 감소에 신속하게 반응할 수 있다. 예를 들어, 효모균과 세균은 수천 년 동안 생존할 수 있는 휴면(포자) 형태가 된 후에 물과 영양분을 얻을 수 있을 때 다시 활성화된다. 복잡한 다세포생물이 되었을 때도 여전히 영양소를 얻을 수 있는지 알아야 했다. 기근이 계속되는 동안에는 종말을 재촉하는 성장과 대사를 늘려서는 안 된다. 기근 중에 아이를 많이 낳으면 어머니와 아이들이 모두 죽을 수 있는데, 체지방이 충분하지 않은 여성들이 배란을 멈추는 이유도 이 때문이다. 반면 음식이 풍부할 때는 최대한 빨리 발달하기 위해 몸이 성장 경로를 활성화해야 한다. 물들어올 때 노 저으라는 속담처럼 말이다. 모든 동물의 생존은 영양소 센서와 이를 성장 경로와 밀접하게 연결하는 일에 달려 있다.

영양소를 감지한다고 알려진 경로로는 인슐린, 엠토르(mTOR, 포유류 라파마이신 표적 단백질 : 세포 내 단백질 합성 조절의 신호전달인자로서 적당하면 성장을 촉진하지만, 과도하면 암을 유발하고 노화를 촉진한다 - 옮긴이), AMPK(AMP 활성 단백질 인산화효소 : 세포 내 에너지 고갈시 농도가 증가하는 AMP라는 물질을 인식해서 활성이 증가되는 인산화효소 - 옮긴이) 세 가지가 있다. 수명 연장은 성장과 대사를 줄이는 데 달려 있으므로, 식단을 조절해 영양소 감지 경로를 줄이는 것이 가장 좋다. 인슐린을 줄이고(칼로리를 낮추되, 더 구체적으로 정제된 곡물과 당 줄이기), 엠토르를 낮추며(동물 단백질을 줄이고 식물 단백질을 늘리기), AMPK를 활성화하면(칼로리 낮추기) 수명이 늘어난다.

인슐린   인슐린 호르몬은 가장 잘 알려진 영양소 센서다. 음식에는 3대 다량영양소인 탄수화물, 단백질, 지방이 섞여 있다. 우리가 음식을 먹으면 몸은 특정 호르몬의 생산을 증가시킴으로써 이 다량영양소에 반응한다. 인슐린은 섭취한 탄수화물과 단백질에 반응해 증가하지만, 식이지방은 인슐린 분비를 자극하지 않는다. 인슐린은 단백질 GLUT4(포도당 수송체 Type 4)를 작동시켜 체내 세포가 섭취한 포도당을 에너지로 사용할 수 있게 한다. 따라서 인슐린은 특정 영양소를 사용할 수 있다고 신체에 알리는 영양소 센서의 임무를 수행한다.

하지만 이는 인슐린의 역할 중 하나일 뿐이다. 인슐린이 세포 표면의 수용체를 활성화하면 PI3K 경로가 활성화되어, 단백질 합성과 세포 성장 및 분열이 발생한다. 이러한 영양소 센서는 성장 경로와 불가분의 관계가 있으므로 PI3K의 활성화는 동시에 자동적으로 발생한다. 인슐린은 성장을 증가시킬 뿐 아니라 대사에서도 한 역할을 맡아 종의 생존에 크게 이바지한다. 동물은 음식을 구할 수 있는 동안에 성장해야 하고 그렇지 않을 때는 성장을 멈춰야 하기 때문이다.

동물실험에서 영양소의 가용성이 높아지면 수명이 줄어든다는 사실이 확인되었다. 예쁜꼬마선충의 음식에 포도당을 첨가하면 수명이 짧아진다.[17] 높은 당은 인슐린을 자극하고 성장을 촉진하지만 그 대가로 수명이 줄어든다. 사람의 경우, 노화 과정에서 흔히 나타나는 높은 인슐린 수치와 인슐린 저항성은 암과 심장 질환을 포함한 다양한 나이 관련 질병의 위험을 일관성 있게 증가시킨다.

칼로리를 제한하거나 단식하는 동안에는 혈당과 인슐린 수치가 급격히 감소한다.[18] 인슐린 신호가 줄면 성장 신호가 감소하지만 여러 종의 동물에서 수명이 연장되었다.[19] 식단에서 탄수화물을 줄이는 것은 인슐린을 낮추는 자연스러운 방법이다. 수명 연장에 인슐린과 포도당이 미치는 영향을 알고 난 과학자 신시아 케넌Cynthia Kenyon은 이 결과에 감동한 나머지 저탄수화물 식단을 섭취하기 시작했다.[20] 인슐린 민감성을 높이고 인슐린 수치를 낮추는 것은 칼로리 제한에서 중요한 메커니즘이 될 수 있다.

인슐린 유사 성장인자-1

노화에 중요한 역할을 하는 인슐린과 관련이 깊은 호르몬은 인슐린 유사 성장인자1, 즉 IGF-1이다. 뇌하수체에서 분비되는 성장호르몬(GH)은 아이들의 성장을 촉진한다고 알려져 있었다. 1950년대에 이스라엘의 내분비학자 즈비 라론Zvi Laron은 이스라엘 최초로 소아 내분비과 의원을 열었다. 초기 환자 중에 성장이 느린 형제자매들이 있었다. 그는 이 아이들의 성장호르몬이 부족할 것이라고 예상했지만, 호르몬 수치를 측정해 보니 매우 높은 상태였다. 아이들에게는 대체 무슨 일이 일어나고 있었던 걸까? 답을 찾을 때까지는 수십 년의 연구가 필요했다.

성장호르몬은 세포 수용체에 작용해 성장 효과의 실제 매개체인 IGF-1을 생산한다. 현재는 '라론 난쟁이증'으로 알려진 병을 앓던 라론의 이 소아 환자들은 성장호르몬이 풍부했지만, 수용체의 유전적 결함으로 인해 IGF-1을 생산하지 못했다. 아이들의 키가 작은 것은 IGF-1의 결핍 때문이었다. 미스터리가 풀렸다. 이후 라론 난쟁이들의 집성촌이 발견되면서 2013년에 장수학 연구는 큰 성공을 이루었다.

에콰도르의 외딴곳에는 라론 난쟁이로 알려진 300여 명이 살고 있었다. 이들은 15세기에 종교재판을 피해 탈출한 스페인 유대인 집단으로, 유전자 근친교배로 인해 IGF-1 호르몬이 전혀 없었다. 그들은 평균 키가 약 122cm이지만 다른 신체 기능은 정상이다. 지역 의사인 게바라 아기레Guevara-Aguirre 박사는 수십 년 동안 이 공동체를 유심히 관찰해 기록했다. 그의 동료 서던캘리포니아대학의 발터 롱고Valter Longo 박사는 놀랍게도 라론 난쟁이증에 걸린 사람들이 암에 완전히 면역된 것 같다는 사실을 발견했다.[21] 이에 비해, 집성촌 내에서 라론 난쟁이증에 걸리지 않은 친척들은 암 발병률이 20%였다.

롱고 박사는 2001년에 장수한 효모균이 성장 경로를 억제하는 비슷한 양상을 발견하고 나서 낮은 성장과 장수의 연관성에 주목하게 되었다. 쥐는 유전적으로 성장호르몬이 부족해서 40% 더 오래 산다(사람의 수명으로 환산하면 110년을 산다는 이야기). 유전자 조작으로 성장호르몬 수준이 높아진 동물은 수명이 짧다. 인슐린과 IGF-1은 같은 특징을 많이 공유하며, 일부 동물에서는 수용체가 같다. 이 발견은 성장과 장수가 상충 관계를 이룬다는 개념을 뒷받침한다.

엠토르

포유류의 라파마이신 표적 단백질인 엠토르(mTOR)는 식이 단백질과 아미노산에 민감한 또 하나의 중요한 세포 영양소 센서다. 단백질을 먹으면 그것의 구성 요소인 아미노산으로 분해돼 장에 흡수되고 엠토르가 증가한다. 필요한 아미노산을 얻기 위해 단백질을 충분히 섭취하는 것은 전반적인 건강에 중요하지만, 과도한 엠토르를 피하는 일 또한 수명 연장에 중요하다.[22] 식이 단백질을 제한하고 단식하면 엠토르가 감소될 수 있다.

인슐린과 마찬가지로 엠토르는 영양소 센서이며 이것의 활성화는 성장 경로와 불가분의 관계가 있다. 몸은 단백질의 가용성을 감지하면 성장 모드로 들어가서 새로운 단백질을 생산하기 시작한다. 이는 적대적 다면발현의 한 예다. 초기에는 엠토르가 성장과 발달을 촉진하지만, 이 메커니즘은 노화를 유발해 만년에 해를 끼친다. 단백질 제한의 이점 중 일부는 엠토르가 자가포식에 미치는 영향과 관련이 있을 수 있다.

자가포식은 우리 몸이 세포를 유지할 에너지가 없는 상태일 때, 오래된 단백질과 세포 내 소기관을 분해해서 재활용하는 질서 정연한 과정이다. 이 과정에서 단백질을 다시 만들어 세포 유지의 핵심 요소인 오래된 단백질을 대체하는 일에 필요한 에너지와 아미노산을 제공한다. 자가포식은 세포를 깨끗하게 유지하는 중요한 첫 단계이며, 노화는 손상된 분자가 세포에 쌓여 그 기능을 방해함에 따라 자가포식의 속도가 감소하는 것이 특징이다. 쥐의 경우, 어린 동물과 늙은 동물의 속도 차이는 무려 6 배이다.[23] 자가포식의 속도 저하는 지질막이나 미토콘드리아 같은 손상된 세포 성분이 더 오래 쌓여 있다는 의미이다.

자가포식을 차단하는 가장 강력한 자극제가 엠토르다. 식이 단백질도 엠토르를 증가시켜 자가포식과 세포 재생 과정을 차단한다. 단식은 자가포식의 비율을 크게 높인다. 효모균이 칼로리 제한으로 수명 연장 효과를 얻기 위해서는 단식이 필수적이다.[24] 라파마이신처럼 엠토르를 차단하는 약물은 대체로 자가포식에 영향을 미쳐 효모균의 수명을 연장시킬 수 있다.[25]

AMPK

세 번째 영양소 센서는 AMP(아데노신 1인산) 활성 단백질 인산화효소인 AMPK로 알려져 있다. 이것은 세포 에너지 저장소의 연료 측정기로 작용한다. 자동차에 휘발유 형태의 에너지가 많다면, 측정기가 높게 나타난다. 반면, 세포에 ATP(아데노신 3인산) 형태의 에너지가 많으면 AMPK는 낮다.[26] 세포의 에너지 수준이 낮으면 AMPK 수준이

그림 2.3 | **영양소의 현상**

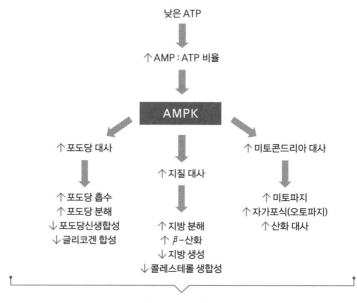

증가한다. AMPK는 일종의 세포 연료 측정기이지만 반대로 작동하는 셈이다. 엠토르와 인슐린과 마찬가지로 영양소 센서 AMPK는 성장 경로에 영향을 미친다. AMPK는 성장에 필요한 분자를 포함한 생물학적 분자의 합성(동화작용)을 하향 조절한다. 인슐린이나 엠토르와 달리 AMPK는 특정 영양소에 반응하지 않지만, 세포 에너지의 전반적인 가용성을 평가한다.

AMPK를 활성화하는 물질은 일반적으로 건강을 촉진하는 것으로 알려져 있다. 당뇨병 약물인 메트포르민, 포도와 적포도주에 든 레스베라트롤, 녹차와 다크 초콜릿에 든 에피갈로카테킨 갈레이트(EGCG), 고추에 든 캡사이신, 향신료 터메릭에 든 커큐민, 마늘, 중국의 전통 약초 베르베린 등이 대표적이다. 칼로리 제한도 AMPK를 활성화하며, 이 사실로 AMPK가 노화에 중대한 영향을 미친다는 걸 알 수 있다.[27]

AMPK는 포도당이 근육세포로 흡수되는 것을 촉진하고 미토콘드리아의 생산을 증가시켜 지방을 태우는 능력을 높인다(그림 2.3 참조[28]). AMPK는 또한 세포의 쓰레기를 제거하고 재활용하는, 중요한 세포 자기 정화 과정인 자가포식을 증가시킨다. 이 내용은 나중에 더 자세히 설명한다.

간헐적 단식

일정 기간 동안 음식을 먹지 않는 간헐적 단식은 단순한 칼로리 제한을 넘어 노화 방지에 도움이 될 수 있다. 단식법은 다양하다. 흔한 형태로 16시간 단식하고(수면 시간 포함) 8시간 먹는 방법이 있다. 어떤 사람들은 하루는 거의 먹지 않고 다음 날에 평소대로 먹는 격일 단식을 한다.

격일 간격으로 먹이를 먹은 동물은 칼로리를 제한한 동물과 같은 생리 상태를 보인다. 심지어 배불리 먹는 동물과 거의 같은 양을 먹더라도 말이다.[29] 격일 단식하는 동물은 배식받는 날에 음식을 더 많이 먹어 단식을 보충한다. 이 결과는 수명을 연장하기 위해 꼭 칼로리를 적게 섭취해야 하는지에 대해 의문을 갖게 만든다. 칼로리 제한 그룹과 격일 단식 그

룹의 총칼로리가 비슷하더라도 단식의 호르몬 효과는 매우 상이하다. 단식하는 동안에는 모든 영양소 센서 경로가 관여한다. 인슐린과 엠토르가 감소하고 AMPK는 증가한다. 역조절 호르몬으로 알려진 다른 호르몬들은 증가한다. 이들 호르몬에는 아드레날린, 노르아드레날린, 성장호르몬이 포함된다. 역조절 호르몬이 증가하면 에너지가 늘어나고 기초대사율이 유지된다. 이러한 호르몬 변화는 단순히 오랜 기간 칼로리를 줄인다고 해서 일어나지 않는다. 칼로리가 동일해도 생리적 효과는 다를 수 있다. 예를 들어 식이지방을 줄이면 칼로리는 감소한다. 그러나 탄수화물과 단백질 섭취에 변화가 없다면 인슐린이나 엠토르는 감소하지 않는다.

칼로리를 제한한 동물은 공복 호르몬의 신호를 전달받아 늘 배고픔을 느낀다.[30] 배고픔은 매우 기본적인 본능이라 배고픔을 오랜 기간 무시하는 것은 사실상 불가능하다. 반면에 단식은 음식 갈망과 배고픔을 오히려 줄이는 경우가 많다. 많은 환자가 체중 감량을 위해 간헐적 단식을 하는 중에 배고픔이 줄었다고 강조한다. 그들은 실제로 공복 신호가 줄었을 때 위장이 쪼그라든 느낌이었다고 말한다.

하루 먹고 하루 굶은 쥐는 매일 먹은 쥐보다 오래 산다. 이 결과는 체중이 꼭 줄지 않더라도 종마다 동일하다.[31]

칼로리 제한의 단점

칼로리 제한은 적절한 영양을 유지할 때만 도움이 된다. 자칫 칼로리를 과하게 제한할 수 있는데, 사람의 체지방이 특정 임계치 이하로 떨어지면 면역 기능 저하,[32] 테스토스테론 감소, 배고픔, 오한이 발생할 수 있다. 비만이라는 신종 전염병에 직면한 대다수 미국인들에게 사실 이런 문제들은 크게 중요하지 않다. 아마도 장기 칼로리 제한의 가장 중요한 문제는 유지가 어렵다는 점일 것이다. 섭취하는 칼로리를 꼼꼼히 계산해야 하고, 모든 음식은 집에서 만들어 먹어야 한다. 각 다량영양소의 비율을 신중하게 계산해서 충분히 섭취해야 하고, 정크푸드를 피해야 한다. 이를 실천하기란 쉽지 않으며, 많은 경우 이 모든 규칙을 항상 지키기는 불가능에 가깝다. 칼로리 제한은 동물이 우리에 갇혀 있을 때만 효과를 본다. 자유의지가 있는 인간에게는 통하지 않는 방법이다.

그래서 과학자들은 칼로리 제한에 숨겨진 항노화 메커니즘을 알아내기를 간절히 원했다. 이 메커니즘을 이해하면 우리는 21세기를 사는 현대인이 일상에서 실천할 수 있는 합리적인 방식으로 칼로리 제한의 혜택을 모방할 수 있을 것이다.[33] 칼로리의 양 자체가 칼로리 제한의 핵심이 아닐 수 있다는 타당한 증거가 있다. 인체에는 칼로리 수용체나 칼로리 계산기가 없으므로 식단 수정으로 인한 호르몬 변화가 효과를 이끌어야 한다. 우리가 이러한 변화를 안다면 자연스럽게 '바이오해킹(이후의 챕터들에서 이야기할, 식이 단백질을 바꾸고 커피와 차, 적포도주를 섭취하는 일 등)'을 하게 되어 칼로리 제한의 모든 혜택을 똑같이 누릴 수 있다.

03

엠토르

성장 vs. 장수의 역설

── 1964년에 몬트리올대학의 미생물학자 조르주 노그라디Georges Nógrády는 폴리네시아 이름으로 '라파 누이(Rapa Nui)'라고도 불리는 이스터섬으로 가서 지역 인구를 연구하고 토양의 표본을 수집했다. 1972년에 캐나다 몬트리올의 제약회사와 협력했던 수렌 세갈Suren Sehgal 박사는 이 토양의 표본에서 박테리아 '스트렙토마이시스 하이그로스코피쿠스(Streptomyces hygroscopicus)'를 발견했다. 그는 강력한 항진균 화합물인 이것을 분리한 후에 섬의 원래 이름을 따서 '라파마이신'이라고 명명했다. 그는 무좀의 국소 치료를 위해 항진균 크림을 만들 의도였지만, 결국 이 발견은 훗날 훨씬 더 중요한 사건이 되었다.[1]

세갈 박사는 갑자기 뉴저지의 다른 연구 부서로 발령을 받자 이 표본이 망가질까봐 걱정이 이만저만이 아니었다. 그는 라파마이신 병을 육중한 플라스틱으로 싸서 집으로 가져와 '먹지 마세요'라고 써 붙인 후에 냉동고의 아이스크림 옆에 보관했다. 세갈 박사는 1987년 그의 회사가 매각된 후에야 라파마이신 연구를 재개했다. 연구해 보니 항진균 특성은 라파마이신의 효능 중 가장 하찮은 것이었다.

라파마이신은 인체의 면역체계를 억제하기 때문에 습진 치료와 장기이식을 할 때 거부 반응 억제제로써 유용하다. 간과 신장 이식에 라파마이신을 일상적으로 사용하던 1999년에 과학자들이 이상한 점을 발견했다. 대부분의 면역 억제제는 암 발병률을 높이지만, 라파마이신은 그렇지 않았다. 이 약은 오히려 암의 위험을 줄였다. 라파마이신은 세포가 증식하는 것을 막았고, 새로운 종양을 예방하고 기존 종양을 치료하는 등 고형 종양에 강력하게 작용했다. 물론 이 발견은 암 연구에서 획기적인 것이었다.[2] 라파마이신 유도체는 다낭콩팥병 치료에서 낭종의 성장을 늦출 수도 있었다.

더욱 가슴 설레는 일은 라파마이신에 훨씬 더 강력한 효과, 즉 수명을 연장하는 능력이 있을 수도 있음을 알게 된 것이었다. 신비로운 젊음의 샘은 이스터섬의 명물인 모아이인상의 영원한 시선 아래에 있었던 걸까? 이는 SF소설이 아니라 현실 과학계의 스릴 넘치는 이야기다.

라파마이신은
어떻게 작용할까?

발견된 이후 수십 년 동안 라파마이신이 인체에 어떻게 작용하는지는 완전히 미스터리였다. 라파마이신을 손에 쥔 과학자들은 새로 발견한 이 약물과 상호작용하는 세포 내 표적을 찾을 수 있었다. 호밍비컨(항공기를 유도하는 무지향성 전파 발사 장치 - 옮긴이)처럼, 라파마이신은 전에는 알려진 바 없던 엠토르(mTOR), 즉 포유동물의 라파마이신 표적이라고 (상상력을 발휘해서) 이름 붙인 생화학적 경로로 이끌었다. 이것은 도저히 일어날 수 없는 믿기 힘든 일이었다. 갑자기 신대륙을 발견한 것과도 같았다. 의학계는 수천 년 동안 어쨌든 이 근본적인 생물학 체계를 알지 못했다. 이 영양소 감지 경로 엠토르는 효모균에서 인간에 이르기까지 모든 동물에서 보존될 만큼 생명체에게 매우 근원적인 것이었다. 진화적 관점에서도 오래되어, 훨씬 더 잘 알려진 인슐린보다도 먼저 존재했다. 엠토르 경로는 매우 중요해서 포유류뿐 아니라 사실상 모든 생명체 안에 있다. 그래서 '포유류 라파마이신 표적(mammalian target of rapamycin)'이었던 이름이 '기계적 파라마이신 표적(mechanistic target of rapamycin)'으로 바뀌었다.

인슐린과 엠토르 같은 영양소 센서는 성장과 영양소 가용성을 밀접하게 연결함으로써 동물의 생존에 중요한 역할을 한다. 땅의 씨앗을 생각해 보라. 물과 햇빛, 온도의 조건이 적절하면 씨앗이 싹을 틔운다. 종이봉투에 들어 있는 씨앗은 휴면 상태에 있다. 그도 그럴 것이 씨앗이 생존할 수 없는 부적합한 환경에서는 싹이 트지 않는다. 동물세포도 비슷하다. 세포에게 필요한 영양소가 없으면 세포는 성장하지 않는다. 이때 세포는 성장을 늦추고 가능한 '휴면 상태'를 유지한다. 영양소 센서는 영양소와 세포성장 사이에서 중요한 연결 고리 역할을 한다. 영양소가 없으면 엠토르와 인슐린이 작동하지 않아 성장이 느려진다. 성장은 영양소에 달려 있다. 그리고 과도한 성장은 장수에 도움이 되지 않을 수 있다.

인슐린 호르몬은 탄수화물과 단백질 둘 다에 민감하지만, 엠토르는 주로 단백질에 의해 자극받는다. 엠토르는 세포의 에너지 발전소인 미토콘드리아의 건강에 중요한 역할을 한다. 자가포식이 미토콘드리아를 자극하듯이, 낮은 엠토르는 오래되고 낡은 미토콘드리아가 와해되는 미토파지라는 과정을 자극한다. 영양소가 다시 공급되면 새로운 미토콘드리아가 만들어진다. 이러한 재생 주기 덕분에 포식/기근 주기 동안 세포가 가장 효율적으로 유지되면서 장수와 건강한 노화로 이어진다.

엠토르 경로는 성장을 조절하는 데 매우 중요하다. 기계적 라파마이신 표적 복합체 1과 복합체 2(mTORC1과 mTORC2)라는 2개의 분리된 경로가 있다. 곰팡이와 싸우기 위해 박테리아가 생산한 라파마이신은 엠토르를 차단하고 곰팡이의 성장 경로를 막아 휴면 상태로 만든다. 사람의 경우, 성장이 둔화하면 특정 유형의 암이 예방되므로 라파마이신은 유용한 암 치료제다. 면역계에서 엠토르를 차단하면 B세포와 T세포 같은 면역세포의 성장을 늦출 수 있어 라파마이신은 면역 억제제로도 유용하다. 다낭콩팥병의 경우, 엠토르를 차단하면 새로운 낭포가 성장을 멈춘다. 라파마이신은 또한 HIV 감염, 건선, 다발경화증, 그리고 어쩌면 파킨슨병을 치료하는 데도 유용할 수 있다.[3]

이런 질병 중 다수가 노화로 인해 발생하므로 다음과 같은 흥미로운 질문을 던질 수 있다. 라파마이신은 아마도 우리가 아는 가장 유망한 노화 방지 약물이 아닐까? 엠토르의 성장 메커니즘을 늦추면 노화 관련 질병을 막을 수 있을 뿐 아니라 노화 자체를 늦출 수 있지 않을까? 느린 성장은 곧 장수를 의미하니까. 너무 낙관적인 생각일까?

노화의 해독제?

1840년 이래 산업혁명 덕분에 전 세계적으로, 특히 선진국의 기대 수명이 꾸준히 상승했다. 그 결과 노인 인구가 급격히 증가했으며 2050년에는 두 배에 이를 것으로 추정된다.[4] 노인 인구가 증가하면서 암, 심혈관 질환, 제2형 당뇨병, 골다공증, 알츠하이머병과 같은 나이 관련 질병도 늘었다.[5] 신체 활동 부족과 흡연은 심장병의 주요 위험 요인이지만 가장 큰 위험 요인은 단연코 노화다.[6] 많은 십대들이 담배를 피우고 운동을 하지 않지만 심장마비를 일으키는 일은 거의 없다. 반면 담배를 피우지 않고 꾸준히 운동을 해도 심장마비를 일으키는 75세는 많다. 따라서 이러한 질병을 막는 일은 노화 과정을 늦추는 일과 밀접히 연관된다.

라파마이신의 발견은 수명 연장이라는 인류의 오래된 꿈에 새로운 생명을 불어넣었다. 인체 연구는 별로 없지만 동물 연구에서 라파마이신은 수명을 늘리고 나이 관련 질병을 늦췄다. 첫 번째 획기적인 발견은 2006년 실험으로, 라파마이신을 투여하자 효모균의 수명이 두 배 이상 늘어난 것이었다.[7] 그 후 연구자들은 라파마이신으로 최소 20% 오래 산 예쁜꼬마선충[8]과 수명을 약 10% 연장한 초파리에서 비슷한 결과를 얻었다.[9]

쥐에게 라파마이신을 먹여 수명을 9~14% 연장한 것은[10] 약물로 포유류의 수명을 늘린 첫 번째 사례이며, 사람에게도 같은 결과가 예상될 것이라는 암시를 주었다. 현재 설치류의 수명을 연장하는 유일한 방법은 강력한 칼로리 제한을 통해서다. 흥미롭게도, 쥐가 이 약을 처음 먹은 나이가 9개월(사람의 35살에 해당)이든 20개월(사람의 65살에 해당)이든 같은

그림 3.1 │ 라파마이신이 쥐의 수명에 미치는 영향

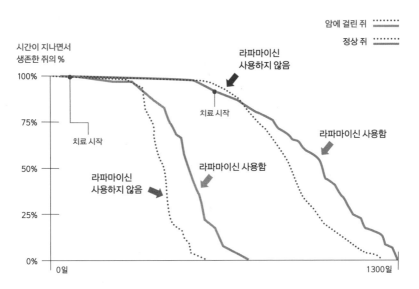

암컷 쥐의 연구 결과/블룸버그 비즈니스위크의 그래픽, NIH 2009, Aging 2013의 데이터

결과가 나타났다.[11] 이를 사람에 적용하면, 쥐의 수명이 10% 연장되는 것은 사람의 수명이 7~8년 연장되는 것과 같다. 라파마이신은 중년의 개,[12] 마모셋원숭이,[13] 쥐의 심장 기능을 향상했다. 이 약은 신경세포의 자가포식을 증가시킴으로써 쥐 모델에서 알츠하이머병의 진행을 막을 수 있다.[14] 쥐가 라파마이신을 일찍 먹으면 노화로 인한 학습 능력과 기억력 쇠퇴가 예방된다.[15] 라파마이신을 노화하는 비만 쥐에게 투여하면 식욕과 체지방이 감소한다.[16] 동물 연구로 알아낸 다른 이점에는 나이 관련 망막병증(서구에서 가장 흔한 실명 원인)[17]의 예방과 함께 우울증과 불안, 자폐증, 자가면역질환의 개선이 포함된다.[18]

그림 3.2 | 높은 영양소 가용성

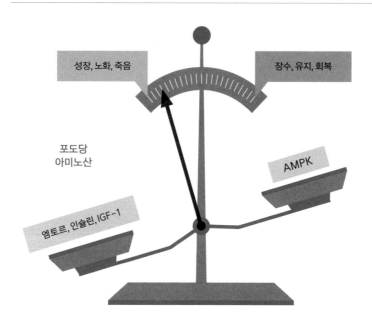

그렇다면 사람에게는 어떤 영향을 줄까? 이야기가 좀 더 복잡해진다. 모든 약물은 부작용이 있고 라파마이신도 예외가 아니다. 면역체계를 억제하면 감염 위험이 커진다. 성장 억제 효과로 폐 독성과 구강 궤양, 당뇨병, 탈모가 증가할 수 있다.[19] 따라서 라파마이신을 복용하면 수명이 늘거나 감염으로 수명이 줄어들 수도 있다.[20] 대부분의 인체 연구가 암, 이식수술 직후, 다낭콩팥병과 같이 특정 질병에 걸린 상태에서 진행되었기 때문에 언제 투여하는 게 좋을지 알려지지 않았다. 한편 라파마이신으로 장기 치료하면 대사 부작용이 발생할 수 있다.[21]

라파마이신을 장기 사용하면 인슐린 저항성이 생기고 콜레스테롤과

그림 3.3 │ 낮은 영양소 가용성

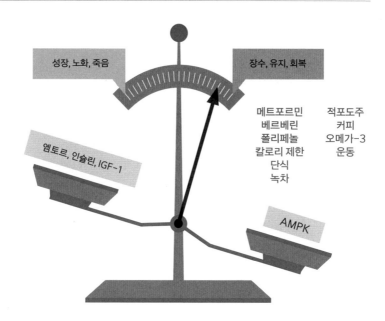

중성지방 수치가 높아진다.[22] 하지만 라파마이신을 간헐적으로 사용하면 부작용 발생률이 낮아질 수 있어 약의 잠재력이 완전히 발휘될 수도 있다. 단기 간헐적 치료는 수명을 연장하고 질병을 줄일 수 있다.[23] 5일마다 한 번씩 라파마이신을 투여하자 포도당 내성에 영향을 미치지 않고 T세포에 유의미한 영향을 미쳤다.[24] 연속적이 아니라 간헐적으로 엠토르를 차단하는 방식이 매우 중요한 이유는, 포식과 단식을 일정 기간 오락가락하는 것이 인체에 자연스럽기 때문이다. 인슐린과 엠토르는 지속해서 높거나 낮게 유지되지 않고 높거나 낮은 수준이 주기적으로 순환해야 한다. 최적의 건강은 성장과 장수의 균형에 있다.

장수를 위해서는 라파마이신을 적게 투여하는 것이 더 효과적일 수 있다. 나이가 들면 엠토르가 과민반응을 일으켜 인체의 유지 경로보다 성장 경로를 더 자극하기 때문이다. 엠토르 활동이 줄면 면역체계를 포함해 장기에 도움이 될 수도 있다.[25] 아동기와 청소년기에는 성장이 수명보다 더 중요하기 때문에 엠토르가 높은 것이 정상이다.

영양소 센서 AMPK는 시소처럼 인슐린과 엠토르와 반대 방향에 있다(그림 3.2와 3.3 참조). 영양소가 있다면 엠토르와 인슐린, IGF-1이 높고 AMPK는 낮으므로 성장과 번식에 유리하다. 영양소가 없으면 엠토르와 인슐린, IGF-1이 낮고 AMPK는 높다. 이때 에너지가 적어진 세포는 유지와 회복, 생존을 선호한다. 건강의 핵심은 균형이다. 성장이 필요할 때가 있는가 하면, 유지와 회복이 필요할 때가 있다. 따라서 이 두 상태가 정기적으로 순환하는 것이 이상적인데, 간헐적 단식을 이용하면 이것이 쉬워진다. 특정 약물과 음식도 이 상태에 영향을 미칠 수 있다.

어떤 사람이 간헐적 단식 계획을 따른다면 그는 일정 기간 칼로리 섭취를 제한한다. 예를 들어, 매일 8시간 동안 먹고 나머지 16시간 동안 단식할 수 있다. 이 방식으로 인체는 자연스럽게 높고 낮은 영양소 가용성을 번갈아 경험하면서 성장과 장수의 경로를 극대화할 수 있다. 1940년대부터 우리는 간헐적으로 단식한 쥐가 더 오래 산다는 것을 알고 있었다.[26] 최근의 인체 연구에서, 간헐적 단식을 하면 산화 스트레스에 반응하여 장수를 촉진할 수 있는 미토콘드리아 단백질, SIRT1과 SIRT3가 증가한다고 밝혀졌다.

궁극적으로 라파마이신의 부작용 없이 노화를 늦추고 나이 관련 질병을 줄이기 위해서는 다르지만 더 자연스러운 방식, 즉 식단을 통해 엠토르 경로를 겨냥해야 한다. 구체적으로 말해, 우리는 엠토르를 주요하게 자극하는 식이 단백질에 관해 더 이야기해야 한다.

단백질 제한, IGF-1 그리고 엠토르

1960년대 이후로 우리의 영양 담론은 식품에서 식품의 3대 다량영양소, 즉 단백질, 지방, 탄수화물로 옮겨 갔다. 심장병을 예방하려면 식이지방과 콜레스테롤을 줄여야 한다는 것이 보건당국의 주요 권고 사항이었다. 하지만, 최근 연구들에서 포화지방과 콜레스테롤이 심장병 위험에 거의 영향을 미치지 않는다고 밝혀지면서 이 권고가 너무 단순했다는 것이 드러났다.[27] 미국의 식단 권장안이 흰 빵과 파스타 같은 탄수화물을 더 많이 먹도록 장려하자, 1970년대 후반부터 비만이 유행하기 시작했다. 40여 년이 지난 지금도 이 수치는 계속 상승 중이다. 현재 미국인의 약 70%가 과체중이거나 비만이다. 지방과 탄수화물을 너무 많이, 혹은 너무 적게 먹으면 해롭다는 문헌은 쌓여 갔지만 단백질은 대체로 관심 밖이었다. 단백질을 더 먹어야 할까, 덜 먹어야 할까? 어느 정도가 너무 많이 먹는 것일까? 어떤 단백질이 가장 좋을까? 이 모두가 건강에 중요한 질문이다.

골격근, 뼈, 장기 등 인체를 구성하는 체계는 대부분 단백질로 이뤄져 있다. 인체의 생화학 작용을 조절하는 효소와 호르몬 역시 단백질이다. 인체에는 25만~100만 개의 다양한 단백질 분자가 있다고 추정된다.[28]

인체에 필요한 이러한 단백질을 구성하는 성분을 아미노산이라고 하며, 대부분 우리가 먹는 음식으로 만들어진다. 인체는 음식의 단백질을 소화해 아미노산으로 흡수한 후 이 아미노산을 다시 모아 정상적이고 건강한 기능에 필요한 새로운 단백질로 만든다.

아미노산이 끈처럼 엮인 단백질은 배열 순서가 제각기 다르므로 단백질마다 독특한 구조와 기능을 가진다. 26개의 알파벳으로 수만 개의 다른 단어를 만들 수 있듯이, 20개의 아미노산이 수천 개의 다양한 체내 단백질을 만든다.

20개의 아미노산 중 11개는 인공적으로 합성할 수 있어서 필수적이지 않다. 나머지 9개 아미노산은 음식을 통해서만 얻을 수 있어 필수아미노산이라고 한다. 필수아미노산이 하나만 부족해도 인체는 필요한 이 아미노산을 얻기 위해 체내 단백질을 분해해야 한다. 필수아미노산이 오래 결핍되면 질병에 걸리거나 사망할 수도 있다. 몸은 아미노산을 거의 저장하지 않아 필수아미노산을 적절히 공급하는 식단을 먹어야 한다. 필요한 아미노산의 양보다 더 먹으면 몸은 포도당신생합성이라는 과정을 통해 아미노산을 포도당으로 바꿔 에너지원으로 사용한다.

적절한 양의 단백질을 섭취하는 것은 근육량을 유지하는 데 중요하다. 현대 서구의 노인들은 근감소증(Sarcopenia)으로 알려진 과도한 근육 손실에 더 취약하다. 근력이 손실되면 낙상과 골절, 일상 활동의 불능을 초래해 요양원에 입원하게 될 수 있다. 극단적인 단백질 결핍은 불룩한 배와 가느다란 팔다리가 특징인 단백열량부족증(kwashiorkor)이라는 질병을 유발한다. 하지만 단백질 과잉도 문제가 될 수 있다는 사실은 대체로 무시되어 왔다. 이 주제는 나중에 살펴볼 것이다.

단백질이 풍부한 동물 식품(육류나 달걀)은 탄수화물이 풍부한 식품(빵이나 쌀)보다 훨씬 비싸다. 부유한 서구 국가들은 단백질을 더 많이 먹는 경향이 있어 단백질 과다 섭취의 위험이 크고 단백질 결핍의 위험은 적다. 식물 단백질은 아미노산 구성이 동물 단백질과 다르며, 이는 건강과 질병에 중요한 결과를 초래한다. 삶의 다양한 단계에서 인체에 필요한 단백질이 다르다. 단백질 섭취를 미세 조정하면 노화를 늦추고, 질병을 예방하며, 체력을 높일 수 있다.

미국 정부가 권하는 일일 단백질 권장량은 체중 1kg당 최소 0.8g이다. 미국 남성의 적어도 절반은 체중 1kg당 1.34g보다 많이 섭취한다. 채식주의자들은 일반적으로 단백질 섭취량이 적어 평균적으로 1kg당 약 0.75g을 먹으며 IGF-1 수치가 상당히 낮다. 반복하지만, IGF-1은 성장을 자극해 수명을 줄일 수 있어 낮은 IGF-1 수치는 좋은 현상일 것이다. 그 이름과 방식에도 불구하고 칼로리 제한의 유익한 효과는 칼로리를 덜 섭취하는 것과 전혀 상관이 없을지 모른다.[29] 칼로리를 낮추지 않고 단백질만 제한해도 건강을 개선하고 수명을 늘릴 수 있다.[30]

IGF-1과 엠토르를 줄이는 단백질 제한은 어쩌면 칼로리 감소의 이점을 대부분 담당할지 모른다.[31] 단백질 제한 없이 칼로리를 제한하면 IGF-1 수치가 낮아지지 않으므로 성장이 촉진되어 수명이 늘어나지 않을 수 있다. 단백질을 낮추면 IGF-1이 25% 감소하므로, 이는 '항암과 항노화 식이요법'에서 중요한 부분을 차지할 수 있다.[32] 하지만 단백질이 얼마나 필요한지는 개인의 상황에 달려 있다. 운동선수들은 다른 사람들보다 단백질이 더 필요해서 단백질을 과하게 줄이면 해로울 수 있다. 핵심은 과도한 단백질과 과소한 단백질의 균형을 찾는 거다. 이 주제는 6장에서 살

퍼볼 것이다.

엠토르를 줄이는
다른 방법들

식단 말고도 엠토르를 줄이는 다른 방법들이 있다. 라파마이신은 엠토르를 차단한다고 알려진 약물의 한 예다. 아스피린, 커큐민, 녹차 추출물은 엠토르를 억제해 수명을 연장하는 것 같다. 녹차에 들어 있는 에피갈로 카테킨 3-갈레이트(Epigallocatechin 3-gallate, EGCG)는 암을 막고, 체중을 줄이며, 지방 감소를 자극한다.[33] 폴리페놀은 식물에서 자연적으로 발생하는 항산화제로 엠토르와 AMPK 경로를 겨냥해 노화를 늦출 수 있다.[34] 올스파이스, 히비스커스, 커큐민, 석류는 폴리페놀이 풍부해 엠토르를 억제할 수 있다.[35] 적포도주의 폴리페놀인 레스베라트롤은 초기에 과학계를 크게 술렁이게 했지만,[36] 레스베라트롤 보충제의 효능은 실망스럽게도 과대광고에 부응하지 못했다.

제2형 당뇨병 약물 메트포르민은 인간이 수백 년간 사용해 온 약용 식물에서 유래했다. 이 약이 포도당과 인슐린을 낮추는 것은 AMPK를 자극하고 엠토르를 억제하는 능력 때문일 것이다.[37] 메트포르민이 라파마이신처럼 암의 위험을 낮추는 것은 이 때문일 수 있다.[38] 하지만 가장 흥미로운 점은 메트포르민을 복용하는 당뇨병 환자가 당뇨병이 없는 환자보다 더 오래 사는 것 같다는 사실이다.[39]

성장 vs. 장수

동물의 빠른 성장은 빨리 성숙해 자손을 낳아 유전자를 다음 세대로 퍼뜨릴 수 있게 만든다. 높은 성장은 동물의 번식력을 향상시키지만 성장 속도가 빠르면 노화도 빨라진다. 하지만 유전자는 노화가 빠르든 말든 상관하지 않는다. 노화와 죽음은 일반적으로 번식한 후 한참 뒤에 발생하기 때문이다. 동물이 자손을 낳았다면 그 유전자는 동물이 죽은 후에도 살아남을 것이다. 진화하려면 유전자가 지속해서 갱신되어야 하는데, 장수는 이 목표를 방해하므로 약간 '부자연스러울' 수 있다. 유전자는 나이 든 개체를 죽게 하고 그 개체의 자손들 안에서 갱신함으로써 '다시 젊어진다.'

진화는 장수보다 끊임없는 갱신을 원한다.

노화를 늦추기 위해서는 우리 안에 깊이 각인된 진화적 유산에 맞서야 한다. 성장 대 장수의 싸움에서, 영양소 센서 외에도 성장호르몬과 이와 관련한 인슐린 유사 성장인자-1(IGF-1)을 고려할 가치가 있다.

수십 년 전, 성장과 장수의 개념이 알려지기 전에 몇몇 연구자들은 훌륭해 보이는 아이디어를 생각해 냈다. 당시는 성장호르몬의 유전자 배열이 밝혀지면서 DNA 재조합 기술로 인간 성장호르몬을 생산할 가능성이 막 열린 시점이었다. 그 전에는 죽은 사람의 뇌하수체를 분쇄한 후 성장호르몬을 정화해서, 희귀병이었던 성장호르몬 결핍을 치료할 주사용 성장호르몬을 만들었다. 이 과정은 어렵고 비싼 데다 다소 역겨웠다. 순수한 성장호르몬을 쉽게 만들 수 있게 되자, 아마도 노인들의 몸을 회춘시키는 노화 방지제로 사용할 수 있었을 것이다.

1990년 연구에 따르면, 노인들에게 성장호르몬을 주사하면 체지방이 감소하고 근육이 생기며 에너지와 성욕이 증가한다.[40] 꽤 좋아 보이지 않는가? 하지만 단점이 있었다. 이 주사가 암과 심장마비, 당뇨병도 재촉한다고 밝혀져 성장호르몬이 노화를 강력하게 촉진한다는 사실이 입증되었다. 성장호르몬이 과도한 사람들은 계속 성장해 일찍 죽는다. 성장과 장수가 서로 다투는 것이다.

성장호르몬은 IGF-1의 주요 자극제다. 둘 다 성장하는 어린이와 청소년에서 가장 높고 성인과 노년으로 갈수록 감소하므로, 생의 각 단계에서 무엇이 더 중요한지 알 수 있다. 아동기와 초기 성인기는 성장이 더 중요한 시기이므로 성장호르몬과 IGF-1이 높다. 그러나 말년에는 높은 수준의 성장호르몬과 IGF-1이 장수에 해롭다. 100세 노인들을 연구한 결과, 성장호르몬과 IGF-1이 적으면 건강이 더 양호하고 수명이 길다고 밝혀졌다.

하지만 흥미롭게도 성장호르몬 수치는 단식 기간에 상당히 높아진다. 정말일까? 영양소가 전혀 없는데 몸은 왜 성장호르몬을 늘릴까? 공복시 성장호르몬이 증가하는 이유는 공복으로 '성장호르몬 저항성' 상태가 유발되기 때문이다. 이는 섬유아세포 성장인자-21(FGF-21)이 활성화해서 유발된다. 이 인자는 IGF-1을 감소시키고 IGF-1 결합 단백질 1의 간 내 발현을 증가시켜 성장호르몬 신호를 둔화시키려 한다.[41] 따라서 공복시 성장호르몬이 더 높을 수 있지만 실제로는 성장은 줄고 회복이 증가한다.

식이 단백질은 삶의 단계에 따라 유익하기도 해롭기도 한 성장호르몬과 IGF-1의 수준을 증가시킨다. 어릴 때는 단백질이 신체의 성숙을 돕고, 모든 체계를 건강하고 튼튼하게 하며, 임신기에 아이를 낳고 돌보는일을 준비시킨다. 성인에게는 과도한 단백질이 암과 심장병, 다른 노화관련 질병을 부추길 수 있다. 새로운 이 관점에서 보면, 성인이 걸리는많은 질병은 '과도한 성장'이 원인이다.

예를 들어, 죽상경화증은 심장마비와 뇌졸중을 일으키는 '동맥경화'의기초 과정이다. 처음에는 동맥경화를 콜레스테롤이 동맥을 막아 일으키는 질병으로 생각했지만, 지금은 과도하게 증식한 평활근과 염증이 동맥을 막아 발생하는 질병으로 알려져 있다. 혈관이 '과도하게 성장'하면 막힌다. 암은 '과도한 성장'이 통제되지 않아 생기는 질병이다. 대사질환을일으키는 비만은 '성장이 과도해서' 발생하는 질병이다.

'과도한 성장'이라는 유행병의 고삐를 늦추는 일은 성장 경로를 줄이는 데 달려 있다. 칼로리 제한으로 노화와 질병을 막는 열쇠는 삶의 단계와 생활 방식에 적합한 식이 단백질의 적정량과 균형을 찾는 것이다.

결국은 단백질 섭취 조절이다

장수는 칼로리만의 문제가 아니다.[42] (당연한 얘기지만) 단백질 제한은 성장(그리고 노화)을 늦춤으로써 수명을 연장하는 데 큰 역할을 한다.[43] 식이 단백질을 조절하는 일은 칼로리 제한이나 단식보다 쉬울 수 있지만 혜택은 비슷하다.[44] 이미 1930년대 초, 동물 연구에서 단백질을 제한하면 수명이 두 배 길어질 수 있다고 밝혀졌다.[45] 쥐는 단백질 섭취를 5%로 제한했을 때 수명이 가장 길다. 이 수준에서는 암 발생률도 떨어지고[46] 콜레스테롤 수치도 더 낮다.[47] 필수아미노산 메티오닌은 특히 중요하다.[48] 식물 위주의 식단은 단백질이 적을 뿐 아니라 대체로 메티오닌이 분명히 적다.

저단백 식단은 인간의 암과 사망률을 줄일 수 있다.[49] 식단, 특히 단백질 섭취량을 개인에 맞게 조절하면 질병을 예방하고 더 오래 살 수 있다. 장수의 열쇠는 이미 당신 손에 있을지 모른다. 이것은 머나먼 땅에서 온 마법의 열매도 아니고, 엄격한 저칼로리 식단도 아니다. 장수는 단백질 섭취를 자신의 몸에 최적화하는 것에서 시작된다.

노화의 프로그램을 늦추는 비밀 코드가 있을까?

우리의 성장을 촉진했던 마스터 프로그램 엠토르는 나이가 든다고 마법처럼 작동을 멈추지 않는다. 이것은 노화도 촉진시킨다. 이 '성장 vs. 장수'의 역설은 성장기에 매우 필요한 엠토르가 조기 사망을 유발할 수 있음을 의미한다. 하지만 세포를 다시 프로그래밍해 노화를 늦추는 비밀 코드가 아마 있을 것이다.[50] 어쩌면 소프트웨어만 업데이트하면 될지 모른다.

노화와 식이 단백질

근육이 곧 재산이다

─── 단백질 섭취를 제한하면 수명이 길어질 수 있지만, 과도한 경우 정상적인 성장을 억제하고 영양실조를 일으킨다. 단백질 결핍은 별도로 발생하거나 음식 섭취가 전반적으로 부족해서 발생할 수 있다. 단백질뿐만 아니라 지방까지 결핍된 전반적인 기아를 '소모증(marasmus)'이라고 부른다. 이 병에 걸리면 체지방이 없어지고 근육이 손실되면서 피골이 상접한다. 다른 경우로, 칼로리는 충분히 섭취하지만 단백질은 거의 섭취하지 않는 사람들도 있다.

단백질은 부족한 채 칼로리만 충분히 섭취하는 문제는 보통 전쟁으로 파괴되어 식량 원조에 의존하는 사하라 사막 이남 아프리카 국가들의 어린이에게 발생한다. 이런 국가의 사람들은 대부분 정제된 탄수화물(저비용)을 공급받지만, 단백질은 거의 공급받지 못한다(고비용). 제1세계 국가들이 기부하는 식량은 대개 단백질의 몇 분의 일밖에 안 되는 비용으로 칼로리를 제공하는 정제 탄수화물(당, 밀가루, 쌀, 옥수수)이다. 탄수화물은 무엇보다도 유통기한이 길어 냉장 보관이 필요하지 않다. 1970년대와 1980년대에는 단백질만 부족한 콰시오르코르라는 단백질 결핍성 영양실조가 흔했다. 아프리카 아이들은 부은 발, 가는 팔다리(근육이 없어져), 탈모, 면역 기능 약화, 부푼 지방간(탄수화물 과다 때문에) 등의 증상을 앓았다.

대체로 아이들이 콰시오르코르(단백열량부족증)에 잘 걸리는 이유는 유아기와 아동기에 적절히 성장하기 위해서는 단백질이 중요하기 때문이다. 어른들은 체내 단백질을 분해해 아미노산을 재활용할 수 있지만, 성장기의 아이들은 단백질을 충분히 먹어야 한다. 선진국에서는 단백열량부족증이 사실상 발생하지 않으므로 심각한 단백질 결핍을 찾아보기 힘들다.

인간은 중년으로 접어들면서 더는 성장이 필요하지 않으며, 성장은 장수에도 해로울 수 있다. 적은 단백질 섭취량은 IGF-1의 감소와 함께 65세 이하 성인들의 암과 전반적인 사망률을 낮추지만, 65세 이상은 꼭 그렇지만은 않다.[1]

나이가 들면서(특히 65세가 지나면) 단백질을 너무 적게 섭취하면 해로울 수 있다. 대개 근육이 점점 빠지기 때문이다. 모든 인체 조직 중에서 근육이 가장 많은 에너지를 태운다. 근육 손실은 30세부터 시작될 수 있다. 평균적으로 사람은 10년 동안 근육량의 10%를 잃는다. 80세쯤 되면 일반적인 사람은 근육량의 50%가 사라진다(그림 4.1 참조). 근감소증으로 알려진 근육 손실은 의자에서 일어나거나 심지어 서 있는 것과 같은 일상의 간단한 동작의 불능을 포함해 끔찍한 결과를 낳는다. 연구 결과 활동적인 생활 방식을 지닌 전통 사회의 개인들은 근육량과 힘이 유지된다고 밝혀졌으므로, 운동 부족이 근감소증에서 큰 역할을 할 가능성이 크다. 그러나 서구 사회에서는 나이가 들수록 몸을 움직이지 않는 경향이 있으며,

그림 4.1 | 근육량과 노화

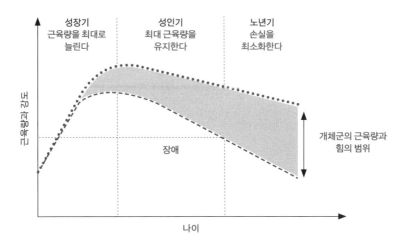

WHO/HPS, 제네바 2000에서 발췌한 내용을 편집함

근성장 저항이라는 현상 때문에 단백질이 더 필요할 수도 있다.

'근성장 저항(anabolic resistance)'은 식이 단백질과 류신이라는 특정 아미노산이 충분할 때, 젊은 사람보다 나이 많은 사람의 근육 성장이 감소되는(동화작용) 현상이다. 근육과 뼈를 포함한 인체 대부분의 조직은 손상과 회복을 끊임없이 반복한다. 예를 들어, 파골세포(osteoclasts)라는 세포는 뼈 조직을 분해하지만, 조골세포(osteoblasts)라는 다른 세포는 새로운 뼈를 만들어 낸다. 이 재생 주기는 천천히 진행될 때가 있는가 하면 단식할 때처럼 매우 빠를 수도 있다.

단식하면 인슐린과 엠토르가 감소하고 단백질 분해가 활성화한다. 인체 혈류에는 항상 아미노산이 있으며, 음식을 다시 먹으면 높은 성장호르몬 수치가 근육이 다시 생기는 것을 도와 손실된 근육량이 돌아온다. 운동하면 근육이 다시 생겨 체중이 늘어난다. 강조하건대 단식 과정에서 손실되는 근육의 양은 미미하다. 주기적으로 짧은(24시간) 단식을 해도 근육량이 많이 손실될 위험은 없다. 이러한 재생 주기는 세포 내 수준에서 발생하며 세포 기관과 미토콘드리아가 관여하는 자가포식과 유사하다. 노인의 경우, 근성장 저항이 있다면 근육이 손실된 후에 다시 성장하는 이 주기에서 단백질이 더 필요하다. 노인이 단백질을 더 많이 먹으면 이 현상을 극복하는 데 도움이 될 수 있다.

칼로리 제한은 단백질 제한과는 다르다. 1993년에 설립된 칼로리제한협회(CRS)의 회원들은 장수와 건강을 위해 의도적으로 칼로리를 제한한다. 하지만 그들은 저단백질 식단을 따르지 않는다. 과학 연구에 따르면, 그들의 단백질 섭취량은 체중 1kg당 하루 1.7g으로 전형적인 서양 식단의 1.2g과 채식주의 식단의 0.8g보다 다소 높다. CRS군의 인슐린 유사 성장인자-1(IGF-1) 수치는 서양식 식단군과 크게 다르지 않았다.[2] 채식주의군만이 IGF-1 수치가 낮았다. CRS군의 일부가 단백질 섭취량을 0.95g으로 줄이자 IGF-1 수치가 22% 떨어져 채식주의군보다 약간 더 높아졌다. 칼로리를 제한하더라도 단백질 섭취는 사람의 IGF-1 수치에 매우 중요하다. 이 연구에서 채식주의군은 CRS군보다 칼로리는 더 많이 섭취했지만, 단백질 섭취량은 더 적었다. 그리고 그들은 식물 단백질만 섭취했다. 따라서 IGF-1을 낮추기 위해서는 칼로리보다 단백질을 제한하는 편이 나아 보인다.

단백질 섭취량이 적을수록 IGF-1이 감소한다는 점은 고무적이지만, IGF-1과 수명의 연관성은 아직 입증되지 않았다. 하지만 2장에서 언급한 라론 소인증의 예를 보면, 암과 다른 노화 질환의 치료에 낮은 IGF-1 수치가 중요하다는 것을 알 수 있다.

노화와 아미노산

단백질은 개별 아미노산으로 구성되며 특정 아미노산은 더 자세히 살펴볼 가치가 있다.

시스테인

비필수아미노산 시스테인(cysteine)은 나이가 들면서 감소하는 경향이 있는 글루타티온(glutathione : 체내 항산화제)의 형성에 중요하다. 몸에 글루타티온이 고갈되면 산화 스트레스를 견디는 능력이 떨어지는데 시스테인을 더 많이 먹으면 해결에 도움이 될 수 있다. 노화와 산화 스트레스, 시스테인의 연관성이 크다 보니 노화를 '시스테인 결핍 증후군'이라고 생각하는 과학자들이 생겨났다. 시스테인을 적절히 공급하면 노화로 인한 질병을 개선하는 데 큰 도움이 될 수 있다. 시스테인은 단백질이 많은 음식 대부분에 들어 있다. 예를 들어, 육류와 유제품, 양파, 브로콜리, 방울양배추, 귀리는 시스테인 함량이 높다.

류신

아미노산 류신(leucine)은 근육 성장과 자가포식처럼 중요한 과정에서 신호를 보내는 분자로서 핵심적인 역할을 한다. 류신과 아이소류신, 발린은 모두 '분지사슬 아미노산(BCAAs)'으로 알려져 있다. 이 세 종류의 분지사슬 아미노산은 모두 필수아미노산이며 근육을 만드는 데 중요하다. 성장기를 포함해 특정 상황에서는 분지사슬 아미노산이 더 많이 필요하다. 보디빌더들은 류신 함량이 높은 유청 단백질 보충제를 복용한다. 화상 환자는 종종 단백질이 다량 손실되므로 류신을 보충하는 것이 새로운 조직을 키우는 데 유용할 수 있다.[3] 유청 단백질은 엠토르의 성장 촉진 효과에 영향을 주므로 노인과 병자에게도 유용할 수 있다.

메티오닌

아미노산 메티오닌(methionine)은 아홉 가지 필수아미노산 중 하나이다. 전체 칼로리를 줄이지 않아도 메티오닌을 제한하면 놀랍게도 초파리와 쥐를 포함한 특정 종의 수명을 늘릴 수 있다.[4] 동물에게 메티오닌을 제한하면 체지방이 줄고 인슐린 민감도와 대사가 개선된다. 메티오닌은 육류와 달걀, 생선, 견과류, 씨앗, 곡물에 들어 있다. 콩과 열매를 포함한 과일과 채소는 단백질 밀도가 높더라도 메티오닌이 거의 없다. 이 사실은 식단을 바꾸면 인간의 수명을 연장할 수도 있다는 가능성을 제공한다. 그러나 메티오닌은 필수아미노산이기 때문에 식단에서 완전히 제거해서는 안 된다(인체는 필수아미노산을 만들 수 없다는 점을 명심하라).

글리신

글리신(Glycine)은 가장 중요한 비필수아미노산이

다. 글리신은 체내 총아미노산의 11.5%를 차지하며 크레아틴(근육), 글루타티온(산화방지제), 헴(혈액)과 같은 필수 단백질의 중요한 전구체다. 동물 모델에서 글리신을 보충하면 식이 과당을 방어할 수 있다고 밝혀져서 더욱 특별하다.[5] 그리고 미국인의 평균 과당 섭취량이 연간 약 23kg에 달한다는 점을 고려하면 글리신을 보충해 과당을 방어할 수 있다는 점은 유익해 보인다.

글리신은 피부와 관절에도 중요하다. 젤로(Jell-O) 디저트에 든 젤라틴에는 특히 글리신이 풍부하다. 젤라틴은 소와 돼지의 뼈와 껍질을 끓여 만들 수 있다. 사골국은 글리신의 좋은 식품 공급원이기도 하다. 많은 사람들의 생각과는 달리 말발굽은 관절 주변의 결합 조직인 콜라겐이 충분하지 않아 젤라틴을 만드는 데 사용할 수 없다. 아시아에서는 글리신 함량이 높은 힘줄이 귀한 별미이다.

메티오닌은 흡수를 줄이고 배설을 늘려 글리신 수치를 낮춘다. 메티오닌을 제한해서 얻는 장점 중 일부는 글리신 수치가 반대로 높아져서 생긴 것일 수 있다. 글리신은 아미노산 대사를 변화시킴으로써 메티오닌 제한을 모방할지 모른다. 글리신 섭취를 늘리는 것은 메티오닌 제한 효과를 쉽게 얻는 한 방법으로, 수명 연장에 도움이 된다.

이러한 아미노산은 모두 정상적인 인체 대사에 중요한 역할을 한다. 건강을 유지하기 위해 우리는 단백질을 충분히 먹어야 하지만, 백만 달러짜리 질문은 '단백질이 얼마나 적어야 너무 적은 것이고, 얼마나 많아야 너무 많은 것인가'이다.

단백질이 얼마나 적어야
너무 적은 걸까?

미국 국립과학아카데미 의학연구소는 일일 단백질 권장량을 체중 1kg 당 0.8g으로 정했다. 남성은 하루에 평균 약 56g, 여성은 46g을 먹는다. 육류는 종류와 살코기 비율에 따라 무게의 약 16~25%만 단백질이므로, 46~56g이라는 단백질 무게는 고기의 무게가 아니다. 스테이크 56g을 먹어도 56g의 단백질을 얻지 못한다. 나머지 단백질을 모두 채우려면 스테이크를 약 6배(무게로) 더 먹어야 한다. 의학연구소는 어떻게 일일 단백질 권장량을 0.8g으로 산출했을까?

체중이 줄거나 늘지 않고 유지된다는 가정 아래, 매일 몸에서 손실되는 단백질의 양으로 필요한 단백질의 양을 추정할 수 있다. 소변과 대변으로 나가는 질소의 양을 확인하면 손실되는 단백질 양을 측정할 수 있다. 탄수화물과 지방은 주로 탄소와 수소로 구성되지만, 단백질은 체내 질소의 주요 공급원이다. 1985년 세계보건기구는 하루 단백질 손실이 체중 kg당 평균 0.61g이라는 것을 발견했다. 그렇다면 한 사람의 식단에는 kg당 하루 0.61g(대략)의 손실을 다시 채워 넣어야 할 것이다. 0.61g이라는 평균값은 근육이 빠지고 있거나 아픈 사람들이 아니라 별 탈 없이 건강한 사람들이 참고할 수치이다.

단백질 결핍의 안전 여유를 확보하기 위해 세계보건기구는 kg당 하루 0.61g에 다시 25%(표준편차 2)를 추가해서 kg당 하루 약 0.8g으로 산정했다. 초기 계산에 기초하면 건강한 일반 인구의 97.5%가 kg당 하루 0.8g 미만의 아미노산을 먹고 있었다. 0.8이라는 값은 낮은 기준이 아니다. 이는 단백질을 충분히 섭취할 수 있는 매우 높은 기준이며, 과도한 식이 단백질이 위험하지 않다는 가정하에 계산되었다.

이렇게 높은 기준에서도 평균 남성의 일일 단백질 권장량은 56g, 평균 여성은 46g이었다. 참고로 1985년에 미국 농무부는 미국인은 칼로리의 14~18%을 단백질에서 얻으며, 평균 섭취량은 남성이 하루 90~110g, 여성은 하루 70g이라고 판난했다. 시구상에서 가장 부유한 인구 중 하나인 미국인들은 이 행성의 평균 거주자들보다 단백질을 훨씬 더 많이 먹고 있었다. 미국의 평균 남성은 이미 실제 필요량보다 높게 추산된 일일 권장량의 2배를 먹고 있었다. 매일, 매주, 매년 일어나는 일이다.

게다가 성인의 경우, 인체는 지속해서 체내 단백질을 분해하고 재합성한다. 오래된 단백질은 분해되고 아미노산은 재흡수되어 새로운 단백질로 만들어진다. 이렇게 재사용되는 양은 우리가 매일 먹는 아미노산의 양보다 몇 배 더 많다. 그러나 일부 아미노산은 이 과정에서 손실되어 주로 대변과 소변으로 빠져나간다. 단백질 섭취량이 적은 기간에는 대변과 소변으로 빠져나가는 질소의 양이 매우 낮은 수준으로 떨어질 수 있다. 사하라 사막 이남 아프리카의 성인들이 단백질 섭취량이 매우 낮은데도 단백열량부족증에 거의 걸리지 않는 것도 이런 이유 때문이다. 그들의 몸은 체내 아미노산을 재활용해서 새로운 아미노산을 만든다. 따라서 건강을 유지하는 데 필요한 단백질의 하한선은 아직 알려지지 않았지만, 하루 0.61g보다 훨씬 낮을 수 있다.

단백질 섭취량은 제지방 kg당 섭취하는 g수를 이용해 계산하면 가장 좋다. 지방 조직은 유지 관리를 위한 단백질이 거의 혹은 전혀 필요하지 않기 때문이다. 온라인 체지방 계산기에 성별과 체중, 허리둘레를 입력하면 합리적으로 추정된 제지방량을 알 수 있다.[6] 예를 들어, 체중이 200파운드(90kg)이고 체지방이 25%인 사람이라면 제지방은 75%이다. 그런 다음 총제지방량을 다음과 같이 간단히 계산할 수 있다.

200파운드 × 0.75 = 150파운드(68kg)의 제지방량

이 사람이 하루에 68g의 단백질을 먹는다면 제지방 kg당 1.0g을 섭취하는 것이다.

이 권장량은 개인적인 차이와 섭취하는 단백질의 종류에 따라 달라진다. 동물 단백질은 흡수가 더 잘 되고 완전한 단백질 공급원이므로, 덜 필요할 가능성이 크다. 우리에게는 흡수율(생체 이용률)이 낮은 식물 단백질(두유나 콩과 같은)이 더 필요하다.

그렇다면 우리가 단백질 결핍을 걱정해야 할까? 그렇지 않다. 평균적인 미국인은 건강한 사람의 필요량보다 더 높게 설정된 일일 단백질 권장량의 약 2배를 먹는다. 북미에서 단백열량부족증이 발생하면 그때부터 걱정해도 늦지 않다. 그래서 우리는 그 반대의 질문을 하게 된다.

단백질이 얼마나 많아야 너무 많은 걸까?

근육과 같은 인체 조직을 유지하는 데 필요한 양보다 과도한 단백질은 에너지로 대사되거나 글리코겐이나 지방으로 저장된다. 과도한 탄수화

물이나 당처럼, 과도한 단백질은 비만 및 제2형 당뇨병과 같은 대사 문제를 일으킬 수 있다. 저탄수화물 식단은 에너지원으로 지방을 먼저 사용하게 함으로써 인슐린 저항성이나 비만과 같은 많은 문제를 해결할 수 있다. 저단백질 식단도 같은 방식으로 이로울 수 있을 것이다.[7]

답은 상황에 따라 크게 달라진다. 보디빌더처럼 근육을 만들고자 한다면, 근육 성장을 유지하기 위해 단백질을 더 많이 먹어야 한다. 임신과 모유 수유, 아이가 일반적으로 자라는 상황에서는 성장이 정상이므로 단백질이 더 필요하다.

반면에 체중을 줄이고자 한다면, kg당 하루 0.61g 미만의 단백질을 섭취해야 한다. 과체중이거나 비만한 사람들은 날씬한 사람보다 체지방이 더 많을 뿐 아니라 단백질도 20~50% 더 많다고 추정된다. 지방이 사라지면서 피부와 결합 조직, 모세혈관, 혈관 등 다양한 종류의 단백질이 손실된다. 이 단백질은 모두 분해되어야 한다(연소하지만 대체되지 않아야 한다). 상당한 체중 감량 후에는 9~13kg에 달하는 피부와 조직을 제거해야 한다는 외과의의 말을 종종 들을 수 있다. 이것이 바로 분해되었어야 할 단백질이다.

어떤 사람들은 단백질이 근육을 만든다고 주장한다. 운동 없이 단백질을 먹으면 근육이 생긴다고? 꿈 깨라. 만약 그게 사실이라면, 우리는 비만 전염병이 아니라 근육 전염병을 앓고 있을 것이다. 미국인들은 전 세계 대부분의 사람보다 단백질을 더 많이 먹지만, 〈타임〉지 표지에 "미국인은 너무 근육질인가?"라는 제목은 실리지 않는다. 건강을 위해 적절한 단백질이 필요하지만, 단백질을 더 먹는 것이 항상 좋은 것은 아니다. 칼로리 제한의 노화 방지 효과 중 일부는 단백질이 적기 때문이지만, 아마

정제된 탄수화물이 적은 것도 한몫할 것이다. 하지만 단백질을 너무 적게 먹으면 근감소증과 쇠약함으로 이어질 수 있다. 근육이 곧 재산이라는 말이 있다. 결국 장수하려면 영양과 운동이 균형 잡힌 행복한 환경이 필요하다.

식이 단백질은 엠토르를 통해 나이가 들면서 감소하는 자가포식을 중단시키며, 그 결과 손상된 분자가 쌓인다.[8] 거의 모든 단백질에 있는 아미노산 류신은 자가포식의 핵심 조절자다. 혈중 류신 수치가 상승하면 자가포식은 빠르게 감소하고 역으로도 마찬가지다. 반대로 간헐적 단식은 자가포식을 촉진한다.

류신의 역할로 미루어 볼 때 자가포식의 이점을 얻기 위해 단백질 섭취량을 꼭 많이 낮출 필요는 없다(IGF-1 감소의 이점을 얻기 위해서는 낮출 필요가 있을지도 모른다). 하루에 한 번만 먹거나 하루에 8시간 동안만 먹는 등 식사 시간을 한정해서 식사 빈도를 낮추면 칼로리나 단백질을 전반적으로 줄이지 않고 자가포식을 활성화할 수 있다.

단식 기간이 길어져 단백질 섭취량이 감소하면 면역계 세포의 재생을 통해 노화를 예방하는 효과가 뚜렷해진다.[9] 단식을 모방하는 다른 식단들도 어느 정도 이로울 수 있다.[10]

몇 시간에서 며칠 동안 단백질 섭취를 줄이면 많은 혜택을 얻을 수 있다. 단백질을 평소대로 다시 섭취하면 근육이 자극을 받아 재생한다. 이 단백질 순환 체계는 근육 손실을 막으면서 수명을 연장할 수 있다.

이러한 생리학적 원리에 근거하여 저탄수화물, 중단백질, 고지방 식단(케토제닉 다이어트)을 섭취하면 칼로리 제한의 이점을 많이 얻게 된다. 탄수화물, 특히 정제된 탄수화물은 인슐린과 엠토르를 자극하여 자가포식을 차단한다. 저탄수화물, 중단백질, 고지방 식단에서는 천연 지방을 많이 먹는데, 이를 두려워할 필요가 없다. 식이지방은 인슐린, 엠토르, IGF-1을 자극하지 않는다. 실제로 초기 연구 결과 저탄수화물, 중단백질, 고지방 식단이 체중, 렙틴, 공복 혈당, 인슐린, 중성지방의 개선 등 노화의 생체 지표를 획기적으로 개선했다.[11] 덤으로 피험자들은 평균 8kg의 제중을 감량했다. 특히 메티오닌을 제한하자 미토콘드리아 손상이 감소했다. 실험 참가자들은 단백질 섭취량을 제지방 kg당 1.0g으로 제한하도록 권고받았고, 운동하는 피험자들은 1.25g으로 늘리라고 요청받았다. 체중을 줄여 수명을 늘린다? 좋은 계획 같다.

05

식물 단백질 vs. 동물 단백질

―――― 토론토대학 교수이자 베스트셀러 『12가지 인생의 법칙』의 작가인 조던 피터슨과 그의 딸 미카일라는 최근 몇 년 동안 고기와 소금 이외에 다른 음식을 거의 먹지 않는 '카니보어 식단(carnivorous diet)'을 섭취하고 있다. 미카일라는 과거에 소아 류머티스 관절염과 우울증, 특발성 과다수면을 진단받았다. 그녀가 식단을 바꿔 고기만 먹자 모든 증상이 사라졌다. 부녀는 100% 동물 식품만 먹는다. 반면에 완전 채식주의자들은 동물 식품을 먹지 않고 100% 식물 식품만 먹는다. 주요 식품 프랜차이즈 업체들은 고기 없는 햄버거를 포함한 채식주의 메뉴를 추가했다. 유명한 아일랜드 맥주인 기네스는 200여 년간 양조 과정에서 사용해 왔던 어류의 방광을 사용하지 않기로 했다. 〈가디언〉 신문에 따르면, 우리는 "끝없이 증가하는 채식주의자들: 비주류가 주류가 되는 과정"을 목격하는 중이다.[1] 양쪽 집단의 구성원들은 식물이나 동물 식품만 먹고도 몸이 아주 건강하다고 느낀다. 과연 누가 옳은 걸까? 어떤 단백질이 건강에 가장 적합할까? 동물 단백질일까, 식물 단백질일까? 과학 연구 결과는 어느 쪽의 손을 들어 줄까?

우리는 대개 단백질이라는 단어를 듣고 동물 식품을 연상한다. 하지만 채소 역시 다양한 양의 단백질을 함유한다. 두부, 병아리콩, 렌틸콩, 콩, 밀(글루텐은 단백질이다), 견과류, 씨앗은 식물 단백질의 공급원이다. 북미에서는 알코올 중독자를 제외하고는 심각한 단백질 결핍을 거의 볼 수 없다. 따라서 대체로 채식주의 식단이라고 해서 반드시 단백질이 부족한 것은 아니다. 대신에 부적절한 단백질 섭취를 유발하는 주요 원인은 소다, 사탕, 칩, 프레첼같이 고도로 가공된 식품을 섭취하는 것이다. 이런 음료와 식품에는 대부분 탄수화물과 식물성 기름 같은 정제된 지방이 들었으며 일반적으로 단백질이 매우 적다.

모든 식물에는 단백질이 들어 있다. 식물의 적절한 구조와 기능을 위해 단백질이 필요하기 때문이다. 동물은 식물을 직접 먹거나 식물을 먹는 다른 동물을 먹음으로써 결국 식물에서 단백질(정확히는 필수아미노산)을 얻는다. 하지만 식물 단백질은 노화와 수명에 건강상 중대한 영향을 미치는 동물 단백질과 여러 면에서 다르다.

식물 단백질과
동물 단백질의 차이

단백질이라는 간단한 단어에는 그 복잡성이 거의 드러나지 않는다. 탄수화물은 당 분자의 사슬인데, 이 사슬은 긴 것도 있고 짧은 것도 있다. 지방〔트리글리세라이드(중성지방)〕은 글리세롤 분자와 연결된 지방산 사슬 3개로 구성된다. 하지만 단백질은 어떠한 크기와 구성도 가능해서, 아미노산의 양과 종류가 다양하다. 아미노산 2개가 연결된 사슬에서 수백 개의 아미노산이 길게 연결된 사슬에 이르기까지 단백질의 범위는 넓다.

식물은 필요한 아미노산을 모두 합성해야 하지만, 동물은 식물을 먹어 스스로 만들 수 없는 필수아미노산을 얻는다. 인체는 매우 제한된 양을 제외하고는 단백질이나 아미노산을 저장하지 않는다. 보통 단백질은 아미노산으로 전환되므로 혈류에는 항상 소량의 아미노산이 존재한다. 오래된 조직은 아미노산으로 분해될 수 있으며, 이것이 다시 단백질로 만들어져 재활용될 수 있다. 세포는 지속해서 퇴화하고 다시 만들어지면서 조직을 재생한다. 예를 들어, 적혈구는 고작 3개월 살다가 갈아 치워진다. 신경세포(뉴런)는 수십 년 동안 사는 경우가 많은데, 신경 손상이 매우 천천히 치유되는 이유도 그 때문이다. 피부 세포는 며칠에 한 번씩 교체된다.

먹은 음식에서 만들어지든 조직이 분해돼서 만들어지든 단백질은 다음 두 가지 주요 목적에 사용된다.
- 조직을 만든다(또는 다시 만든다).
- 연료(글리코겐이나 체지방)로 타거나 저장된다.

체내 단백질은 종류가 다양해서 인간에게는 특정한 아미노산이 적절한 양으로 필요하다. 하지만 몸에 저장할 수 있는 아미노산의 양은 매우 제한되어 있으니 우리는 필요할 때 적절한 양과 비율로 아미노산을 섭취해야 한다. 이 시스템이 불안해 보이는 이유는, 자연이 우리에게 편리한 일일 단백질 섭취 목록을 이메일로 보내 줄 리 없기 때문이다. 어쨌든 먹고 싶은 음식(동물이든 식물이든)의 대부분을 우리가 편리한 때에 구하지 못할 수 있다. 단백질이 아미노산으로 전환되는 과정에서 아미노산 성분의 대부분은 재활용되고 새로운 단백질을 만드는 데 사용될 수 있다. 그러니 우리는 모든 단백질을 오직 식단으로만 얻지 않아도 된다.

다른 단백질보다 인체가 이용하기 더 쉬운 단백질들이 있다. 이 개념을 '단백질의 생물가(biological value of proteins : 음식 단백질의 영양 효과를

단백질 공급원	생체이용률* 지수
분리 유청 단백질 혼합	100-159
유청 단백질 농축액	104
달걀	100
우유	91
달걀흰자	88
생선	83
쇠고기	80
닭고기	79
카세인	77
쌀	74
밀	64
간장	59
콩	49
땅콩	43

*생체이용률은 신체에 흡수되는 단백질의 양이다.

나타내는 수치-옮긴이)'라고 하며 0~100의 숫자로 나타낸다. 생물가 100인 단백질은 인체가 이용할 수 있는 모든 아미노산을 적절한 비율로 함유한다. 달걀 단백질의 생물가는 100이다. 밀에서 발견되는 단백질인 글루텐은 64이다.

우리가 달걀을 먹으면 인체는 달걀 단백질의 100%를 사용할 수 있다. 밀을 먹으면 밀 단백질의 64%만 사용할 수 있다. 사람은 생물학적으로 식물보다 동물에 훨씬 더 가까우므로 식물 단백질은 일반적으로 동물 단백질보다 생물가가 낮다. 식물 단백질은 광합성에 이바지하는 등 동물 단백질과는 매우 다른 목적을 가지며, 생리작용이 크게 다르다. 그러나 식물의 단백질 함유량과 생물가가 일반적으로 더 낮다고 해서 식물 식품이 꼭 나쁜 단백질 공급원이라는 의미는 아니다.

채식주의자들은 식물만 먹고도 심각한 단백질 결핍을 겪지 않는다. 그러나 단백질이 조금만 부족해도 건강 문제가 발생할 수 있으며, 채소는 인간에게 필요한 모든 단백질을 적절한 양으로 제공하지 못할 수 있다. 예를 들어, 비타민 B3라고도 일러진 니아신이 부족하면 망상, 설사, 점막 염증, 비늘 모양의 피부 상처가 나타나는 펠라그라(pellagra)를 유발할 수 있다. 이 질병은 이전에 미국 남부 전역에 널리 퍼졌는데, 옥수수가 주식인 이 지역 사람들은 다른 음식을 충분히 먹지 않았다. 토착민 부족들은 전통적으로 석회수로 알려진 알칼리성 용액이나 나무의 재로 옥수수 알갱이를 처리했다. 이 방식은 아플라톡신(곰팡이 독소) 대부분을 제거하고 옥수수에 든 니아신의 흡수력을 증가시켰다. 미국 전역에서 옥수수를 주식 작물로 재배하기 시작했을 때 사람들이 전통적인 이 처리 방식을 따르지 않은 탓에 펠라그라가 널리 퍼졌다. 인체는 필수아미노산의 하나인 트립토판을 사용하여 니아신을 만들기 때문에 트립토판이 부족해도 펠라그라에 걸릴 수 있다. 선진국에서는 펠라그라가 거의 발생하지 않는다.

육류와 달걀, 우유, 치즈 같은 대부분의 동물 단백질은 9개의 필수아미노산을 모두 함유하므로 완전하다고 여겨진다. 반면에 대부분 채소는 완전한 단백질 공급원이 아니다. 대개 필수 단백질을 모두 얻으려면 다양한 채소를 먹어야 한다. 예를 들어, 쌀과 콩의 전통적인 조합은 최적의 건강에 필요한 모든 아미노산을 제공한다. 추정치에 따르면 미국인들은 일반적으로 동물 식품에서 단백질의 약 70%를, 식물 식품에서 30%를 얻는다.² 이것이 최적의 비율일까? 천연 식물 단백질의 건강한 공급원을 얻는 좋은 방법은 아몬드나 헤이즐넛, 캐슈넛과 같은 유기농 견과류를 먹는 것이다.

동물 단백질

동물과 식물 단백질은 대개 아미노산의 구성이 다르다. 동물 단백질은 3대 '분지사슬 아미노산(BCAAs)'인 류신과 아이소류신, 발린과 더불어 함황 아미노산인 시스테인과 메티오닌을 더 함유한다.

보디빌더와 다른 운동선수들은 근육 성장을 촉진하기 위해 종종 분지사슬 아미노산 보충제를 복용한다. 이 보충제는 성장과 노화의 세포 기관인 엠토르를 활성화하고, 근육을 만드는 데 좋은 인슐린 유사 성장인자-1(IGF-1)을 증가시킨다. 그러나 성장이 향상되면 수명이 짧아질 수 있어 장수가 목표인 사람에게는 이 방법이 썩 좋지 않을 수 있다. 이제부터 여러 종류의 동물 단백질과 그 장단점을 살펴볼 것이다.

유청 단백질 (유장) 치즈를 만드는 과정 중에 액체 우유에서 만들어지는 커드(curd, 응유 : 우유가 산이나 효소에 의해 응고된 것)에는 카세인과 유청 단백질이 들어 있다. 소젖은 유청 단백질을 약 20% 함유하지만, 사람의 젖에는 약 60%가 들어 있다. 유청 단백질에는 면역력과 글루타티온(인체에서 만들어지는 항산화제)을 증가시키는 락토글로불린과 락트알부민 같은 단백질의 혼합물이 들어 있다. 유청 단백질은 항바이러스와 항암 효과도 나타낸다.[3]

　미변성 유청 단백질은 높은 열에 노출되지 않아 보충제에서 흔히 볼 수 있는 화학가공된 유청 단백질보다 원래 모양을 많이 유지하고 있다. 쥐 연구에 따르면, 미변성 유청은 변성 유청보다 글루타티온 수치를 더 높이며,[4] 이 효과로 암을 예방할 수 있을지 모른다.[5] 미변성 유청은 면역 기능도 강화한다.[6]

단백질 파우더

유청 단백질은 몸에서 가장 중요한 체내 항산화제 글루타티온을 생산하는 과정에서 중요한 반응속도 제한 인자인 함황 아미노산 시스테인을 다량 함유한다. 유청 단백질은 잠재적으로 산화 스트레스를 개선할 수 있어 특히 노인들에게 중요하다.

시스테인

당뇨병 환자는 글루타티온 수치가 낮고 산화 스트레스가 높다. 연구에서 시스테인을 보충하기 위해 N-아세틸시스테인(NAC) 보충제를 사용했더니 글루타티온 수치가 회복되고 산화 스트레스가 감소했다.[7]

　NAC 보충제는 양극성장애,[8] 중독, 강박장애, 조현병 등 다른 질환에도 유용할 수 있다.[9] 인체 면역결핍 바이러스(HIV)는 황의 대량 손실을 유발하여 글루타티온을 고갈시킨다.[10] 유청 단백질은 HIV 양성인 사람의 체중과 글루타티온 수치를 늘린다.[11]

유청 단백질 이외에 처방전 없이 살 수 있는 NAC 보충제는 시스테인을 공급하여 글루타티온을 보충한다. 시스테인 자체는 쉽게 산화해 저장이 어렵지만 NAC는 산화하지 않아서 안정적으로 저장할 수 있다. NAC가 대사되는 과정에서 시스테인이 나온다. NAC는 안정성이 좋고, 저렴하며, 만성폐쇄폐질환(COPD)과 인플루엔자 감염 환자들에 도움이 될 수 있다는 증거도 있다.[12]

노화 자체가 '시스테인 결핍 증후군'의 특징을 지니므로, 유청 단백질이나 NAC의 형태로 시스테인을 제공하면 노화로 인한 산화 스트레스와 염증을 크게 완화할 수 있다.[13]

BCAAs

유청 단백질은 쉽게 소화되는 분지사슬 아미노산(주로 류신)을 특히 풍부하게 공급해서 운동 후 약 20g의 유청 단백질을 섭취하는 보디빌더들에게 인기가 있다. 혈중 류신 수치가 증가하면 카세인이나 콩과 같은 다른 단백질보다 엠토르를 자극하여 근육 성장을 촉진한다. 이러한 엠토르 자극은 근감소증(근력 소모)과 악액질(암 환자에서 흔히 볼 수 있는 제지방 조직과 지방 조직의 병리학적 손실)에 유용할 수 있다.[14] 유청에 든 높은 함량의 BCAA로 노화로 인한 근성장 저항을 극복할 수 있다. BCAA는 간경변증 치료에도 사용된다.[15] 쥐에 BCAA를 보충하면 수명이 늘어날 수 있다. 아마 미토콘드리아 활동과 근육량이 증가했기 때문일 것이다.[16]

우유 단백질의 80%는 카세인(라틴어로 '치즈'라는 의미)이다. 사람 모유에 든 카세인의 비율은 수유 단계에 따라 20%에서 45%까지 다양하다. 최근까지(진화학적인 면에서), 사람의 경우 젖당불내증(유당분해효소결핍증)이 성인에게 거의 보편적이었기 때문에 젖을 떼고 나서는 우유나 유제품을 먹지 않았다. 아이들에게는 젖을 뗀 후에 작동을 멈추는 유당 대사 효소가 있다. 하지만 약 5000년 전에 변화가 찾아왔다. 이 효소가 계속 작용해 유당 내성이 확산되기 시작했다. 그 시점부터 인간은 소와 다른 동물들의 우유를 마실 수 있었다. 오늘날의 많은 사람들, 특히 유제품을 많이 먹지 않는 문화의 사람들은 여전히 유당을 소화하지 못한다. 소 우유에 든 단백질에 알레르기나 불내증(또는 둘 다)이 있는 사람들도 있다. 하지만 더 미묘한 문제들도 있다.

유청 단백질은 공복 인슐린 수치를 증가시킬 수 있지만, 카세인은 근육 성장을 촉진하는 IGF-1의 생산을 자극한다.[17] 그러나 카세인을 과다 섭취하면 동물의 노화와 암이 촉진될 수 있다.[18] 하지만 사람에게 카세인은 발암물질이 아니다.

치즈에는 카세인이 많이 들어 있지만 건강에 좋은 지방과 비타민 K, 칼슘도 많다. 대부분의 인구조사에서 고지방 유제품을 먹으면 체중이 감소하고 당뇨병이 호전되며, 심장 질환 및 암으로 인한 사망률이 감소한다고 나타났다. 하지만 모든 것이 그렇듯 균형이 핵심이다. 하루에 치즈를 한 통 이상 먹으면 노화와 암이 빨리 오는 것은 당연하다. 양이 많으면 독이 된다.

육류　　　육류는 인간이 수백만 년 동안 먹어 온 전형적인 동물 단백질이다. 하지만 오늘날 마트에서 파는 고기는 인류의 조상들이 사냥해서 먹은 야생동물과 같지 않다. 야생동물은 총지방이 약 7배, 포화지방은 3배 적으며 오메가-3가 더 많고 오메가-6는 더 적다. 대부분의 영장류는 고기를 가끔씩만 먹지만, 인간은 고기를 전혀 먹지 않는 사람부터 고기만 먹는 사람까지 다양하다. 일부 과학자들은 육식으로 인해 사람의 뇌가 더 크게 발달했다고 믿는다. 몸집이 큰 포유류 종의 대부분이 인간이 출현한 직후 멸종했다는 사실을 발견한 고고학자들은 초기 인류가 고기를 먹기 위해 포유류를 즐겨 사냥했다고 설명한다. 주로 단백질과 지방이 많은 육류에는 탄수화물이 거의 없다. 단백질과 지방의 조합이 뇌 성장을 향상하는 데 필요했을 수 있다.

미국인의 약 95%가 고기를 먹는다. 육류 섭취가 건강에 미치는 영향에 대해서는 논란이 많다. 오랫동안 고기를 먹어 온 인류 역사와 그 보편성을 고려하면 이는 놀라운 일이다. 1950년대 후반에 콜레스테롤이 심장병을 유발한다는 이론이 학계를 지배한 이래로, 우리는 포화지방과 콜레스테롤이 많은 육류를 줄이라고 권고받았다. 하지만 진실은 그리 단순하지 않다. 포화지방이나 콜레스테롤과 붉은 고기, 심장병의 연관성을 입증한 대규모 연구는 없다. 미국 정부는 식이 콜레스테롤이 건강에 문제를 일으키지 않는다는 내용을 명시하도록 국민 식단 권장안을 수정했다.[19]

육류와 암, 특히 대장암과의 연관성은 논쟁의 대상이다. 최근에 세계보건기구(WHO)는 영향은 미미할지라도 가공육과 붉은 고기가 암을 일

CHAPTER 05 식물 단백질 vs. 동물 단백질

으킬 수 있다고 발표했다. WHO에 따르면 매일 2온스(약 57g)의 가공육이나 3.5온스(약 99g)의 붉은 고기를 먹으면 대장암의 위험이 약 5~6% 증가한다.[20] 이것이 사실이라면 다른 고기들(백색 고기)에도 단백질이 비슷하거나 더 많이 있을 테니 단백질은 아마 암 증가의 원인이 아닐 것이다. 이 연관성 연구로는 인과관계를 증명할 수 없다. 게다가 붉은 고기의 위험성은 미미하고 논쟁의 여지가 있있지만, 인류가 존재한 이래로 먹어 왔던 신선한 고기와 가공육을 함께 묶는 것은 거의 도움이 되지 않는다.

신선한 고기와 볼로냐를 비교해 보자. 볼로냐소시지 같은 가공육은 어떻게 만들어질까? 음, 가장 맛없고 끔찍한 부위(폐, 발굽, 코 등)를 썰어 우스꽝스러운 부분을 알아보지 못하게 간 후에, 많은 양의 설탕과 화학물질, MSG와 다른 첨가물이 들어간 조미료를 넣어 끔찍한 맛을 모두 덮어버린다. 그런 다음 고기와 비슷한 모양으로 만들어 멋지게 포장한 뒤 신물이 나게 광고한다. 핫도그는 또 어떤가? 어떻게 만드는지 알면 당신은 아마 먹지 않을 것이다.

볼로냐의 성분표에는 가끔 '기계로 분리한 닭고기나 돼지고기'라고 적혀 있다. 닭에서 좋은 고기를 다 제거한 후에는 격렬하게 휘던져 뼈에 붙은 고기를 다 떼어 낸다. 그러고 나서 눈알과 털, 폐, 장을 모두 가공육으로 만든다. 이 볼로냐는 얇게 썬 칠면조나 닭고기와 비슷하게 생겼지만, 실제로 옥수수 시럽, 젖산나트륨, 인산나트륨, 자동 분해된 효모균, 에리소르빈산 나트륨(설탕으로 만든), 아질산나트륨, 덱스트로오스 추출 성분, 인산칼륨, 설탕, 염화칼륨이 들어간다. 옥수수 시럽은 당이다. 덱스트로오스 추출 성분도 당이다. 설탕 역시 당이다. 다시 말해 당류가 성분 목록에 세 번 나타난다. 자동 분해된 효모균은 MSG다. 맛을 내는 것은 모두 당류와 MSG다. 당과 MSG 말고도 이 '고기'에는 질산염과 인산염과 같은 화학 방부제도 많이 들어간다.

불경스러운 이 고기와 풀을 먹인 신선한 쇠고기를 싸잡아 비난하는 것이 합리적으로 보이는가? 아닐 것이다. 우리가 강조하는 핵심 메시지 중하나는 이거다. 진짜 음식을 먹어라. 가공된 탄수화물은 먹지 마라. 가공육이나 가공 오일도 먹지 마라. 가공된 식물성 기름은 천연 지방과 같지않다(이 내용은 11장에서 자세히 다룬다).

육류는 유제품이나 달걀보다 류신과 메티오닌이 많아서 필수아미노산을 많이 공급한다. 스테이크와 치킨은 달걀보다 류신과 메티오닌이 약 2배 많지만, 해산물은 겨우 약 50% 더 많다. 하지만 이 두 아미노산을 과다 섭취하면 노화를 유발한다. 사골 육수와 콜라겐에서 발견되는 아미노산 글리신을 더 많이 먹으면 메티오닌 독성을 낮출 수 있다.[21]

진짜 음식의 동물 단백질에는 천연 지방과 비타민 B12, 긴 사슬 오메가-3 지방산 DHA, EPA(특히 해산물과 풀을 먹거나 방목한 고기에 든), 아연, 철분과 같은 다른 미량영양소도 들어 있다. 하지만 철분은 양날의 검일 수 있다. 영양실조인지 영양 과다인지에 따라 건강에 좋기도 하고 나쁘기도 하다. 철분 결핍성 빈혈을 앓는 사람들은 일반적으로 철분의 풍부한 공급원인 간을 먹으라는 권고를 듣지만, 철분이 과다한 사람들은 간을 피해야 한다.

사골 육수 ▶ 서구의 일반적인 식단은 심장병과 대사 질환에 미치는 과당의 악영향을 차단하는 아미노산인 글리신이 적다.[22] 글리신은 메티오닌을 제한했을 때처럼 실험 동물의 수명을 확실히 연장했다. 글리신은 황 전환 경로로 알려진 생화학적 사이클에서 메티오닌을 뽑아낸다. 이 두 가지 이유로 식단에 글리신이 풍부한 음식을 추가하면 건강에 유익하다. 글리신의 가장 풍부한 공급원 중 하나는 뼈를 몇 시간 동안 고아 만든 사골 육수이다. 이 육수를 수프와 소스, 기타 여러 조리법의 베이스로 사용할 수 있다. 콜라겐에 든 아미노산의 1/3이 글리신이기 때문에 가수분해된 콜라겐 단백질도 글리신의 훌륭한 공급원이다.

동물 단백질: 너무 많은가, 너무 적은가?

동물 단백질은 일반적으로 식물 단백질보다 생물가가 높으므로 대부분은 동물 단백질이 근육을 만드는 데 더 좋다고 생각한다. 이는 과거 인류에게 중요한 문제였던 영양실조나 단백질 결핍에 초점을 맞출 때만 맞는 말이다. 하지만 오늘날은 사정이 다르다. 영양 과잉은 서구의 큰 걱정거리이며 전 세계로도 퍼지고 있다. 현재 미국 인구의 약 70%가 과체중이거나 비만이다. 이로 인해 심장 질환 및 암과 같은 다른 질병의 위험을 증가시키는 제2형 당뇨병이 유행처럼 퍼졌다. 영양 과다는 충분한 영양 섭취와 같지 않다. 대부분이 실속 없는 칼로리이며 영양 과잉의 원인인 고도로 가공된 정크푸드를 먹으면 비타민 결핍을 피할 수 없기 때문이다. 영양 과다를 크게 우려하는 국가에서는 동물 단백질의 높은 생물가가 불리하게 작용할 수 있다. 역설적으로 동물 단백질은 영양이 지나치게 풍부할 수 있는 것이다.

식물 단백질

식물 단백질은 낮은 생물가에 나타나듯이 동물 단백질보다 흡수가 덜 된다. 그러나 식물은 지방 함량이 낮아서 칼로리가 적어도 아미노산 제공량에 흠이 없다. 예를 들어, 간 쇠고기의 단백질 함유량이 17%인데 비해 렌틸콩은 28%, 두부는 40%이다. 식물 공급원에는 동물 공급원에 전혀 없는 파이토케미컬(보통 '항산화 물질'로 알려져 있다)도 건강한 양으로 들어있다. 배추과 채소(브로콜리와 양배추 등)에 든 설포라판과 같은 파이토케미컬은 Nrf2(산화 스트레스 조절 인자) 체계와 같은 암 방어 메커니즘을 향상할 수 있다. 식물 공급원에는 섬유질과 비타민 C, 칼륨, 마그네슘이 더 많아 혈압을 내리고 뇌졸중과 사망의 위험을 줄인다.[23]

수십 년 기간 17만여 명을 조사한 최근의 대규모 연구의 새로운 결과에서 식물 단백질을 더 많이 먹으면 사망률이 낮아진다고 밝혀졌다.[24] 이전의 연구들은 단백질 공급원보다는 총섭취량에 초점을 맞추었다. 동물 단백질은 흡연과 비만, 활동 부족과 같은 다른 위험 요인을 지닌 사람들의 사망률만 높였다. 또한 생선이나 가금류가 아닌 가공육과 붉은 고기만이 위험을 높였으며, 특히 가공육이 주요 원인이었다. 가공육과 붉은 고기를 식물 단백질(그리고 물고기나 가금류)로 바꾸면 사망률을 낮출 수 있을 것이다.

채식주의와 완전 채식주의 채식주의자들(Vegetarian)은 고기를 피하지만,

달걀과 유제품은 허용하는 사람도 있다. 채식주의자는 일반적으로 고기를 먹는 사람보다 건강하고 오래 사는데, 고기를 덜 먹는 것과 무관하게 다른 건강한 생활 습관 덕분일 수 있다. 육류를 먹지만 항상 건강에 신경 쓰는 사람들의 사망률은 채식주의자와 비슷하다.[25] 고기 자체를 덜 먹는 것보다는 가공식품과 정크푸드를 피하고, 운동을 더 하며, 흡연과 알코올을 줄이고, 체질량지수를 낮추는 행동이 차이를 만든다.

완전 채식주의자(Vegan)는 채식주의를 훨씬 넘어서서 고기와 달걀, 유제품을 포함한 모든 동물 식품을 완전히 피한다. 식물이 그들의 유일한 단백질 공급원이다. 완전 채식주의자가 단백질 결핍을 피하려면 다양한 종류의 식물을 결합해 아미노산의 균형을 적절히 맞춰야 한다. 전통적인 조합은 쌀과 콩이다. 이 두 음식의 단백질은 서로 보충한다. 이 단백질들을 함께 먹으면 한 가지만 섭취할 때보다 생물가가 높다. 완전 채식주의자는 비타민 B12와 카르니틴, 아연, 비타민 K2, 철분 같은 다른 영양소도 부족할 수 있다.

완전 채식 식단을 먹는 유아들은 단백질 결핍이 일어난다.[26] 따라서 너무 이른 시기에 이 식단을 따르는 것은 좋지 않다. 성장률이 낮아지면 키가 안 크고 사춘기가 지연될 수 있다.[27] 성장이 필요 없는 성인의 경우, 성장과 장수가 서로 균형을 이루므로 이야기가 달라진다. 필수아미노산이 적은 채식주의 식단을 먹으면 성장호르몬과 노화를 촉진하는 IGF-1의 합성이 감소한다. IGF-1를 강력하게 자극하는 아미노산 메티오닌은 견과류와 콩 등의 식물 단백질에서 적은 경향이 있다. 유방암과 대장암과 같은 IGF-1 의존성 암은 완전 채식주의자에서 발생률이 낮다.

아동기처럼 성장이 중요한 시기에는 고기를 많이 먹는 것이 유익하다.

장수가 더 중요한 시기에는 고기를 적게 먹는 것이 유익할 수 있다. 많은 아이가 고기와 동물 단백질을 강하게 선호하고, 어른들은 시간이 지나면서 채소를 더 좋아하는 이유도 아마 그 때문일 것이다. 제이슨 펑 박사도 이 효과를 알아차렸다. 어렸을 때 그는 채소를 마지못해 먹었지만 나이가 들면서 샐러드 바와 다른 채소가 점점 좋아졌다.

콩과식물

콩과식물은 종자이며 강낭콩과 병아리콩, 렌틸콩, 완두콩이 포함된다. 콩은 식물 단백질의 훌륭한 공급원이며 상당한 양의 식이 섬유와 폴리페놀을 함유한다. 채식주의 식단을 따르는 사람들은 일일 단백질 요구량의 상당 부분을 콩과식물에서 얻는다. 하지만 대규모 연구에 따르면 콩이 많은 식단의 심장 보호 효과가 미미하고(4~9%), 체중 감소 효과 역시 미미했다.[28] 21개 연구를 메타분석한 결과, 하루에 콩 1컵을 먹으면 체중 0.34kg이 감소한다고 추정했다. 대단치 않은 감량이지만 도움이 될 수도 있다.

강낭콩과 렌틸콩은 단백질이 풍부하고, 건강한 양의 칼슘과 칼륨이 들어 있다. 이 식품들은 단백질 요구량을 충족시키고 포만감을 주는 섬유질을 공급하므로 체중 감량에 특히 효과적이다.

견과류를 먹어라

콩과 씨앗 외에도 견과류를 더 많이 먹으면, 산성인 체내 환경과 싸우기 위해 완충작용을 하는 칼륨을 함유한 염기가 증가한다.[29] 동물 단백질보다 식물 단백질 위주로 먹더라도 노인과 허약자에게 매우 중요한 총단백질 권장량을 충족시킬 수 있고, 현대의 서구 식단이 유발하는 산 과다증을 예방할 수 있다.

견과류는 단백질을 많이 함유하며 건강한 지방의 식물 공급원으로 우수하다. 호두에는 대부분의 서구 식단에서 심각하게 부족한 건강한 오메가-3 지방이 들어 있다. 아몬드는 섬유질과 칼슘이 풍부하다. 나무열매 견과류(땅콩은 제외)는 체중 증가[30]와 대사증후군,[31] 심장병을 예빙할 수 있다.[32] 견과류를 매일 먹는 사람들은 그렇지 않은 사람들보다 사망률이 약 20% 낮다.[33] 보통 사람보다 7년 정도 더 오래 사는 제7일안식일예수재림교 신도들의 건강 습관을 연구한 결과, 견과류 섭취가 큰 요인이라고 밝혀졌다.[34] 동물 식품이든 고탄수화물 식품이든 다른 음식 대신에 견과류를 먹으면 비만과 조기 사망을 예방하는 효과가 크다.

단백질 바

훌륭한 식물 단백질 바로 아이큐 에너지 바www.eatiqbar.com가 있다. 카카오 아몬드 바닷소금, 블루베리 레몬 해바라기, 말차 차이 헤이즐넛 이렇게 세 가지 맛이 있다. 주요 성분은 아몬드와 블루베리, 해바라기 씨앗, 헤이즐넛 등이다. 아이큐 바는 일일 마그네슘(일반 인구의 80% 가까이가 부족한 미네랄) 권장량의 35~40%를 제공하는 '진짜 음식' 식물 단백질 바다.

아이큐 바의 장점
- 식물 단백질이다.
- 진짜 천연 식품의 성분이다.

- 마그네슘 일일 권장량의 35~40%가 들었다.
- 식이 섬유가 풍부하다.

식물 단백질과
동물 단백질 비교하기

이번 내용에서는 동물 단백질과 식물 단백질의 장단점을 비교한다. 끝부분에서 두 단백질을 비교하는 요약표를 볼 수 있다.

근성장 반응

단백질의 종류에 따라 유발되는 근성장 반응이 달라진다. 적절한 양의 단백질 섭취는 힘을 키워야 하는 운동선수와 보디빌더뿐만 아니라 건강과 밀접한 다른 제지방 조직(근육과 뼈 포함)을 유지해야 하는 노인들에게도 중요하다.[35] 단백질을 적정량으로 섭취하고 있다면 공급원이 무엇이든 거의 차이가 없다. 채식주의든 육류를 함유한 식단이든 단백질 섭취량이 같다면[36] 근육을 만드는 효과가 똑같이 좋았다.[37]

노인의 경우 근성장 저항으로 인해 일일 단백질 권장량(kg당 하루 0.8g)만 먹어서는 근육이 손실된다는 자료가 있다.[38] 식물, 동물 상관없이 단백질을 더 섭취하는 것이 유용할 수 있다. 식물 단백질에는 육류에 든 과량의 류신과 메티오닌(노화를 촉진한다)이 없지만, 이 두 아미노산은 근육 성장을 극대화하는 데 도움을 준다. 우리는 성장과 장수의 균형을 찾아야 한다.

유청 단백질이나 완두콩 단백질을 보충하면서 근력 운동을 하면 근육 성장을 증가시킬 수 있다. 완두콩 단백질의 류신 함유량은 유청 단백질과 비슷하지만 메티오닌은 절반밖에 되지 않아 유용한 대안이 된다.[39] 쌀 단백질을 보충해도 효과가 있지만 상당히 많은 양(48g)을 보충해야 한다.[40]

식물과 동물 식품이 적절한 균형을 이루는 고단백 식단은 혈압을 낮추고 지질 수치를 개선하며 심혈관 위험을 줄일 수 있다.[41] 진화적 관점에서, 우리 조상들은 식물 식품과 동물 식품에서 각각 50%의 단백질을 섭취한 것으로 추정된다.

앳킨스 식단 같은 고단백 식단은 정제된 탄수화물과 당을 줄이므로 유익할 수 있다. 이러한 식단 중 하나를 따르는 사람은 탄수화물과 당 대신에 단백질을 더 많이 먹을 수 있지만, 대부분 동물 공급원에서 비롯된 단백질이므로 건강에 최적이 아닐 수도 있다. 동물 단백질이 많은 저탄수화물 식단을 먹으면 심혈관 질환과 암으로 인한 사망률이 높아진다.[42] 그러나 식물 단백질이 많은 저탄수화물 식단은 특히 심혈관 질환으로 인한 사망률을 낮춘다.

이는 육류에 영양소가 부족해서 생기는 문제가 아니다. 오히려 육류는 영양이 너무 풍부한 탓에 영양 과다와 과도한 성장으로 생기는 질병에 좋지 않다. 동물 단백질은 식물 단백질보다 영양소 센서인 인슐린과 엠토르를 더 자극한다. 따라서 동물 단백질은 성장을 더 촉진한다. 이 효과는 영양실조 환자에게는 유익하다. 원시인들이 종종 동물을 사냥해 멸종시킨 것도 이 때문이다. 하지만 과성장으로 인한 질병을 앓고 있는 사람에게는 유익하지 않다. 이런 상황에서는 식물 단백질이 더 나은 선택일 수 있다.

동물 단백질이 높은 식단은 암의 촉진에 관여하는 IGF-1을 더 활성화할 수 있다. 100세인들이 암에 걸리지 않는 것도 IGF-1이 낮아서이다. 그들이 오래 사는 이유 중 하나이기도 하다.[43]

정제된 탄수화물과 당을 덜 먹고(인슐린 감소) 동물 단백질의 양을 적절히 제한하는 것이 최상의 시나리오일 수 있다. 밀가루와 당을 적게 먹는다고 해서 반드시 고기와 유제품을 더 많이 먹어야 한다는 뜻은 아니다. '에코-앳킨스 식단'은 글루텐과 콩, 견과류, 채소, 곡물과 같은 단백질 공급원을 권장하며, 동물 식품을 포함하는 저지방 식단보다 지질 수치를 더 개선한다고 나타났다.[44]

산도

동물 단백질은 일반적으로 식물보다 산성이므로 골다공증과 근육 손실(근감소증), 신장 질환, 당뇨병 같은 심각한 질환을 피하려면 산도(acid load)를 중화해야 한다.[45] 인류 조상의 식단은 동물 단백질이 많은 것이 특징이지만, 대개는 식물 식품도 똑같이 많이 먹어서 대개 약알칼리성으로 균형이 맞춰졌다.[46] 구석기 식단(인류 조상의 식단)은 식물 식품의 비율이 35~65%(무게 기준)에 달한다고 추정된다. 이는 계절과 지리적 위치에 따라 다양하지만, 인간이 동물과 식물 식품이 대략 반반씩 섞인 식단을 먹고 진화했을 가능성이 크다는 이전의 추정과 유사하다. 캐나다 북부의 이누이트족조차도 사냥한 동물의 배에 든 열매와 해

초, 야생식물, 기타 식물 물질을 섭취해 장기적으로 산염기 균형을 유지했다.

오늘날 보편적인 식단은 일반적으로 동물 단백질의 양이 구석기 식단의 절반 이하이며 천연 식물 식품은 약 1/3에 불과하다. 현대인의 식단은 곡물에서 얻은 정제된 탄수화물과 당이 많고, 섬유질과 칼륨, 마그네슘, 칼슘이 부족하다. 보리와 귀리, 퀴노아 같은 특정 곡물은 약산성이거나 알칼리성이지만, 불행히도 우리가 가장 흔하게 먹는 곡물인 밀은 고산성이다.

고기와 곡물, 당이 풍부한 전형적인 서양식 식단을 먹으면 산이 많이 생겨 신체의 완충 시스템이 고갈될 수 있다. 이러한 고갈로 몸은 뼛속 미네랄과 아미노산, 특히 최후의 완충 시스템인 글루타민(근육에서 발견되는)에 의존하게 된다. 고갈은 골다공증과 근감소증으로 이어질 수 있다.

33개국의 여성을 조사한 한 연구에 따르면, 식물 단백질 대비 동물 단백질의 비율이 낮을수록 골반 골절의 위험이 뚜렷하게 더 크다.[47] 독일이 골반 골절의 발생 위험이 가장 컸고, 스칸디나비아 국가와 다른 유럽 국가들, 미국이 그 뒤를 이었다. 중국이나 나이지리아 같은 나라들은 골반 골절 발생률이 아주 미미했다.[48]

골다공증은 종종 칼슘 부족이 원인이라고 여겨지지만, 연구 결과는 이를 뒷받침하지 않는다. 일본과 중국 여성의 칼슘 섭취량은 미국 여성의 1/3도 안 되지만 골다공증의 위험이 훨씬 낮다. 유전도 큰 요인이 아니다. 일본 여성들이 미국으로 이주하면 골다공증 위험도 증가한다. 칼슘을 보충하는 대규모 무작위 대조 실험을 진행한 결과, 칼슘은 골절 위험 감소에 아무런 도움이 되지 않았다.[49]

그림 5.1 │ 동물 단백질과 식물 단백질: 비교 요약표

	동물 단백질	식물 단백질
장점	● 생물가가 높다. 즉, 신체가 더 효과적으로 사용할 수 있다. ● 특정 비타민(비타민 A, B12, D, K2), 미네랄(아연, 나트륨, 염화물), 카르니틴과 콜린(특히 달걀)과 같은 건강에 좋은 다른 성분을 제공한다. ● IGF-1의 활성도가 증가한다(근성장과 인체 성장을 촉진할 뿐 아니라, 노화와 암을 앞당길 수도 있다).	● 파이토케미컬과 섬유소를 제공한다. ● 특정 비타민과 미네랄(특히 구리, 마그네슘, 망간)을 더 많이 제공한다. ● 알칼리성을 제공한다(뼈 건강 개선). ● 철분의 생체이용률이 감소한다(철분 과다의 위험 감소).
단점	● 산성 부하 ● 철분 과부하 ● IGF-1의 활성도가 증가한다(성장 촉진, 노화 촉진, 암 촉진). ● 식물 단백질보다 특정 비타민과 미네랄을 덜 제공한다(식물 단백질의 장점을 참조하라).	● IGF-1의 활성화 감소 ● 동물 단백질보다 특정 비타민이 부족하거나 없다(동물 단백질의 장점을 참조하라). ● 필수아미노산의 완전한 공급원이 아닐 수 있다.

권장 사항

● 일일 단백질 요구량의 약 50%를 동물 공급원에서 얻는다.
● 일일 단백질 요구량의 약 50%를 식물 공급원에서 얻는다.
● 근성장(유년기, 임신, 근력 운동 등) 기간에 동물 단백질을 섭취하라.
● 노인, 특히 근감소증이 있는 사람은 단백질을 더 많이 섭취해야 한다.
● NAC와 콜라겐 및/또는 글리신 보충을 고려하라.

동물 단백질이 풍부한 앳킨스 식단은 산과 칼슘 배설을 증가시킨다. 대사산증이 증가하고 뼈에서 칼슘이 빠져나갈 가능성을 시사하는 것이다.[50] 식물 단백질을 더 많이 먹고 동물 단백질을 적게 섭취하면 골다공

증과 노화의 위험이 감소할 수 있다. 산을 중화하기 위해 중탄산염을 보충하거나 과일과 채소를 더 많이 먹었을 때 선별한 환자 집단의 미네랄 균형과 뼈 흡수와 형성, 신장 기능을 개선하는 데 유용했다.[51]

단백질을 얼마나 섭취해야 적당한가

──── 단백질의 종류와 섭취량에 변화를 주면 건강과 노화, 질병과 관련한 생물학적 과정이 영향을 받는다. 자신의 신체 나이에 맞는 단백질의 적정량을 찾으면 더 오래 살 수 있고, 질병에 덜 걸리며, 노화로 인한 쇠약을 덜 경험할 수 있다. 단백질을 너무 적게 먹으면 병이 생긴다. 너무 많이 먹어도 병이 난다. 과연 적정량이 얼마일까?

건강한 성인의 최소 요구량을 충족하기 위해 미국 국립과학아카데미 의학연구소가 설정한 일일 단백질 권장량은 체중 1kg당 하루에 최소 0.8g이다.[1] 그러나 그들이 단백질 요구량을 결정할 때 사용한 질소 평형 계산법에 큰 오류가 있을 수 있다.[2] 일일 권장량을 상당히 낮게 잡았다고 믿는 연구자들이 있다. 그들은 일일 권장량을 40~50% 더 높여 체중 1kg당 1.2g으로 정해야 광범위한 인구에 안전하게 적용할 수 있다고 생각한다(이는 몸무게 70kg의 성인의 경우, 하루에 단백질 84g이다).

일일 권장량은 평균일 뿐이며, 실제 단백질 요구량은 대상이 아이, 성인, 노인, 임신부, 운동선수인지, 혹은 건강한지 약한지, 비만한지, 체중이 늘고 있는지 줄고 있는지(또는 그걸 원하는지)에 따라 크게 달라진다. 공식적인 권장량은 장수를 위한 최적의 단백질 섭취량을 제안하기보다는 결핍을 방지하기 위한 것이다. 단백질이 수명에 영향을 미친다는 사실이 비교적 최신 정보라는 것을 고려하면 이해할 만하다.

우리의 음식은 3대 영양소인 지방과 탄수화물, 단백질로 구성된다. 지방과 탄수화물은 주로 에너지원이며, 필수 지방산은 소수 존재하지만 필수 탄수화물 따위는 없다. 단백질은 다르다. 단백질의 주요 기능은 에너지 공급보다는 성장과 유지다. 따라서 단백질 요구량의 차이는 성장의 필요 여부를 반영한다. 어른은 근육을 단련하려는 경우를 제외하고는 성장할 필요가 거의 없다. 성인의 간과 폐, 신장은 더 커질 필요가 없다. 그러나 유아는 모든 장기와 근육이 성장해야 한다. 다시 말해, 유아는 체중당 단백질 요구량이 훨씬 더 높다. 유아는 450g 미만에서 45kg 이상으로 성장해야 하며, 성장하려면 단백질이 더 필요하다. 또한 제지방률(지방 조직과 수분을 제외한 몸 전체)이 높을수록 단백질 요구량이 더 높다. 그러나 단백질 사용에는 상한선이 있다. 단백질만 많이 먹어서는 근육을 얻을 수 없다. 그렇지 않다면 우리 모두가 단백질을 더 많이 먹을수록 몸이 보디빌더처럼 될 것이다.

심각한 단백질 결핍은 선진국에서는 드물지만, 결핍을 예방하기 위해 필요한 단백질 양과 최적의 단백질 섭취량은 같지 않다. 사람이 최소 단백질 양보다 단백질을 적게 섭취하면, 제지방(특히 근육)이 손실되고 항산화 능력이 감소할 수 있다.[3] 대부분 서구인은 이미 단백질을 많이 섭취하지만(동물 단백질 약 70%, 식물 단백질 약 30%),[4] 특히 노인들을 포함해 그렇지 않은 사람들이 있다. 병원에 있다 보면 단백질 영양실조로 입원하는 노인들을 보게 된다. 그들은 '차와 토스터'로 불린다. 노쇠한 이 노인들은 요리하기가 힘들어서 단백질이 거의 없는 차와 토스트를 주로 먹었다.

성장과 발달에 필요한 단백질

임신부와 영유아, 어린이, 청소년과 같이 성장과 발달이 무엇보다 중요한 삶의 단계에서는 단백질을 더 먹어야 한다. 추정된 단백질 요구량은 생후 1년간 영아의 성장 속도에 따라 달라진다. 요구량은 1~2개월에 체중 kg당 약 2g에서 6개월에 약 1.3g, 그리고 1세에 약 1.0g까지 다양하다.[5] 그리고 이 기간에 모유의 단백질 함량과 함께 카세인과 유청 단백질의 비율이 변화한다. 진화는 모유를 유아의 필요에 맞게 최적화했다. 미국소아과학회는 생후 처음 6개월 동안 모유 수유만 할 것을 권한다. 이기간 이후에는 모유와 다른 음식을 1년 이상 병행해 먹일 수 있다.[6]

아이의 나이가 올라갈수록 단백질 요구량이 서서히 줄어든다. 10세에 안전한 단백질 수준은 1kg당 약 0.9g으로 성인보다 약간 높다. 임신 초기에 여성의 단백질 요구량은 kg당 약 1.2g으로 추산된다. 임신 후반기에는 약 1.5g이다.[7]

노인에게 필요한 단백질

노인의 단백질 요구량은 다른 성인과 다르다. 노인은 젊은 성인과 같은 효율로 단백질을 사용할 수 없어 단백질 요구량이 증가한다. 이러한 높은 요구량을 충족시키지 못하면 근육 및 기타 제지방이 손실되고, 항산화 능력이 낮아지며, 면역 기능이 저하될 수 있다. 이는 모두 질병과 허약함의 위험을 높이는 데 한몫한다.

나이를 먹으면서 발생하는 골격근 소실(근감소증)은 여러 면에서 건강에 영향을 미친다. 근육은 영양소를 흡수하고 전반적인 인슐린 민감도에 이바지함으로써 '대사적 싱크대' 역할을 한다. 근감소증은 낙상과 뼈 골절의 주요 원인이며, 노인의 경우 보조 없이 의자에서 일어나는 것과 같은 정상적인 일상 활동을 할 수 없게 되어 요양원에 입원하기도 한다.

근감소증은 활동 부족이 가장 흔한 원인이다. '사용하지 않으면 잃는다'는 격언이 이에 들어맞는다. 입원이나 주요 질병으로 장기간 침대에 누워 있으면 근육량이 크게 빠진다. 건강한 노인 환자들을 실험한 한 연구에서 놀랍게도 피험자들이 단백질을 적절하게 섭취하는 동안에도 근육이 1kg 감소했다.[8] 주로 앉아서 지내는 생활도 침대만큼 심각하지는 않지만 근감소증에 영향을 준다. 이러한 이유로 노인은 특히 단백질을 더 섭취하거나 다양한 단백질을 먹으며 근력 운동을 하면 도움이 될 수 있다.

또한, 근성장 저항은 근감소증에 한몫한다. 골격근은 정상적인 전환 주기 속에서 교체되고, 단백질 합성을 통해 근육 분해를 상쇄시킬 수 있다. 나이가 들수록 근성장 저항은 증가하고, 식이 단백질에 반응하는 근육 단백질 합성은 감소한다. 그 결과 근육량이 감소한다. 운동 부족과 염증, 산화 스트레스도 근성장 저항에 일조한다.

단백질을 더 먹으면 근성장 저항을 극복하는 데 도움이 되어 근육을 유지할 수 있다.[9] 전문가 단체인 PROT-AGE는 다음과 같은 합의된 진술과 권고안을 제시했다.

- 근육을 유지하고 다시 키우려면 노인은 젊은 사람보다 단백질이 더 필요하다. 노인은 체중 1kg당 하루 평균 1.0~1.2g을 섭취해야 한다.
- 노인이 근육 성장을 늘리기 위해 먹어야 하는 (즉, 근성장 저항을 극복하는) 단백질의 양은 한 끼에 약 25~30g로 더 높다. 이는 한 끼에 류신 약 2.5~2.8g을 먹는 것이다.
- 안전하고 감당할 수 있는 선에서 노인은 하루에 30분씩 지구력 운동을 하고, 일주일에 2~3회 10분 이상 저항 운동(근력 운동)을 해야 한다.
- 특히 운동 전이나 직후에 유청 단백질 음료 같은 단백질 보충제를 먹으면 노인이 근육을 회복하는 데 도움이 될 수 있다. 유청 단백질은 카세인보다 근육 성장에 더 효과적이다. 보디빌더는 근육 성장을 향상하기 위해 근력 운동 직전이나 직후에 단백질을 섭취한다고 널리 알려져 있다. 운동생리학자들이 이 방식을 광범위하게 연구한 결과, 효과가 있었다.
- 급성 또는 만성질환이 있는 노인은 체중 1kg당 매일 1.2~1.5g의

범위에서 단백질을 더 먹어야 한다.

- 중병, 부상, 영양실조가 있는 노인은 체중 1kg당 매일 단백질 2.0g 이 필요할 수 있다.

단백질을 하루 내내 균등히 나눠서 먹는 것보다 한 끼에(단백질 펄스 공급이라고 한다) 많이 먹는 것이 더 효과적이다. 오메가-3 지방산을 보충해도 식이 단백질에 의한 근육 성장이 증가한다. 노인은 오메가-3 지방산을 함유한 어유나 기타 보충제를 정기적으로 복용하면 근육을 유지하고 회복하는 데 도움이 될 수 있다.[10]

입원하면 어쩔 수 없이 신체 활동이 제한되므로 특히 영양이 부족한 환자들은 종종 체중이 감소한다. 병원 환자의 40%가 영양실조(체질량지수 20 미만)로 추정된다.[11] 영양실조는 감염의 위험으로 이어지며, 병원 생활로 인한 감염이 문제로 떠오르고 있다. 미국 질병통제예방센터는 2011년에 병원 감염 사례가 72만 건 이상 발생했다고 추정했는데, 이는 25명 중 약 1명꼴이다.[12]

단백질을 더 먹으면 감염을 예방하는 데 도움이 될 수 있다. 노인 환자에게 필수아미노산을 하루에 8g씩 공급하면 감염률이 30% 정도 감소하고, 헤모글로빈 수치가 높아지며 다른 건강 지표도 개선된다.[13] 유청 단백질을 함유한 제형을 복용한 외상 환자도 감염률이 훨씬 낮았다.[14] 근육의 경우, 필수아미노산을 제공하면 침대에서 휴식을 취하는 동안 손실된 근육이 회복된다.[15]

운동선수에게 필요한
단백질

근육을 만들려면 단백질이 필요하지만[16] 소금도 필요하다. 대사 중에 위산(염산)과 펩신은 식이 단백질을 펩타이드 조각과 유리아미노산으로 분해한다. 아미노산은 소장으로 들어가 흡수된다. 예를 들어, 일반적으로 처방되는 양성자 펌프 억제제처럼 위산을 차단하는 제산제와 위장약은 단백질의 정상적인 소화를 막는다. 저염식도 염화물의 이용도를 줄여 위산을 감소시킨다. 정제된 식품을 너무 많이 먹으면, 특히 위산이 감소하는 경우에는 소장의 세균이 과다 증식할 수도 있다. 이 소장세균과다증식증(SIBO)은 단백질 흡수를 저해한다.

저염식은 근육 인슐린 저항성도 촉진하는데, 이로 인해 근육 성장이 감소해 과훈련증후군(체력 회복 능력을 초과하는 운동), 근육 경련, 운동 능력을 감소시키는 근육 연축이 발생할 수 있다.[17] 장이 아미노산을 흡수한 후에 장과 간은 아미노산의 약 절반을 사용한다. '첫 번째 통과'라는 이 과정으로 우리가 섭취하는 단백질의 약 50%가 근육 성장에 이용되지 않는다는 것을 알 수 있다. 분지사슬 아미노산은 간에서 덜 대사되므로, 가용성이 증가해 근육 성장에 특히 유익하다는 사실이 중요하다.[18]

아미노산이 혈류로 전신을 돌 때 약 10% 정도만 골격근 단백질 합성에 쓰인다. 나머지는 에너지(포도당신생합성)나 전신의 단백질과 신경전달물질의 기초 성분으로 사용된다.[19] 근육 단백질 합성은 아미노산이 흡수되고 약 30분 후에 시작되어 약 2시간 후에 최고조에 달한다. 혈중 아미노산이 증가하면 근육 성장이 촉진되지만 어느 정도까지만이다.

근육 단백질 합성은 젊은 남성(일반적으로 50세 이하)이 한 끼에 체중 kg당 0.24g의 단백질을 먹을 때 최대로 발생한다. 더 나이 든 성인은 근성장 저항 때문에 한 끼에 체중 kg당 0.40g을 섭취해야 한다.[20] 근육 단백질 합성은 운동의 종류와 강도에 따라 다르게 발생한다. 근육을 만들고자 한다면 3시간마다 20g의 단백질을 먹는 것이 적절하다. 이 일정대로라면 하루 내내 근육 단백질 합성이 최적화되기 때문이다. 일반적으로 젊은 남성은 끼니마다 단백질을 20~30g 섭취하면 단백질 합성을 최대로 할 수 있다. 더 나이 든 성인은 40g 정도가 필요하다.[21]

특히 운동 전에 소금을 먹어 근육을 늘려야 한다.
디니콜란토니오 박사의 저서 『소금의 진실』에서 운동 전에
먹어야 할 소금의 정확한 양을 제시한다.

단백질을 더 많이 먹으면(40g vs. 20g) 근육 성장이 자극될 수 있지만, 혜택이 미미하다.[22] 실제로 대부분 운동선수는 끼마다 약 30g의 단백질을 섭취하면 단백질 요구량을 충족시킬 수 있다(1kg당 0.24~0.30g). 그러나 잠들기 전에는 밤새 골격근 대사를 극대화하기 위해 30g 이상의 단백질을 섭취해야 한다.[23] 요약하자면, 젊은 성인들은 '30 규칙'을 사용하라. 식사당 30g의 단백질을 최소 3시간 간격으로 섭취하고, 취침 전에 30g의 단백질을 섭취한다. 나이 든 성인은 '40 규칙'을 사용해야 한다. 식사당 40g의 단백질을 3시간 간격으로 섭취하고 잠들기 전에 40g의 단백질

그림 6.1 | **30 규칙과 40 규칙**

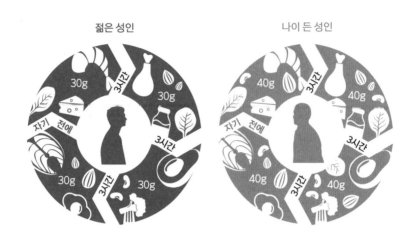

젊은 성인   나이 든 성인

을 섭취하라. 대부분 성인은 근력 운동으로 근육 성장을 최적화하기 위해 체중 kg당 1.6~2.2g의 단백질을 섭취해야 한다.[24] 좋은 규칙 하나는 체중 1파운드(454g)당 단백질 1g을 섭취하는 것이다(1kg당 단백질 2.2g).

운동선수들은 최적의 운동 능력을 위해 비활동적인 사람보다 약 2배 정도의 단백질(1kg당 하루 1.6~1.8g)이 필요하다.[25] 하지만 필요한 단백질의 양은 에너지와 탄수화물 섭취량, 운동, 단백질의 질, 운동 경력, 성별, 나이, 단백질 섭취 시간 등 많은 변수에 따라 매우 다르다. 하나의 옷 치수가 누구에게나 맞는 건 아니다. 저항 훈련을 하는 마른 운동선수들은 에너지를 제한하는 기간에 근육 손실을 막기 위해 kg당 하루 3g 이상의 단백질이 필요할 수 있다.[26]

운동선수들은 종종 설탕이 든 스포츠음료를 마시도록 권고받는다. 포도당은 인슐린 분비를 자극하여 근육의 성장을 촉진한다. 그러나 근육 성장을 위해 인슐린은 5 IU/mL 정도밖에 필요하지 않다. 인슐린이 더 많아도 효과를 높일 수 없다.[27] 다시 말해, 근육을 만들기 위해 당이 필요하지 않다는 뜻이다. 대부분의 보통 식단에서는 당 수치가 필요량보다 여러 배 높다.

운동선수는 전통적인 공급원에서 섭취하는 단백질에 더해 분말 보충제나 캡슐 또는 가수분해된 콜라겐 단백질로 글리신을 섭취해야 한다. 신체는 콜라겐 합성과 비콜라겐 합성에 필요한 요구량을 충족시키기 위해 하루에 약 15g의 글리신이 필요하다. 그러나 전형적인 미국 식단은 하루에 약 1.5~3g의 글리신만 제공한다. 몸은 소량의 글리신(하루 3g 정도)을 합성할 수 있지만, 거의 모든 사람에게 매일 약 10g의 글리신이 부족하다.[28] 디니콜란토니오 박사의 연구에 따르면, 글리신을 하루에 세 번 복용하면 산화 스트레스와 수축기 혈압이 감소해 대사증후군 환자에게 유익할 수 있다.[29]

우수한 운동선수를 위한 현실적인 권고

- 체중 kg당 한 끼에 단백질 약 0.4g을 먹는 것을 목표하라.
- 단백질이 든 식사는 3~5시간 간격으로 배치해 먹는다.
- 수면 중 공복 효과를 상쇄하기 위해 잠들기 전 1~3시간 전에 약 30~40g의 단백질을 섭취하라.
- 근력 운동을 할 때는 하루 3~4끼 식사를 기준으로 1kg당 1.6~ 2.2g의 단백질을 섭취하라.

- 글리신 보충제 복용을 고려해 보라.[30]

에너지를 제한하는
운동선수를 위한 권고

- 제지방량을 보존하려면 일일 단백질 요구량이 더 필요하므로 하루에 체중 1kg당 2.3~3.1g의 단백질을 섭취하라. 과체중인 운동 초보자는 2.3g을 목표해야 하지만, 더 마르고 근력 운동을 하는 사람은 3.1g을 목표해야 한다.
- 에너지를 제한하는 동안 근력 운동을 하여 제지방량을 보존하라.
- 단백질을 적절하게 섭취하면 에너지를 제한하는 동안 식욕 조절에 도움이 된다.[31]

**지구력
운동선수**

보디빌더는 확실히 다른 사람들보다 단백질이 더 필요할 것 같다. 그러나 이상하게도, 그들은 체중 1kg당 하루에 1.05g의 단백질(70kg 보디빌더의 경우 하루 약 73.5g의 단백질)만 필요하며, 이는 운동하지 않는 사람들보다 약 10% 더 많은 양이다. 지구력 운동선수는 단백질이 훨씬 더 많이 필요하다. 그들은 운동하지 않는 사람들보다 단백질이 약 70%(체중 1kg당 하루 약 1.37g) 더 필요하다. 강도가 덜한 지구력 훈련을 할 경우 하루에 1kg당 0.97g의 단백질만 필요할 수 있다. 지구력 운동선수의 경우 1kg당 하루에 단백질 1.6g, 보디빌더의 경우 1.2g의 단백질이 안전하다(이 장 끝의 '건강과 활동 수준에 따른 단백질 권장량' 표 참조).[32] 보디빌더는 단백질을 자주 보충하지만 달리기 선수와 다른 지구력 운동선수는 그렇지 않은 경우가 많아 단백질 결핍의 위험이 있다.

이러한 섭취량 안전선은 탄수화물 비율이 약 50%인 식단에 기초한다는 점에 유의해야 한다. 운동 강도가 높아지거나 탄수화물 섭취량이 감소하면 단백질 수준을 더 높여야 할 수 있다. 덧붙여 임신 중이거나 수유 중인 여성, 청소년 운동선수는 단백질이 더 필요할 수 있다.[33]

피로와 감염, 경기력 저하가 특징인 과훈련증후군은 정상급과 올림픽 수준의 선수들에게 종종 나타나는데, 어느 정도는 단백질 섭취가 부적절한 탓일 수 있다.[34] 연구자들은 피로한 선수들이 하루에 20~30g의 단백질을 추가로 섭취하면 혈중 아미노산 패턴이 정상으로 돌아오고 피로를 극복하여 이전 수준의 정규 훈련을 재개한다는 사실을 발견했다.

요약하면 다음과 같다.

- 선수의 단백질 요구량은 여러 가지 요인에 좌우된다.
- 근력 운동선수는 운동량이 적은 사람들보다 단백질이 조금 더 필요하다.
- 지구력 운동선수는 운동량이 적은 사람들보다 단백질이 훨씬 더 필요하다(체중 1kg당 하루 최소 1.6g).
- 강도 높은 운동 중에 단백질 섭취가 부족하면 과훈련증후군이 나타날 수 있다.

체중 감량에 필요한 단백질

체중 감량으로 빠진 체중이 전부 체지방은 아니다. 과체중과 비만한 사람들은 보통 체중의 사람들보다 근육이 더 많은 경향이 있지만, 일반적으로 우리는 근육을 잃는 것을 피해야 한다. 근육량과 근력은 건강과 장수와 상관관계가 있다.[35] 저칼로리 식단으로 감량한 경우, 빠진 체중의 25%가 근육이지만[36] 단백질을 더 섭취하면 이 비율을 줄일 수도 있다.[37]

단백질을 저칼로리 식단에 추가하고 근력 운동을 병행하면 근육 손실을 없앨 수 있을 뿐 아니라 실제로 지방이 빠지면서 근육이 생기는 데 도움이 된다. 유청 단백질도 충분히 연구되었지만 카세인 보충제가 지방을 더 빼고, 제지방을 더 늘리며 근력을 더 증가시킨다는 일부 연구가 있으므로 훨씬 효과적일 수 있다.[38] 유청 단백질은 빠르게 소화되지만 카세인은 느리게 소화되는 단백질이다. 따라서 단백질 보충제마다 고유의 이점이 있다. 유청 단백질은 훈련을 막 끝낸 운동선수에게 유용한 혈장 아미노산을 치솟게 한다. 잠들기 직전에 복용한 카세인은 아미노산을 천천히 방출하여, 밤새 근육 파괴를 방지하고 근육 단백질 합성을 촉진한다.

단백질 섭취량이 많으면 포만 효과 때문에 체중 감량에도 유용하다. 단백질을 섭취하면 펩타이드 YY와 같은 포만 호르몬이 증가한다. 작은 스테이크나 닭고기를 먹는 것과 같은 칼로리의 탄산음료를 마시는 것을 비교해 보라. 탄산음료를 마시면 배가 전혀 부르지 않지만, 스테이크나 닭고기를 먹으면 배가 부르고 오랫동안 든든할 것이다. 이런 포만감은 체중을 줄일 때 도움이 된다. 단백질은 일반적으로 음식 에너지의 약

15%만을 차지하며, 사람들의 단백질 섭취량은 비만 전염병이 유행하는 내내 거의 변하지 않았기 때문에 비만에서 단백질의 역할은 상대적으로 경시되었다.

'단백질 지렛대 가설(protein leverage hypothesis)'은 단백질이 상대적으로 적은 식품을 섭취하면 비만이 발생한다고 제안한다.[39] 단백질이 낮은 식품을 먹으면 적정량의 단백질을 얻기 위해 전반적으로 더 많이 먹으려는 본능적인 생리적 충동을 초래해 체중 증가로 이어질 수 있다. 칩이나 탄산음료 같은 정크푸드는 단백질이 적다. 저지방 식단을 권하는 공식적인 식단 권장안이 발표된 시점과 비만 유행이 시작된 시점이 일치한다. 육류처럼 지방이 많은 식품에도 단백질이 많으므로 저지방 식품 섭취가 저단백질 식품 섭취로도 이어졌을 수 있다.

단백질의 적정 섭취량

단백질 섭취량은 목표와 건강 상태에 따라 달라진다. 나이가 많거나 병이 있거나 거동이 힘든 사람들은 근육 긴장도와 건강을 유지하기 위해 단백질이 더 필요하다. 운동선수는 일반인보다 단백질이 더 필요하지만, 흔히들 아는 것만큼 필요하지는 않다.

단백질을 더 섭취하면 배고픔을 덜 느끼고 근육 성장이 증가할 수 있다. 단백질 제한은 규칙적으로 운동하는 사람들에게는 적절하지 않지만, 단백질을 너무 많이 섭취해도 부정적인 결과를 낳을 수 있다.

표 6.2 | 건강과 활동 수준에 따른 단백질 권장량[40]

집단	단백질 일일 권장량 (g/kg 체중)	권장하는 단백질 종류	비고
적당히 운동하는 성인	1.2~1.8g/kg, 0.8g/kg	동물과 식물 단백질을 혼합한다.	낮은 강도의 운동부터 적당한 운동(걷기)에는 단백질이 추가로 필요하지 않다.
지구력 운동선수	1.6~1.8g/kg	BCAA(분지사슬 아미노산)가 높은 동물 단백질을 더 많이 먹는다.	달리기 또는 사이클링과 같이 비교적 오래 하는 중강도에서 고강도 운동에 적합하다.
보디빌더와 근력 운동 선수	1.6~3.3g/kg	BCAA가 높은 동물 단백질을 더 많이 먹는다.	초기 훈련 후 보디빌딩은 일반적인 생각과 달리 단백질이 덜 필요하다.
엘리트 운동선수	1.7~3.3g/kg	동물 단백질을 더 많이 먹는다. 아미노산 보충제를 먹어도 좋다.	대학교 경기, 프로 경기, 올림픽 경기 등 경쟁이 치열한 운동.
노인과 신체 활동이 적은 사람	1.2g/kg	동물과 식물 단백질을 혼합한다.	근육과 뼈를 유지하고 만들기 위해 단백질이 더 필요하다.
투석을 받지 않는 신장병 환자 (사구체 여과율 < 25ml/min)	0.6g/kg	식물 단백질을 더 많이 먹는다.	단백질을 적게 먹으면 질병의 진행을 억제할 수 있다.[41]
투석을 받는 신장병 환자	1.2g/kg	동물과 식물 단백질을 혼합한다.	근육 소모를 막기 위해 단백질이 더 필요하다.[42]
입원 또는 병상에 누워 있는 환자	식사당 25~30g	BCAA을 함유한 고품질 단백질을 섭취한다.	근육 손실을 예방하고 면역력을 향상해 감염을 예방한다.[43]

근육 단백질 합성을 최대로 자극하려면 젊은 성인(20~29세)은 한 끼에 kg당 최소 0.24g,
나이 든 성인(50세 이상)은 kg당 0.40g이 필요할 수 있다.

표 6.3 | 운동의 종류에 따른 단백질 권장량

운동의 종류	단백질 권장량	권장하는 단백질 종류	비고
근력 운동, 보디빌딩, 운동 전	25g, 체중이 더 나가는 사람, 나이가 많거나 전신 또는 큰 근육군을 사용하는 운동을 하는 사람은 최대 40g까지 먹어도 좋다.[44]	유청 단백질	운동 전이나 운동 후 2시간 안에 단백질을 섭취한다.
달리기, 지구력 훈련	운동 후에 25g	유청 단백질	운동 후에 섭취하는 게 좋다.
체조, 레슬링, 수영, 축구	운동 후에 25~40g	유청 또는 카세인 단백질	유청은 빨리 소화되고 카세인은 느리다.
저강도에서 중강도 운동	일반적인 단백질 식사	모든 종류	단백질 추가는 필요하지 않다.

07

단식

장수의 가장 중요한 열쇠

──── 단식은 자발적으로 음식을 먹지 않는 행위로 종교와 건강, 영성을 포함해 다양한 목적을 위해 인류 역사 내내 이용되었다. 이를 단식으로 부르든 정화 또는 해독으로 부르든 주기적으로 모든 음식을 제한하는 것은 건강한 습관이다. 실제로 주요 종교들은 모두 단식을 건강한 삶의 초석으로 받아들인다.

단식은 지금까지 우리가 이야기한 모든 식습관 요인을 개선하기 때문에 장수의 가장 중요한 열쇠 중 하나이다. 단식은 칼로리와 단백질을 제한하고, 인슐린과 엠토르를 감소시키며, AMPK와 자가포식을 활성화한다. 이러한 혜택을 비용이나 시간을 투자하지 않고 얻을 수 있다. 단식은 뭔가를 하는 것이 아니라 하지 않는 것이다. 단식하면 삶이 단순하고 풍요로워진다. 그렇다면 왜 이 고대의 전통이 오늘날 버려졌을까? 사람들은 수천 년 동안 단식을 해 왔고, 단식하면 몸이 체내 단백질을 에너지로 대사해 영양실조가 발생할 수 있어 건강에 해롭다고 믿기 시작한 건 최근의 일이다.

먹지 않아서 발생하는 영양실조와 단식을 혼동해서는 안 된다. 영양실조는 소모병이라고 한다. 소모병은 몸에 저장된 체지방이 부족한 나머지 근육 같은 기능 조직을 태워 생존에 필요한 에너지를 얻어야 하는 병적인 상황이다. 에너지를 얻기 위해 근육이 대사하면 몸이 약해져 사망이라는 극한 상황에까지 이를 수 있다. 이런 심각한 결과는 보통 사람의 체지방 비율이 4% 미만일 때 발생한다. 비교하자면, 전형적인 미국 남성의 체지방 비율이 25~30%, 여성은 35~40%이다. 지방이 전혀 없어 보이는 정상급 마라톤 선수조차도 대략 10%의 체지방을 갖고 있다.

우리는 빠른 계산법을 이용해 신체가 어느 시점에서 소모될 위험에 처할지 알 수 있다. 몸무게가 82kg이고 키가 180cm인 사람은 체질량 지수(BMI)가 25(정상)이다. 그의 평균 체지방 비율은 25%이므로 그의 체지방량은 약 20kg이다(82kg×0.25=20kg). 지방 1파운드(약 454g)는 약 3500Cal의 에너지를 공급하는데, 이는 이틀 동안 사용하기에 충분하다. 체지방이 20kg, 즉 45파운드라면 음식을 전혀 먹지 않고 90일, 거의 3개월 동안 몸을 지탱할 수 있다. 소모는 그 후에 일어날 위험이 있다. 나중에 더 자세히 설명하겠지만, 오랜 기간 음식을 먹지 않으면 몸이 단백질 분해와 함께 주로 지방을 태운다. 일반적으로 미량영양소를 적절히 섭취한다면 단백질 손실(상당 부분이 피부와 손상된 단백질에서 충당된다)이 수개월 지속돼도 생명을 위협받지는 않는다.

체중이 줄면서 신체의 기초대사율, 즉 에너지 소비율이 떨어지기 때문에 3개월이라는 추정치는 실제보다 적게 잡은 것이다. 비만이나 과체중인 사람은 더 오래 버티다가 소모를 맞이할 수 있다. 그런데도 대부분의 사람들은 아침과 점심 사이에 3시간 이상 먹지 않아도 벌써 걱정하기 시작한다.

단식을 비자발적인 상태인 기아와도 혼동해서는 안 된다. 기아와 단식은 뚜렷하게 다르다. 기아를 겪는 동안에는 사람이 원하든 아니든 먹을 수 있는 음식이 없다. 단식은 음식을 쉽게 구할 수 있더라도 음식을 자제하는 완전히 의식적인 결정이다. 영양이 부족한 아프리카 아이들의 사진에서 볼 수 있는 것이 기아이다. 이 아이들은 음식이 없어서 먹지 못한다. 그들은 굶는 것을 선택하지 않았다. 그러나 단식은 전적으로 자발적인 과정이므로 언제라도 중단할 수 있다.

———————

단식하는 방법은 무수히 많다. 13장에서 몇 가지 제안을 하겠지만,
단식 요법을 시작하기 위해 더욱 상세한 계획을 찾고 싶다면
제이슨 펑 박사의 저서 『독소를 비우는 몸』이
훌륭한 가이드가 될 것이다.
또한, 건강상의 이유로 단식을 할 때는 명심하건대 의사가
당신의 건강 상태를 자세히 관찰한 후 당신이 충분히 건강하다고
말하지 않는 한 단식을 시작해서는 안 된다. 그리고 단식하는 동안
어떤 이유에서든 몸 상태가 좋지 않다면, 즉시 중단하고
경험이 풍부한 의사의 도움을 구해야 한다.

———————

단식에 대한 두려움은 매우 널리 퍼져 있다. 우리는 살을 빼고 싶을 때조차도 먹어야 한다는 말을 끊임없이 듣는다. 영양실조나 저체중을 우려할 상황이 아니라면, 단식하는 동안 '근육이 타 버릴 것'이라는 두려움(대부분 질소 평형 연구들에서 비롯됨)은 실제 경험이나 알려진 단식의 생리작용, 임상 연구에 의해 뒷받침되지 않는다(질소 손실은 반드시 근육 손실을 의미하는 것이 아니며, 단식으로 인한 여분 피부 손실과 손상된 단백질 손실 때문일 수 있다).

단식할 때 생리작용과 단백질 대사에 일어나는 일을 살펴보자.

단식의 생리학

단식하는 동안 신체는 음식 에너지 저장고에 의존해 기초대사 요구량을 얻어야 한다. 우리는 대개 운동의 관점에서 신체 에너지 소비를 생각하지만, 몸이 중요한 장기(뇌, 심장, 폐, 신장)를 제대로 작동시키려면 상당량의 에너지가 필요하다. 이런 기능들은 모두 자율신경계에 의해 무의식적으로 통제된다. 침대에서 잘 때도 우리 몸은 이 기능을 계속 작동시키기 위해 에너지가 필요하다. 아무것도 먹지 않으면(단식) 음식 에너지가 들어오지 않으므로, 생존을 위해 저장된 음식 에너지에 전적으로 의존해야 한다.

| 몸은 음식 에너지를 | 몸은 음식 에너지를 크게 두 가지 방법으로 |

몸은 음식 에너지를 어떻게 저장할까? 몸은 음식 에너지를 크게 두 가지 방법으로 저장한다.

- 간의 글리코겐
- 제시방

우리가 음식을 먹으면 인슐린 호르몬의 수치가 올라가 몸에 들어오는 음식 에너지를 저장하도록 지시한다. 탄수화물의 포도당은 글리코겐이라는 긴 사슬의 형태로 엮여 간에 저장된다. 우리가 단백질을 먹으면 몸은 이를 분해해 아미노산 성분으로 흡수한다. 아미노산은 필요한 모든 단백질이 새로 만들어지는 데 사용된다. 하지만 단백질을 필요량보다 더 많이 먹는다면, 몸은 과도한 아미노산을 저장할 방법이 없다.

섭취 vs. 단식 : 에너지 저장 vs. 에너지 연소

대신에 몸은 여분의 단백질을 포도당으로 바꿔서 이 음식 에너지를 저장한다. 일반적인 식단을 먹는 보통 미국인은 섭취하는 단백질의 50~70%를 새로운 포도당 분자로 전환한다고 추정된다.[1] 달리 말해, 평균적인 식단은 신체의 단백질 요구량을 꽤 많이 초과한다.

글리코겐은 유용한 에너지 저장 형태지만 간의 저장 공간에는 한계가

그림 7.1 | 섭취와 단식 상태에서 달라지는 인체의 음식 에너지 사용

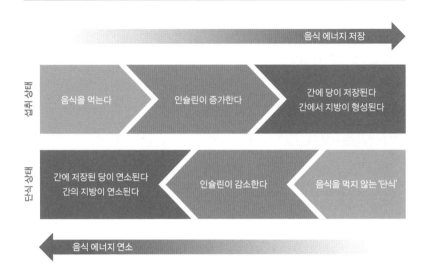

있다. 글리코겐이 이 한계를 초과하면, 몸은 지방신생합성이라는 과정을 통해 여분의 포도당을 트리글리세라이드, 즉 지방으로 전환시킨다. 이렇게 새로 만들어진 지방 분자는 간에서 지방세포로 보내져 장기 저장이 가능해진다.

이 두 저장 체계는 서로 보완한다. 글리코겐 체계는 단순하지만, 저장 용량이 제한적이다. 체지방 체계는 훨씬 더 복잡하며, 몸이 탄수화물과 단백질 분자를 지방(트리글리세라이드)으로 바꾸어야 한다. 하지만 용량에 제한이 거의 없다는 장점이 있다.

이 두 체계는 냉장고(글리코겐 체계)와 냉동고(체지방 체계)를 사용하는 방식과 유사하다. 우리는 두 가지 다른 방식으로 남은 식품을 저장한다. 냉장고에 저장한 음식은 넣고 꺼내기가 쉽다. 하지만 냉장고는 용량이

제한적이다. 냉장고가 가득 차면 음식을 냉동고에 얼릴 수 있다. 냉동고에 음식을 보관하는 일은 포장을 제대로 해서 얼려야 하므로 더 어렵다. 하지만 우리는 언제든 집 지하실에 다른 냉동고를 추가할 수 있으므로 무한정 저장할 수 있다.

단식 중에 무슨 일이 일어날까?

단식하는 동안에는 음식 에너지를 저장하는 과정이 거꾸로 간다. 인슐린 수치가 떨어지는 것은 몸이 동력을 공급하기 위해 저장된 음식 에너지의 일부를 사용해야 한다는 신호이다. 조지 카힐George Cahill 박사는 음식 섭취부터 시작해 장기 단식으로 진행되는 5단계를 설명했다(그림 7.2[2]에서 그중 4단계를 확인할 수 있다). 음식을 먹고 나서 4시간 동안은 인슐린이 높으며, 섭취한 포도당에서 주로 에너지를 얻는다. 몸의 모든 조직이 이 포도당을 사용할 수 있고, 음식 에너지를 글리코겐으로 저장한다. 글리코겐 저장소가 가득 차면, 남은 것은 모두 체지방으로 변해야 한다.

2단계(식사 후 4~16시간)에서는 섭취한 포도당을 더는 에너지원으로 사용할 수 없으므로 체내 저장소에 의존해야 한다. 가장 쉽게 이용할 수 있는 에너지원은 간의 글리코겐이다. 글리코겐은 포도당 분자로 분해되어 몸으로 보내진 뒤 에너지가 된다. 글리코겐 저장소는 약 24시간 유지된다. 따라서 운동하지 않으면 24시간 단식을 하더라도 몸의 지방이나 단백질이 연소되지 않을 수 있다.

3단계(식사 후 16~30시간)가 되면 글리코겐 저장고가 바닥나기 시작한다. 체지방은 아직 사용할 수 없으므로, 포도당신생합성(포도당을 새로 만

그림 7.2 │ **식사에서 단식까지의 4단계**

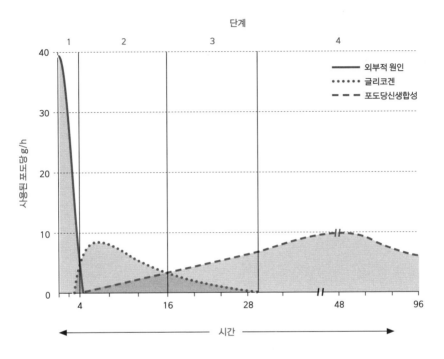

단계	1	2	3	4
혈당의 근원	외부적 원인	글리코겐 간의 포도당신생합성	간의 포도당신생합성 글리코겐	간과 신장의 포도당신생합성
포도당을 이용하는 조직	모든 조직	간과 근육, 지방 조직을 제외한 모든 조직이 감소하는 비율로 이용	간과 근육, 지방 조직을 제외한 모든 조직이 2단계와 4단계의 중간 비율로 이용	뇌, 적혈구, 콩팥속질 외에 근육에서 소량 이용

든다는 뜻)이라는 과정을 통해 단백질로부터 포도당을 생산해 부족분을 메꾼다. 이 단계에서 몸이 포도당을 사용하는 일이 점점 줄고 지방과 단백질을 사용하는 상태로 전환된다. 많은 사람이 이 단계를 걱정하는 이유는 이때 단백질 분해로 근육이 손실된다고 믿기 때문이다. 이 장의 후반부에 더 자세히 설명하겠지만 이 걱정은 대체로 오해이다.

대부분의 장기와 근육은 지방(트리글리세라이드)을 직접 사용할 수 있다. 하지만 뇌는 혈액-뇌 장벽 때문에 지방을 직접 사용할 수 없다. 또한 뇌는 에너지가 매우 많이 필요해서 포도당을 빠르게 고갈시키기 때문에 간이 체지방에서 케톤체를 생산해 보충한다. 케톤은 혈액-뇌 장벽을 통과할 수 있어 뇌의 에너지원으로 사용될 수 있다. 뇌 에너지의 약 60~75%를 케톤에서 얻을 수 있다고 추정되며, 이로 인해 대부분 단백질에서 생성되어야 하는 포도당의 필요성이 상당히 감소한다.

4단계(식사 후 24~30시간)가 진행되는 동안 몸은 체지방 저장고에서 에너지를 얻는다. 이 시점이 되면 신체 대부분의 조직이 트리글리세라이드(중성지방)를 태워 에너지를 얻는 방식으로 바뀌어 있다. 뇌와 적혈구, 신장 내부만은 여전히 포도당을 사용해야 한다. 트리글리세라이드 분자의 글리세롤 뼈대 중 일부가 포도당으로 바뀌며 소량의 포도당은 여전히 단백질 분해에서 얻어진다. 실질적인 차이점은 단백질 분해의 양이 더 감소한다는 것뿐이다. 긴 단식 동안 몸은 대부분 지방을 태우고 있다.[3] 이것이 이치에 맞는 이유는 몸이 대부분 음식 에너지를 지방으로 저장하기 때문이다.

이러한 장기 단식의 전 과정에서 알 수 있는 점은 기본적으로 에너지 대사가 포도당에서 체지방으로 전환한다는 것이다. 단백질 분해가 여전히 발생하지만, 이 장 후반부의 '포도당 요구량와 단백질 분해' 파트에서 설명하듯이, 임상 연구에 따르면 24시간 동안 단식을 하면 몸은 단백질을 태워 얻는 에너지를 늘리지 않는다. 실제로 장기 연구에서 몸이 단백질 대사를 증가시키지 않는다고 밝혀졌다. 하지만 단백질이 지속해서 산화되기 때문에 근육이나 장기가 소모될 수 있다고 우려하는 사람들이 있다. 걱정해야 할까?

임상 연구

어쩔 수 없이 주기적으로 기아를 겪거나 자발적으로 단식하는 것은 태고부터 인간 생활의 일부였다. 비교적 최근까지도 음식을 항상 구할 수 있었던 것은 아니었다. 어려운 시기에 살아남기 위해 초기 인류는 음식이 풍부할 때 음식 에너지를 체지방으로 저장해야 했다. 식량 에너지를 효율적으로 저장하고 복구할 방법이 없었다면 우리 인류는 오래전에 멸종했을 것이다.

음식을 더 쉽게 구할 수 있게 되자, 대부분의 인간 문화와 종교에서는 일정 기간 자발적으로 금식을 했다. 예를 들어 예수는 40일 동안 밤낮으로 단식을 했다고 전해지며, 후에 많은 추종자가 심각한 건강 문제 없이 단식했다. 많은 이슬람교도가 성스러운 라마단 한 달 동안에 단식하고, 나머지 기간에는 일주일에 두 번 정기적으로 단식한다. 이러한 상황들에서 단식은 몸을 정화하는 하나의 방법으로 여겨졌을 뿐, 근육을 태워 해로운 방법이라고는 전혀 생각되지 않았다.

섭취와 단식을 반복해야만 했던 선사시대의 식사 주기는 근육량에 해로운 영향을 미치지 않았던 것 같다. 아메리카 토착민이나 북미의 이누이트와 아프리카 부족민과 같은 전통적인 사회를 묘사한 문헌에 따르면, 그들은 수척하고 약하기보다는 생기와 활력이 넘쳤다. 현대의 그리스 정교회 신자들을 묘사한 글에는 단식을 여러 날 했음에도 그들이 무기력하고 약하다고 언급한 내용이 없다. 음식 에너지를 체지방으로 저장하도록 설계된 인간이 음식이 없을 때 근육을 태우는 것은 사실상 불가능하다. 만일 그랬다면, 인류 역사가 20세기까지 오는 동안 기아나 단식을 통해 포식-기아 주기를 겪었던 사람들 모두가 거의 지방 덩이가 되었을 것이다. 하지만 그들은 날씬하고 강했다.

최근의 임상 시험 결과에서 24시간 간격으로 단식과 섭취를 번갈아 반복했을 때 근육 손실이 발생하지 않는다는 사실이 밝혀졌다. 2010년 격일 단식 연구에서 환자들은 제지방량의 변화 없이 상당량의 지방을 줄일 수 있었다. 이 연구에서 피험자들은 격일로 단식하면서 먹는 날에는 평소처럼 먹었다. 또한 연구자들은 체중 감량과 함께 콜레스테롤, 중성지방, 허리둘레 감소 등 대사 이점이 수없이 많았다고 강조했다.[4]

더 최근인 2016년 연구에서는 간헐적 단식 전략과 매일 칼로리를 제한하는 방법(대부분 건강 전문가들이 제시하는 일반적인 체중 감량 방법)을 비교했다.[5] 두 대상군 모두 체중이 비슷했지만, 칼로리 제한군은 제지방량이 1.6kg 감소한 데 비해 단식군은 1.2kg만 줄어들었다. 제지방률 증가를 비교해 보면, 칼로리 제한군이 0.5% 증가한 데 비해 단식군은 2.2% 증가했다. 이 결과에 의하면 단식이 제지방량 보존에 최대 4배 더 효과적일 수 있다. 중요한 점은 단식군이 더 위험한 내장지방의 양을 2배 이상 줄였다는 것이다.

이 연구는 중요한 장점도 몇 개 강조했다. 장기적인 칼로리 제한은 기초대사량을 감소시켰지만, 간헐적 단식은 그렇지 않았다. 단식은 (장기 칼로리 제한과 달리) 역조절 호르몬을 유도하기 때문에 몸이 작동을 멈추는 대신 연료 공급원을 바꾼다. 게다가 장기 칼로리 제한은 허기를 느끼게 하는 호르몬인 그렐린을 증가시키지만, 단식은 그렇지 않다. 칼로리를 제한할 때보다 단식할 때 배고픔을 덜 느낀다면 단식을 지속하는 것이 더 쉬울 것이다. 둘 다 체중 감량에 굉장한 이점이다.

단식이 근육 손실을 초래할 수 있다고 우려하는 사람들이 있지만, 우리의 오랜 경험과 다수의 임상 시험은 정반대의 결과를 보여 준다. 간헐적 단식을 하면 기존의 체중 감량 방법보다 제지방 조직이 더 잘 보존된다. 하지만 포도당신생합성을 생각하면 그렇지 않아 보인다. 간헐적인 단식으로 포도당신생합성(단백질을 포도당으로 바꾸는 것)이 발생한다면 어떻게 근육이 더 잘 보존되는 걸까? 그 답의 일부는 마지막 식사 후 약 24시간 동안에는 포도당신생합성이 일어나지 않는다는 사실에 있다. 답의 나머지는 단식에 대한 호르몬 적응, 즉 역조절 호르몬의 급증에 있다.

역조절 호르몬

단식하는 동안에는 인슐린이 줄고, 이에 반응해 역조절 호르몬(counterregulatory hormones)이라는 다른 호르몬이 증가한다. 이 명칭은 이 호르몬이 인슐린과 반대로 작용한다는 사실에서 유래했다. 인슐린이 올라가면 역조절 호르몬이 감소한다. 인슐린이 감소하면 역조절 호르몬이 상승한다.

포도당 대사에 미치는 영향도 서로 반대다. 인슐린은 포도당과 체지방을 저장하라고 몸을 다그치고, 역조절 호르몬은 포도딩과 체지빙을 사용하라고 등을 떠민다. 교감신경계의 활성화로 인해 상승하는 주요 역조절 호르몬에는 아드레날린과 노르아드레날린이 있다. 다른 역조절 호르몬은 코르티솔과 성장호르몬이다.

교감신경계

교감신경계는 이른바 '투쟁 또는 도주' 반응을 조절한다. 예를 들어, 굶주린 사자와 갑자기 마주치면 몸이 교감신경계를 활성화해 싸우거나 정말 빨리 달릴 수 있도록 몸을 준비시킨다.

동공이 팽창하고 심장박동이 빨라지면서 몸이 혈액으로 당을 밀어 넣어 언제라도 에너지로 사용할 수 있게 한다. 이는 극단적인 예이고, 가벼운 형태의 교감신경계 활성화는 단식 기간 초기에 발생한다. 몸을 행동으로 이끄는 일반적인 활성화 과정의 일환으로 호르몬인 코르티솔과 아드레날린, 노르아드레날린이 혈액으로 방출된다.

많은 사람의 예상과는 달리, 단식을 장기간 지속해도 몸은 가동을 멈추지 않는다. 대신에 역조절 호르몬이 활성화하는 효과 때문에 행동을 준비하게 된다. 단식을 4일만 해도 휴식시 에너지 소비(또는 기초대사율)가 증가한다.[6] 이 에너지는 체온을 발생시키고 뇌, 심장, 간, 신장 및 기타 장기에 연료를 공급하는 데 사용된다. 대사에 사용되는 에너지를 측정한 연구 결과에 따르면 4일간 단식한 후에 몸은 단식 초기보다 10% 더 많은 에너지를 사용한다. 대부분 단식 중에 몸이 가동을 멈춘다고 잘못 알고 있지만, 사실은 그 반대이다. 단식을 시작하고 적어도 4일까지는 몸이 피곤하지 않다. 단식으로 오히려 에너지가 증가한다.

단식하는 동안 몸은 원료 공급원을 음식에서 저장된 음식 에너지, 즉 체지방으로 바꾼다. 우리가 선사시대의 남녀라고 상상해 보자. 겨울이라 먹을 음식이 없어서 나흘 동안 먹지 않았다. 몸이 가동을 멈추면 음식을 구하는 일이 더 어려워질 것이다. 우리는 악순환에 빠진다. 매일 먹지 않으면 식량을 사냥하거나 구해 올 에너지를 얻기가 훨씬 더 어렵다. 하루하루 갈수록 생존 가능성은 점점 낮아진다. 인류는 결국 살아남지 못했을 것이다. 다행히도 우리 몸은 그렇게 멍청하지 않다.

대신에 몸은 사냥할 에너지를 충분히 얻기 위해 연료 공급원을 바꿔 에너지를 가득 채운다. 우리가 사냥할 수 있도록 기초대사와 교감신경 활성도, 노르아드레날린이 증가해 몸에 연료를 공급한다. 휴식 상태의 대사율 척도인 VO2(산소 소비량)도 함께 증가한다.

성장호르몬 ▶ 단식 기간에 많이 증가하는 다른 역조절 호르몬으로 성장호르몬(GH)을 주목해야 한다. 연구 결과, 하루 동안 단식하면 성장호르몬 분비가 2~3배 증가하고, 심지어 5일 동안 완전히 단식해도 계속 증가한다는 사실이 밝혀졌다.[7] 얼핏 들으면 이 결과는 상식에서 벗어나는 것 같다. 왜 우리는 먹지 않을 때 성장을 늘리려고 하는 걸까? 성장호르몬은 이름 그대로 몸의 크기와 길이를 키우라고 인체 조직에 지시한다. 영양소가 없는데 왜 성장하는 걸까?

몸의 섭취-단식 주기를 따라가면 답을 찾을 수 있다. 우리가 음식을 먹으면 포도당과 아미노산이 흡수되어 간으로 운반된다. 인슐린이 분비되어 들어오는 음식 에너지(칼로리)를 저장하라고 몸에 지시한다. 이때 우리는 섭취 상태다. 몸의 모든 조직이 포도당을 사용하며, 여분은 글리코겐이나 체지방으로 간에 저장된다.

혈당과 인슐린 수치는 식사 몇 시간 후에 떨어져 단식 상태의 시작을 알린다. 앞서 설명했듯이 단식이나 기아 상태에 적응하면서 몸은 예상 가능한 과정을 겪는다. 간 글리코겐은 에너지를 얻기 위해 동원되어 개별 포도당으로 분해된다. 포도당신생합성으로 일부 단백질이 포도당으로 전환된다. 몸이 포도당 대사에서 지방 대사로 바뀌기 시작한다. 이 기간에 성장호르몬은 증가하지만, 인슐린과 엠토르 수치가 낮아서 단백질은 합성되지 않는다. 성장호르몬 수치가 높은데도 실제로 성장은 거의 일어나지 않는 것이다.

음식을 먹거나 단식을 중단하면 몸은 또다시 섭취 상태로 들어간다. 긴 단식 후에는 성장호르몬이 높다. 식사 후에는 아미노산이 풍부해지므로 몸은 분해된 단백질을 대체하는 데 필요한 단백질을 다시 만든다. 인슐린은 이 단백질 합성을 자극한다. 따라서 이제 다시 섭취 상태가 된 몸은 에너지를 얻기 위해 인슐린과 성장호르몬, 아미노산, 포도당이 높아진 상태다. 모두 단백질을 만들거나 다시 만드는 데 필요한 성분이다. 자가포식과 마찬가지로 몸이 불필요한 단백질을 먼저 분해하고 가장 필요한 단백질을 다시 만드니 이 과정은 '재생'에 해당한다. 이런 의미에서 단식은 제지방 조직을 다시 젊어지게 한다.

포도당 요구량과
단백질 분해 단식 상태에서 몸은 뇌의 정상적인 기능을 위
해 포도당을 충분히 유지해야 한다. 하지만 간과 근육이 지방산을 에너
지로 전환하고 뇌는 케톤을 에너지로 전환함에 따라 포도당 요구량은 상
당히 낮다. 몸은 글리세롤 일부를 지방산에서 포도당으로 전환할 수 있
지만 양에 제한이 있다. 나머지 포도당은 포도당신생합성으로 만들어져
야 해서 여전히 소량의 단백질이 분해된다. 그러나 꼭 근육세포의 단백
질이 분해되는 것은 아니다. 가장 빠르게 교체되는 단백질은 피부와 장
내벽을 포함해 포도당으로 가장 먼저 분해되는 단백질들이다.

단식 요법을 이용해 체중을 감량하는 집중 식이관리 프로그램www.
IDMprogram.com 을 5년 이상 운영 중인 펑 박사는 단 한 명의 환자에게도
늘어진 피부 제거 수술을 권한 적이 없다. 45kg 이상을 감량한 환자들에
게도 말이다. 면역세포는 높은 변화를 보이며 단식 중에 감소할 수 있는
데, 임상에서 볼 수 있는 항염 효과는 이 때문이다(염증은 보호 기능이므로
면역세포가 염증을 유발함-옮긴이). 교체가 드문 근육세포는 상대적으로 영
향받지 않는다. 전반적으로 장기간 굶으면 단백질을 보존하기 위해 단백
질 대사가 하루 약75g에서 10~20g으로 줄어든다.[8]

단백질 대사는 마른 피험자와 비만한 피험자 사이에 상당한 차이가 있
다. 장기간 단식하는 동안 비만한 피험자는 마른 피험자에 비해 단백질
을 2~3배 적게 태운다. 이는 완벽하게 이치에 들어맞는다. 태울 지방이
더 많다면, 몸은 지방을 더 많이 사용할 것이다. 하지만 지방이 적으면

그림 7.3 │ 체질량지수가 높을수록 단식 중 분해하는 단백질이 적다

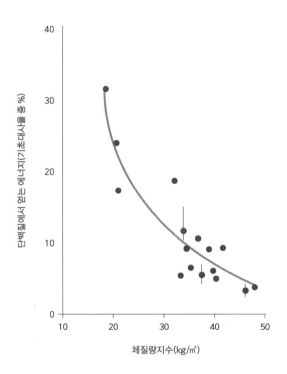

몸은 단백질에 의존해야 한다. 이 상황은 인간뿐 아니라 동물에게도 적용된다. 100여 년 전에 연구자들은 단백질로부터 생성되는 에너지의 비율이 마른 동물(설치류, 개)보다 체지방이 더 많은 동물(포유류, 거위)에서 낮다는 사실을 밝혀냈다. 지방이 많으면 단백질을 사용하기 전에 지방을 사용한다. 따라서 비만한 피험자는 마른 피험자보다 총단백질이 더 많지만 더 느린 속도로 단백질이 빠진다(그림 7.3 참조[9]).

장기간 단식하는 동안 체질량지수가 20(저체중 경계)인 사람은 에너지

그림 7.4 | 굶는 동안 어린이, 마른 성인, 비만 성인이 생산하는 케톤량의 차이

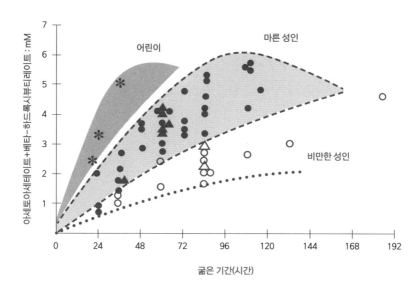

요구량의 약 40%를 단백질에서 얻는다. 반면에 체질량지수가 50(병적인 비만)인 사람은 단백질 저장고에서 에너지의 5%만 얻을 수 있다(그림 7.3에서 점점 낮아진 단백질 분해 수치를 참조하라). 이는 인체의 타고난 생존력을 다시 한 번 보여 준다. 체지방 저장고가 있으면 우리 몸은 그것을 사용한다. 하지만 없으면 사용하지 않는다.

장기간 단식하는 동안 비만한 피험자의 경우, 지방 산화가 에너지 소비량의 약 94%를 차지하지만 마른 피험자는 78%에 불과하다. 단식 후 첫 24시간 정도가 지나면 몸에 탄수화물 저장고가 거의 없어서 단백질 산화로 나머지 에너지를 얻는다. 마른 피험자는 비만한 피험자보다 케톤

생산도 훨씬 더 빨리 증가한다.[10]

단식 중에 필요한 단백질의 양은 몸 상태에 따라 다르다. 비만하다면 단식이 매우 유익하며, 몸이 단백질보다 지방을 훨씬 더 많이 태울 것이다. 매우 날씬하다면 단식은 단백질을 더 많이 태우기 때문에 그리 이롭지 않을 수도 있다. 몸은 우리 생각보다 훨씬 영리하다. 먹거나 단식하는 동안에 몸은 스스로 조절한다. 현재 우리는 몸이 어떻게 그럴 수 있는지 정확히 알지 못한다.

단백질이 분해되는 것이 나쁜 걸까? 꼭 그런 건 아니다. 뚱뚱한 사람은 마른 사람보다 단백질이 50% 더 많다고 추정된다.[11] 과도한 살과 지방 세포를 지지하는 결합 조직, 과량의 혈액을 공급하기 위한 혈관 등이 결합 조직을 구성한다. 제2차 세계대전 당시 일본 포로수용소에서 살아남은 사람의 사진을 생각해 보라. 몸에 살이 붙어 있는가? 아니다. 그 사람의 몸에 남은 단백질은 에너지나 더 중요한 기능을 유지하기 위해 모두 연소해 버렸다.

더 중요하게, 많은 노화 관련 질병은 지방뿐만 아니라 단백질의 과도한 성장이 특징이다. 예를 들어, 알츠하이머병은 뇌에 단백질이 과도하게 축적되어 적절한 신호 전달을 차단하는 특징이 있다. 암은 각종 단백질을 포함한 많은 것들이 과도하게 성장하는 것이다. 오늘날 우리가 직면한 만성질환 중 다수가 '과잉 성장'의 질병이라면, 단백질을 분해하는 능력은 적절한 환경에서 건강을 위한 매우 강력한 도구다.

이는 건강에 강력한 영향을 미치는 세포 재활용 시스템인 자가포식의 힘일 수 있다. 반드시 단백질이 손실되는 단식 중에는 영양소 센서 엠토르가 감소해, 오래되고 기능이 시원찮은 세포 일부가 분해되도록 몸을 자극한다. 음식을 다시 먹으면 몸은 완전한 복구 주기 안에서 새로운 단백질을 만들어 오래된 단백질을 대체한다. 오래된 부품을 그대로 사용하지 않고 새로운 부품을 만드는 것이다. 오래된 부품을 새 부품으로 갈아 끼우는 것은 노화를 막는 과정이다.

08

왜 차를 마시지 않는가

—— 많은 문화권의 사람들이 수천 년 동안 차를 마셨다. 차는 많은 아시아 문화에서 건강에 이롭다고 알려졌을 뿐 아니라 가족을 한자리에 모으는 수단으로 사용되었다. 차는 수명을 늘리는 화합물을 많이 함유한 복합 음료이다. 이번 장에서는 차의 역사와 건강상의 이점, 수명을 증진한다고 알려진 차의 화합물과 메커니즘을 살펴본다.

간략한 역사

차는 인간이 세계에서 두 번째로 많이 마시는 음료다. 차의 인기를 앞지르는 것은 물밖에 없다. 차는 중국에서 유래한 것으로 추정된다. 연간 250만 톤 정도의 찻잎이 생산되며, 이 중 20%가량이 녹차다. 현존하는 가장 오래된 차나무는 3200년 되었다고 추정하는 중국 윈난성의 나무이다.

전설에 따르면, 황제 신농이 기원전 2700년에 차를 발견했다. 그는 다양한 식물의 효능을 알아내고자 하루에 100여 종의 식물을 먹어 보았다. 신농이 물을 끓이던 중에 어떤 잎들이 냄비에 떨어졌다. 쓴맛이 좀 있지만, 이 잎(차)을 마시면 생각이 빨라지고 시야가 선명해진다는 것을 발견했다.

차 마시기는 바이러스처럼 퍼져, 만약 기원전 2700년에 인터넷이 있었다면 네티즌들에게 선풍적인 인기를 끌었을 것이다. 전 세계를 누비고 다녔던 탐험가들은 고대 무역로에서 차를 즐겨 마셨다. 가공되지 않은 차는 꽤 쓰기 때문에 티(tea)라는 단어의 기원은 쓴맛을 의미하는 투(tu)에서 유래했다. 7세기 중반에 한자에서 한 획이 사라져 차(茶)라는 단어가 되었다. 오늘날 전 세계의 모든 언어는 티나 차의 변형을 사용한다. 푸젠성의 고대 중국 민난 방언은 테(te)라고 발음했는데, 이것이 해상무역을 통해 퍼져 나가 영어 티(tea)에서 마오리어 티(tii)에 이르기까지 모든 종류의 언어로 번역되었다. 육지로 둘러싸인 중국 내륙 지역들의 방언에서는 차라고 발음되었고, 고대 실크로드를 통해 티라는 단어가 퍼졌다. 이 단어는 예를 들자면 스와힐리어 차이(chai)와 러시아어 차이(chay)를 낳았다.

불교 승려들은 차 마시는 전통을 한국과 일본으로 전했고, 이런 지역에서는 자에 약효가 많다고 믿었다. 서기 1211년 일본의 선사 에이사이榮西는 '차와 건강 증진'이라고 번역되는 『끽다양생기喫茶養生記』라는 책을 썼다. 그는 차의 수확과 생산, 다양한 건강 효과에 관해 썼다. 에이사이는 차를 '신성한 치료법이자 하늘이 준 최고의 선물'이라고 칭송했다. 귀족들만의 문화였던 차 마시기가 대중에게 퍼지기 시작했다. 과식으로 병이 난 쇼군 사네토모는 에이사이에게 기도를 요청했다. 이 승려는 기도와 함께 차를 올렸고, 차를 마시고 병을 회복한 쇼군은 열렬한 차 신봉자가 되었다.

포르투갈 상인들이 중국에서 유럽으로 차를 날라 1600년대에 영국으로 퍼졌다. 영국인들은 그들의 문화적 취향을 다시 세계의 많은 지역으로 퍼뜨렸다. 영국은 중국에서 차를 엄청나게 수입했지만, 중국은 은 이외의 영국 제품을 원하지 않아 영국의 무역 적자가 막대했다.

아랍인들은 서기 400년경에 중국에 아편을 소개했다. 먼 훗날 영국인들(그리고 다른 유럽인들)이 인도에서 중국으로 가는 직행 아편 무역로를 만드는 상황까지 확대되었다. 영국은 중국인들을 아편 중독자로 만들어 무역 적자를 상쇄하려는 목적으로 중국과의 아편 무역을 증가시켰다. 중국 정부는 아편이 급증하자 위기를 느끼고 아편 무역을 금지하려고 했다. 갱단의 막무가내식 마약 밀매 방식처럼 영국군은 아편을 중국에 자유로이 팔기 위해 아편 전쟁을 시작했고, 결국 영국은 홍콩 항구를 점령했다. 이것으로 모자랐던지 영국인들은 중국에서 차나무를 밀수입해서 인도에 차 농장을 짓기 시작했다. 이로 인해 4000년 동안 지속되었던 중국의 차 생산 독점이 무너졌다. 이런 무자비함 덕에 세계의 제국이 된 것일까.

차에 관한 초기의 글들은 맛(아릿한 쓴맛)보다는 약효, 특히 소화 증진 효과에 중점을 두었다. 대부분의 현대 연구는 높은 폴리페놀 함유량과 카테킨이라는 화합물의 유익한 효과 때문에 녹차에 초점을 맞춘다. 카테킨 중에서는 에피갈로카테킨 3-갈레이트(EGCG)가 가장 풍부하다. 전통 중의학에 따르면 차는 체중 조절에 도움이 되며, 현재의 연구는 이제야 이런 전통적인 사고방식을 따라잡고 있다.

차란 무엇인가?

차는 아시아가 원산지인 상록수 관목인 카멜리아 시넨시스의 잎이다. 우리가 마시는 품종은 처리 방식으로만 분류해도 백차, 녹차, 보이차, 우롱차, 홍차 등 다양하다. 갓 수확한 잎은 쪄서 덖은 후에 색을 분해하는 효소를 비활성화한다. 그 결과 우리가 어디에서나 살 수 있는 안정적인 찻잎이 만들어진다. 이 처리는 잎에 든 천연 폴리페놀을 보존하는 데에도 도움이 된다.

백차는 발효를 전혀 하지 않으며, 완전히 개화하기 전에 찻잎을 수확하여 만든다. 그래서 작고 하얀 털이 여전히 꽃봉오리를 덮고 있어 백차라는 이름이 붙었다. 녹차는 최소한으로 발효하거나 전혀 발효하지 않는다. 보이차는 마오차라는 차 베이스로 만드는데, 발효와 숙성 과정을 거친 후에 작은 벽돌 모양으로 포장된다. 이 차는 단맛, 쓴맛, 꽃향기, 부드러운 맛, 나무 향, 상큼하게 톡 쏘는 맛, 신맛, 흙 맛, 물기, 심지어 무향 등 많은 맛과 향을 지닌다. 우롱차는 부분 발효하며, 완전히 발효하면 홍차가 된다. 발효되지 않은 차의 폴리페놀과 카테킨은 테아플라빈으로 변한다(일부 EGCG는 간에서 테아플라빈으로 대사되지만). 테아플라빈은 항바이러스와 항암, 콜레스테롤 저하 효과를 포함해 여러 효능이 있다. 유럽과 북미, 북아프리카 사람들은 주로 홍차를 마시고 아시아인들은 주로 우롱차와 녹차를 마신다.

차에는 4000개가 넘는 화합물이 들었으며, 그중 다수가 사람의 건강에 유익하다. 각양각색의 플라보노이드는 특히 유익하다. 플라보노이드를 함유한 다른 식품으로는 양파와 사과, 브로콜리, 적포도주가 있는데, 흥미롭게도 이들 대다수가 건강에 매우 좋다고 여겨진다. 예를 들어 하루에 사과 한 개를 먹으면 의사를 멀리하게 된다는 격언이 있다. 적포도주를 마시면 건강과 장수에 이롭다(9장에서 적포도주에 관한 내용이 자세히 나온다). 미네랄과 항산화물, 아미노산을 함유한 차는 가장 풍부한 식물 영양소 공급원 중 하나이다. 일본 등 동아시아 국가들은 세계에서 차를 가장 많이 마신다. 그 국가들의 기대 수명이 세계 최고라는 점은 아마 우연이 아닐 것이다.[1]

차 1잔(건조 찻잎 2g)에는 150~200mg의 플라보노이드가 들어 있는데, 우리의 하루 평균 플라보노이드 섭취량은 1000mg 미만이다. 플라보노이드의 섭취량이 많으면 심장병의 위험이 20% 낮아진다.[2] 플라보노이드는 혈액을 동맥벽에서 분리하는 중요한 혈관 내피세포층에 유익한 영향을 미칠 수 있다. 이 얇은 층에 구멍이 생기면 아래의 혈관 벽이 노출되어 동맥경화를 유발하는 염증 반응을 일으키며 심지어 심장마비와 허혈성 뇌졸중의 기초 과정인 혈전이 생길 수도 있다. 이러한 막힘(혈전)이 일어나는 장소에 따라 병명이 달라진다.

- 심장에 발생하면 심장마비다.
- 뇌에 발생하면 허혈성 뇌졸중이다.
- 다리에 발생하면 말초혈관병이다.

종류를 막론하고 혈관이 막히면 기본적으로 혈관이 손상되고 혈전이 생긴다.

차의 플라보노이드 효능을 연구한 결과,[3] 정상군과 당뇨병군 모두에서 내피 건강이 크게 향상된다고 나타났다. 플라보노이드는 혈관을 이완해 혈압을 낮추는 핵심 분자인 산화질소(NO)의 효과를 높인다. 홍차를 많이 마실수록 혜택이 커진다. 연구진은 초콜릿과 적포도주에서 추출한 플라보노이드도 비슷한 효과를 지닌다고 지적했다.

녹차의 주요 플라보노이드는 녹차의 쓴맛과 톡 쏘는 맛에 영향을 미치는 수용성 무색 카테킨이다. 녹차 1잔에는 90~100mg의 카테킨이 들어 있다. 카테킨은 강력한 항산화제로 몸을 염증으로부터 보호하는 데 도움이 된다. 녹차는 홍차보다 카테킨 농도가 훨씬 높다. 녹차의 카테킨은 건조 찻잎 중량의 최대 30%를 차지한다. 또한, 녹차에는 카테킨의 한 종류인 EGCG가 특히 많아 녹차 카테킨의 50~80%를 차지한다. 일반적인 방식으로 우리면 카테킨을 완전히 추출할 수 없으므로 연구에서는 종종 강화 녹차 추출물(EGCG 보충제로 강화한 녹차)을 사용한다. 차가운 물로 우린 녹차는 카테킨을 완전히 추출할 수 있는 또 다른 해결책이다.

카테킨은 장에 흡수되지만, 장내에 음식이 있으면 흡수가 현저하게 감소한다. 따라서 빈속에 녹차를 마시면 카테킨 흡수가 증가할 수 있다. 녹차의 식욕 억제 효과 때문에 어떤 사람들은 메스꺼움을 경험할 수도 있다. 뜨겁게 우린 차에는 보통 70~100g의 카테킨이 들어 있다. 차가운 물로 우린 뒤 가루화 공정을 거치면 1컵당 카테킨의 양이 약 3배로 증가한다.

질병에 미치는 차의 효과

다양한 연구 결과에 따르면, 차는 심혈관 질환과 당뇨병, 암, 고혈압을 포함한 다양한 질병의 위험을 줄이는 데 이점을 제공한다. 다음 내용은 연구자들이 차를 유익하다고 여기는 이유이다.

심혈관 질환 ▶ 유럽인의 암과 영양에 대한 전향적 조사'라는 네덜란드의 대규모 인구조사는 13년 동안 3만 7514명의 참여자를 추적한 끝에 차를 마시면 심장병에 덜 걸린다는 사실을 발견했다. 하루에 6컵 이상

그림 8.1 | 오사키 연구 결과

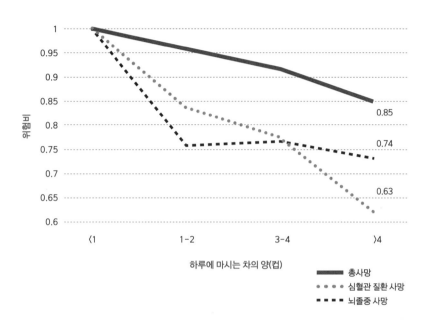

을 마신 사람들은 심장병 발병률이 36% 감소했다. 2001년 메타분석 결과, 심혈관 질환의 위험은 11% 감소했으며,[5] 2002년 로테르담 연구에서는 하루에 375ml 이상 마시면 심혈관 질환 위험이 70% 감소한다고 나타났다.[6]

이 유럽인 연구의 대상자들은 대부분 홍차를 마시지만, 녹차가 훨씬 더 유익할 수 있다는 증거가 있다.[7] 메타분석 결과, 녹차를 적당히 마시면(하루 1~3컵) 심장병의 위험이 19% 감소하며, 4컵 이상 마시면 32% 감소했다. 2006년 오사키 코호트 연구 결과, 녹차를 마시면 심혈관 질환을 강력히 방지할 수 있다는 사실이 밝혀졌다.[8] 그림 8.1에서 보듯이 11년 동안 추적한 결과, 사망 위험 15%, 심장병으로 인한 사망 26%, 뇌졸중으로 인한 사망은 37% 감소했다.

차의 종류(녹색 vs. 검정색)와 차 마시는 방식에는 몇 가지 중요한 차이가 있을 수 있다. 북미 사람들은 종종 커피숍에서 1.5달러 정도를 주고 티백과 뜨거운 물을 산다. 오사키 연구의 일부 피험자가 그랬듯이, 하루에 6 진을 마시면 9달러가 든다.

하지만 차를 물처럼 마시는 아시아에서는 찻잎이 가득 든 찻주전자가 계속해서 채워진다. 누군가가 목이 마를 때마다 차를 따라 준다. 식당에서도 마찬가지다. 홍콩에서 점심을 먹을 때 '음차(飮茶)'는 문자 그대로 '차를 마시는 것'을 의미한다. 찻주전자 하나가 식탁 위에 놓여 있고, 웨이터는 식사 내내 모두가 즐길 수 있도록 뜨거운 물을 계속 채운다. 많은 가정에서도 똑같이 한다. 저녁 식사와 함께 물 1잔을 마시는 대신, 가족들은 찻주전자를 다시 채워 뜨거운 차를 마신다. 아시아에서는 차가 하루 내내 마시는 기본 음료이므로 무의식적으로 하루에 족히 6~8컵씩 마신다. 북미인들은 6~8잔의 물을 마시지만 그 정도가 한계다. 많은 북미 어린이들은 대신에 설탕이 든 탄산음료나 과일 주스를 마신다.

동서양의 차 마시기 전통에는 또 다른 중요한 차이가 있다. 아시아에서는 차에 설탕이나 우유를 첨가하지 않고 그대로 마신다. 영국에서는 차 마시는 사람의 99%가 차에 우유를 첨가하는 것으로 추정된다. 우유를 넣으면 차의 효능이 달라질까? 사우스웨일스에서 진행된 케어필리 연구[9]에서는 앞서 언급한 다른 연구와 달리 차 마시기가 심장병을 줄인다는 결과를 얻지 못했다. 연구자들은 우유가 플라보노이드의 흡수를 막았다고 추측했다. 실험 결과, 녹차와 홍차에 우유를 첨가하면 항산화 효과가 완전히 억제된다고 나타났다. 우유에 든 단백질이 폴리페놀과 복합체를 형성해 흡수를 막는 것이다.[10]

차에 아무것도 첨가하지 않고 마시면 뇌졸중도 예방할 수 있다.[11] 2009년 메타분석 결과, 하루에 3컵 이상 차를 마시는 사람은 뇌졸중 위험이 21% 감소했다. 혈관 내피 기능을 개선하고 혈압을 낮추는 효과 외에도 차에는 테아닌이라는 아미노산이 들어 있다. 찻잎은 이 아미노산의 농도가 높으며, 인체의 식이 테아닌은 거의 전적으로 찻잎에서 얻어진다. 테아닌은 혈액-뇌 장벽을 쉽게 통과해 뇌졸중으로 인한 뇌 손상을 방지하는 데 도움이 된다.

비만과 제2형 당뇨병

1977년 이후 비만과 제2형 당뇨병이 범세계적으로 유행해 예방과 치료 전략이 다급해졌다.

많은 기적의 다이어트 약이 등장했다 사라졌다. 악명 높은 다이어트 약 펜펜(Fen-Phen)은 신진대사를 높여 체중 감소를 초래한다는 점에서 옛날 길거리에 만연했던 마약 '스피드(메스암페타민의 속칭-옮긴이)' 같았지만, 온갖 종류의 심장 문제도 일으켰다. 펜펜은 사람을 날씬하게 만들 수 있지만, 죽일 수도 있었다. 올리스타트는 지방 흡수를 막는 또 다른 약물이었다. 이 약은 체중을 줄여 주지만 지방 흡수 불량으로 인해 설사 같은 성가신 부작용이 있었다. 올리스타트를 복용하는 사람에게 최고의 조언은 하얀 바지를 입지 말라는 것이었다. 그리고 체중을 감량해 주는 시부트라민도 있었지만, 심장마비나 뇌졸중 같은 부작용 때문에 계속 사용할 수 없었다.

사람을 죽이지 않을 여러 체중 감량 보충제가 있었지만 큰 효과가 없었다. 녹색 커피콩 추출물, 라즈베리 케톤, 자몽 추출물 등이다. 꽤 그럴듯해 보이지만 모두 순전히 과대광고로 판명되었다.

하지만 효과를 증명해 온 물질이 하나 있었다. 동양의학은 수천 년 동안 녹차의 체중 감량 효과에 찬사를 보냈다.

2016년 무작위 실험에서는 고용량 녹차 추출물(EGCG 856mg)이 체중을 1kg 이상 감소시켰고 허리둘레도 줄였다.[12] 차 마시는 사람들은 카테킨 효과로 인해 마시지 않은 사람에 비해 기아 호르몬인 그렐린도 유의미하게 감소했다. 분명히 배고픔을 통제하면 체중 감소가 더 쉬워진다.

배고픔은 인간의 가장 강력한 욕구 중 하나이므로, 배고픔을 통제하는 것은 장기적인 체중 감소의 열쇠 중 하나이다. 대부분의 칼로리 제한 계획은 이 요소를 무시하고 의지력이 더 중요하다고 강조한다. 우리는 덜 배고프겠다고 '결정'할 수 없다. 배고픔을 잠시 무시할 수는 있지만, 매일 계속되면 그럴 수가 없다. 그렐린 감소에 영향을 미치는 녹차는 단식을 훌륭히 보완하기 때문에 단식과 녹차는 장수의 중요한 구성 요소가 된다. 하지만 연구에서 사용한 카테킨의 양은 뜨겁게 우린 녹차를 하루에 12컵 마셔야 섭취할 수 있는 양이었다.

2009년 메타분석에서도 녹차 섭취의 비슷한 이점이 발견되었으며, 평균 1.31kg의 체중 감량 효과가 나타났다.[13] 녹차의 카테킨은 대사율을 높여 체중 감소에 도움이 될 수 있다.[14] 녹차 카테킨과 카페인을 함유한 음료는 하루 평균 106Cal, 즉 에너지 소비량을 4.6% 늘렸다. 이 효과는 녹차의 카테킨과 카페인 덕분일 가능성이 크다. 그러나 녹차는 카페인 하나만 마셨을 때에 비해 예상보다 50~100% 높은 효과를 보였다. 다른 연구들[15]에서는 카페인을 절반만 사용해도 대사율이 거의 4% 증가한다고 밝혀졌다. 코크레인 리뷰[16]는 우린 녹차를 사용했을 때 혜택이 없었다고 지적했다. 카테킨을 강화한 차에서만 효과가 나타났기 때문이다.

우롱차를 3일 동안 하루에 다섯 번 300ml씩 마시면 에너지 소비량이 2.9%(약 67Cal) 증가하고 지방 산화율이 12% 증가한다는 연구 결과도 있다.[17] 우롱차는 반 정도 발효된 차여서 녹차와 홍차의 중간에 해당한다. 특히 중국과 일본에서 인기가 높다.

녹차는 기초대사율을 높이고, 근육의 포도당 흡수를 향상하며, 간과 근육의 지방 연소를 증가시킴으로써 장기적인 체중 감소를 촉진한다.[18] 기초대사율에 미치는 영향은 크지 않지만, 칼로리를 조금 줄이는 것으로는 살과의 전쟁에서 이길 수 없으니 전체적으로 대사 건강을 개선해야 한다. 따라서 하루에 100Cal를 더 태우는 것보다 포도당과 지방 연소를 늘리고 허기를 줄이는 것이 더 중요하다. 이는 낡은 엔진을 꺼내고 새로운 V10 엔진을 장착하는 것과 같다. 인체라는 기계가 지방과 포도당을 더 잘 태우게 되는 것이다. 그리고 지방이 줄면 신체의 대사 작용이 향상하는데, 그 이유는 대사 작용이 섭취하는 칼로리를 어떻게 할지 결정하기 때문이다(칼로리를 저장하거나 태우거나). 그래서 칼로리가 조금 주는 것은 중요하지 않다. 이 모든 유익한 효과들로 인해 차의 건강 효능은 매우 높다.

비만과 제2형 당뇨병은 깊은 상관관계가 있으므로, 차와 카테킨의 체중 감량 효과가 제2형 당뇨병에도 혜택을 줄 것이라고 기대할 수 있다. 실제로 정확히 맞는 이야기다. 2009년 플라세보 대조 실험[19]에서 괄목할 만한 결과가 나왔다. 카테킨 582.8mg을 첨가한 녹차를 섭취하자 헤모글로빈 A1C, 즉 당화혈색소(3개월 평균 혈당수치)가 0.37 감소했다. 이는 오늘날 당뇨병 치료에 사용되는 약들만큼 강력한 효과다. 더 위험한 복부 지방의 지표인 허리둘레는 3.3cm 감소했다. 수축기 혈압은 5.9mmHg, 이완기 혈압은 3.0mmHg 감소했다. 중성지방은 10% 이상 개선되었다.

2006년 일본의 협력 코호트 연구[20]가 1만 6000여 명의 피험자를 추적한 결과, 녹차를 자주 마시면(일일 6잔 이상 vs. 주당 1컵 미만) 제2형 당뇨병 발병 위험이 33% 감소한다고 밝혀졌다. 연구자들은 홍차와 우롱차는 당뇨병의 위험과 아무런 연관성이 없다는 것을 알아냈다. 그리스와 키프로스, 크레타의 노인 환자 1190명을 대상으로 한 MEDIS 연구[21]에서도 녹차나 홍차를 장기간(최소 30년) 적당히(하루 1~2컵) 마시면 혈당이 낮아지고 제2형 당뇨병 가능성이 70% 감소한다는 유의미한 결과를 얻었다. 흥미롭게도, 이 연구에 참여해 차를 마신 사람들은 거의 모두 평소에 커피를 마시는 사람들이었다. 따라서 커피를 마시면서 차를 마셔도 추가적인 혜택이 있음을 알 수 있다.

아시아인들은 백인들보다 지속해서 더 나은 결과를 보이는데, 아마도 유전적 차이 때문일 것이다. 카테킨은 COMT(카테콜-O-메틸전이효소)를 억제해 에너지 소비를 증가시킨다. 아시아인들은 고활동 COMT(H)의 비율이 더 높아서 녹차 카테킨으로 이를 차단하면 인종적 차이로 효과가 더 클 것으로 예측되었다. 아시아인의 체중 감량은 평균 1.51kg이었지만, 백인의 경우 0.8kg에 불과했다. 하지만 0.8kg도 상당한 혜택이다.[22]

고혈압은 심장병과 뇌졸중의 위험을 증가시키기 때문에 침묵의 살인자라고 불려 왔지만, 많은 경우 증상이 거의 없다. 중의학에서는 차를 마시면 혈압이 떨어진다고 보는데, 현대의 연구들이 이 주장을 뒷받침한다. 노르웨이의 한 연구에서[23] 차를 마시는 사람은 12년을 추적한 후에도 혈압이 낮다고 밝혀졌다. 적당한 수준의 효과(약 4mmHg)였지만 이 효과가 내피 기능의 개선과 결합하고[24] 수십 년 동안 수백만 명에게 영향을 미친다면, 전체적인 효과는 막대해지고 인간의 고통과 비용이 엄청나게 줄어들 것이다. 대만의 한 연구도 비슷한 결과를 보였다.[25] 이 연구에서 나타난 용량-반응 연관성은 같았지만, 수년 동안 습관적으로 차를 마신 사람들은 혈압이 낮았다는 사실이 새롭게 밝혀졌다.

녹차는 항고혈압 이점도 많을 수 있다. 2011년 무작위 실험 결과,[26] 혈압이 5mmHg 낮아졌다. 하지만 콜레스테롤(LDL이 낮아지고 HDL이 높아졌다), 인슐린 저항성, 염증, 산화 스트레스도 개선되었다.

암에 미치는 차의 영향을 설명한 자료들은 일관성이 없다. 미국 국립암연구소에 따르면 "이러한 연구 결과들은 일관성이 없는 경우가 많았지만, 일부 연구에서는 차를 마시면 대장암, 유방암, 난소암, 전립선암, 폐암의 위험이 감소한다고 나타났다."[27] 녹차의 주요 카테킨인 EGCG는 인슐린에 자극받는 엠토르와 PI3K 성장 경로의 억제제로 밝혀졌다. 두 경로 모두 많은 암에서 과민하게 반응하므로 녹차를 정기적으로 마시면 암을 예방할 수도 있다.

차를 마시면 암의 예후가 좋아지고 유방암의 위험도 감소할 수 있다.[28] 녹차를 자주 마시는 사람은 유방암 재발과 대장암이 모두 감소할 수 있다.[29] 녹차의 카테킨은 암 전이를 방지하거나 아포토시스, 즉 세포사멸을 유도하는 데 도움이 될 수 있다. EGCG는 사멸 리간드에 결합하여 미토콘드리아 경로를 활성화한다. 활성화된 미토콘드리아 세포는 사멸하므로 암에 걸릴 가능성이 사라진다.

왜 차를 마시는가?

차의 인기는 매우 높아서 건강을 변화시킬 잠재력이 엄청나다. 차의 이점이 크지 않더라도 하루에 수십억 명이 차를 여러 번 마시면 공중보건에 상당한 혜택을 줄 수 있다. 체중 감량과 심장병, 뇌졸중, 암, 제2형 당뇨병의 위험이 감소한다고 밝히는 실재적인 자료가 있다. 차는 장수에 다양한 방법으로 이바지하며 수천 년 동안 인간 문화의 일부였다.

결론은 비교적 간단하다. 혜택은 많지만 사실상 위험이 없으며, 차로 예방하는 방식은 비용이 저렴하다. 차를 마시는 것은 위험 대비 혜택의 비율이 매우 높다. 그러니 더 좋은 질문은 "왜 차를 마시지 않는가?"이다.

적포도주와 커피는 약인가 독인가

────── 캅카스 지역에서 처음 시작된 포도주 양조의 역사는 1만여 년 전으로 거슬러 올라간다. 그 후 메소포타미아와 페니키아, 이집트, 그리스, 지중해로 퍼졌다.[1] 포도주는 처음에는 장수와 건강의 원천으로 전 세계적으로 추앙받았지만, 후에 치명적인 독소라는 오명을 얻어 금주법 시대에 많은 국가에서 금지되었다. 지난 50년 동안에는 방향이 다시 바뀌어 포도주를 마시는 것이 건강한 습관이라고 생각하게 되었다. 과학은 고대 문명이 오랫동안 알고 있던 것을 이제야 따라잡고 있다. 이번 장에서는 적포도주와 커피의 건강 효과와 일일 권장량을 설명한다.

적포도주

훈자 계곡은 파키스탄 북부의 히말라야산맥 약 2.6km 높이에 위치한다. 산봉우리에 둘러싸여 다른 문명과 완전히 외떨어진 훈자족은 장수하기로 유명하다. 1979년에 이 지역을 방문한 학자들은 건강 상태가 완벽해 보이는 101~109세의 몇몇 100세인들을 보고 놀라워 했다.[2] 그들의 혈압은 정상이었고, 심전도(EKG) 검사에서 눈에 띄는 죽상경화증이 발견되지도 않았다. 그들은 나이에 비해 행동이 민첩했다. 쉽게 걷고 움직일 뿐만 아니라, 가장 좋아하는 취미가 근처의 계단식 들판에 나가 일하는 것이었다. 이런 생활 습관은 미국의 노인들과는 크게 다르다. 미국인들은 운이 좋아 100세까지 살더라도 화장실 출입을 겨우겨우 하는 정도다. 출생증명서가 없는 까닭에 훈자 주민들의 실제 나이를 두고 논란이 있다고 해도, 그들은 분명히 기품 있게 나이를 먹었다.

훈자 사람들은 현지에서 재배한 살구를 훈자파니(또는 훈자수)라는 홈메이드 포도주에 넣는다. 6명의 놀라운 100세 훈자인들은 이 포도주를 매일 마셨다고 말했다. 축제가 열리면 훈자 주민들은 집에서 만든 포도주를 맘 놓고 마신다. 그들은 포도주를 장수와 스트레스 해소의 비결이라고 생각한다.[3] 그리고 이는 당신의 비결이 될 수도 있다.

적포도주와
함께해 온 인류

"포도주는 건강하거나 아픈 사람 모두에게 적절한 식품이다."
— 히포크라테스

포도주는 수천 년 동안 인간 문화의 일부였다. 우리 식단의 일부일 뿐만 아니라 사회·종교적 역사의 일부이기도 했다. 성경 시대 이전인 적어도 신석기시대(약 BC 1만 년)까지 거슬러 올라가지만, 훨씬 더 일찍부터 먹기 시작한 것이 거의 확실하다. 술은 만드는 재료만 달랐을 뿐 사실상 세계의 모든 지역에서 생산되었다. 하지만 알코올은 건강에 좋을까, 해로울까?

현대의학의 아버지 히포크라테스는 남성이 물을 탄 포도주를 많이 먹어야 한다고 믿었다.[4] 포도주에 물을 섞어서 숙취를 막는 것이 일반적이었다. 가끔은 포도주에 꿀을 넣기도 했다. 히포크라테스는 포도주를 상처 소독제로 추천했고, 심지어 포도주를 진정제, 진통제, 이뇨제로 처방하기도 했다.[5] 고대 그리스인들은 포도주를 음식과 약으로 두루 사용했다. 그들은 포도주로 상처를 씻어 냈고 약을 포도주와 함께 먹었다.[6]

그리스인과 로마인은 포도주를 소량 섭취하면 건강에 여러모로 도움이 된다고 믿었다. 서기 1세기에 그리스 의사 루퍼스는 "건강에 포도주보다 더 기특한 건 없다. 하지만 술을 마시는 사람은 현명해야 한다. 불치병을 앓고 싶지 않다면 말이다."라고 말했다.[7] 이 말에서 알코올이 지닌 본질적인 이중성을 엿볼 수 있다. 소량의 술은 매우 유익할 수 있지만, 많은 양은 독이 된다. 고대 로마의 카이사르는 위장 감염을 막기 위해 군인들에게 식사할 때 포도주를 함께 마시라고 명령했다.

16세기에 독일의 의사 파라셀수스는 "포도주가 영양분인지 약인지 독극물인지는 양의 문제"라고 썼다. 그는 독성학의 아버지로 여겨지며 '양이 많으면 독이 된다'는 기본 원리를 만들었다고 알려진다. 건강을 위해 독성 물질을 소량 사용하는 것을 호르메시스라고 한다. 건강 증진에 사용되는 독성 물질의 사례로는 보툴리눔 독소(보톡스)와 쥐독(쿠마딘, 혈액을 묽게 하는 데 쓰임)이 있다. 이 원리는 적포도주에도 적용될 수 있다.

토머스 제퍼슨도 "포도주를 마시는 오랜 습관은 내 건강에 필수 불가결한 것이 되었다"라고 썼다. 유명한 프랑스 생물학자 루이 파스퇴르는 "포도주는 가장 건강하고 청정한 음료"라고 적었다. 영국인 의사 윌리엄 헤버든 William Heberden은 협심증을 묘사한 글에서 "포도주와 증류주를 마시면 병이 상당히 낫는다"라고 강조했다. 그는 포도주가 강력한 관상혈관 확장제라고 믿었다.[8]

하지만 20세기 초, 적포도주가 장수의 요인이자 심혈관 건강에 중요하다는 사고방식은 얼마를 마시든 술은 독이라는 생각이 널리 퍼지면서 급격히 바뀌었다. 이러한 변화는 1920년부터 1933년까지 미국을 포함한 세계 여러 나라에서 금주법을 시행한 기간에 절정에 달했다.

금주법이 시행되는 동안 술의 판매와 운송, 음주가 모두 금지되었다. 금주 운동을 이끈 사람들은 간경변증과 같은 건강 문제와 가정 폭력, 결근처럼 수많은 사회적 문제를 포함하여 알코올 중독이 유발하는 많은 문제를 우려했다. 금주 운동은 19세기 초에 시작됐으나 1893년에 주류 판매 반대 연맹이 결성되면서 힘을 얻었다. 금주법으로 인해 술과 그 관련 사업을 전면 금지하면 공중보건에 큰 도움이 될 것이라는 생각이 주입되었다.

1920년에 술 소비가 획기적으로 감소했고, 1인당 알코올 소비량은 30% 정도 감소했을 깃으로 추징된다. 그러나 불법 수입과 밀주, 조직범죄로 인해 더는 줄지 않았다. 금주법은 결국 폐지되었지만 모든 알코올이 건강에 좋지 않다는 인상을 남겼다. 금주는 미덕으로 여겨졌고, 이 관점은 20세기 내내 지속되었다.

21세기로 접어들자 알코올을 적당히 섭취하면 심장병이 감소한다는 연구 결과가 거짓말처럼 속속 밝혀졌다. 적포도주의 심장 보호 효과가 가장 컸다.[9] 하지만 알코올을 과다 섭취하면 사망률과 심부전과 부정맥의 위험이 증가해 파멸에 이른다. 양이 많으면 독이 된다.

프렌치 패러독스 : 적포도주가 비결일까?

1960년대 이후 미국인들은 지방을 과하게 먹으면 심장병에 걸릴 거라고 믿었다. 우리는 고기의 비계를 잘라 내고, 지방이 적은 닭가슴살을 껍질 벗겨 먹고, 저지방 유제품을 마시며 식단에서 지방을 제거하려고 필사적으로 노력했다. 한편 프랑스 사람들은 예전부터 먹어 왔던 전지 치즈와 지방이 많이 낀 고기를 계속 즐겼다. 프랑스인들은 나쁘다는 동물 지방을 미국인보다 3배나 많이 먹었지만, 심장병 발병률은 절반에 가까웠다.[10] 이를 '프렌치 패러독스'라고 부른다.[11] 포화지방이 비교적 높은 식단을 섭취해도 심장병 사망률이 낮은 그리스나

스페인 사람들에게도 이를 쉽게 적용할 수 있다. '패러독스'라는 단어가 붙은 건 천연 동물 지방이 심장병을 일으키지 않는다는 사실 때문이다. 이 내용은 11장에서 더 자세히 살펴볼 것이다.

프렌치 패러독스를 과학적으로 조사한 덕분에 연구자들은 적포도주의 이점을 발견하는 놀랍고도 새로운 길을 열 수 있었다. 프렌치 패러독스가 독특한 이유는 프랑스인들의 술 소비율이 다른 나라 사람들보다 훨씬 높기 때문이다.[12] 프랑스는 세계 어느 나라보다 포도주를 많이 생산하고 포도원의 숫자도 (스페인 바로 다음으로) 2위를 차지한다. 이전에는 적포도주를 심장 질환의 위험 요인으로 여겼지만, 이제는 점점 보호 요인으로 인식하게 되었다.

적정량의 알코올 섭취가 유익할 수 있다는 놀라운 개념을 처음 발견한 것은 1979년이었다. 연구자들은 캐나다와 미국 등 18개 선진국을 대상으로 심장병 사망의 요인을 조사했다.[9] 그들은 포도주에는 전혀 관심이 없었다. 그들은 주로 의사, 간호사의 수와 환자의 의료 개선이 상관관계가 있는지 탐구했다. 놀랍게도 많은 의사가 심장병을 앓고 있었다. 이 연구에는 건강과 알코올 사용에 대한 정보도 포함되어 연구자들은 알코올 섭취와 관련된 결과를 검토할 수 있었다. 예를 들어, 알코올 섭취가 증가하면 도로사고 사망률이 높아져 비음주 운전이 중요하다는 점이 지적되었다.

연구진은 심장병의 가장 강력한 보호 요인이 적당한 알코올 섭취라는 뜻밖의 결과를 밝혀냈다. 포도주와 맥주, 증류주를 따로따로 더 자세히 살펴보니 포도주를 마시는 사람에게만 보호 효과가 발생한다는 결과가 나왔다. 다른 많은 연구에서 예상치 못한 이 발견을 뒷받침함으로써 우연이 아님이 입증되었다.

그림 9.1 | 선진국의 포도주 소비와 심장 사망률[13]

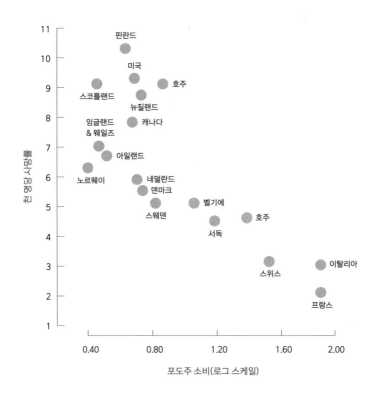

코펜하겐 심장 연구는 12년 동안 거의 2만 명의 사람을 추적했다.[14] 술을 매일 적절히 섭취하면 사망 위험이 낮아진다고 또다시 밝혀졌다(그림 9.2). 1979년 연구에서처럼 긍정적인 효과는 포도주에만 해당했고 맥주나 독한 술에서는 관찰되지 않았다.

그림 9.2 | 상대적 사망 위험과 포도주 섭취의 관계

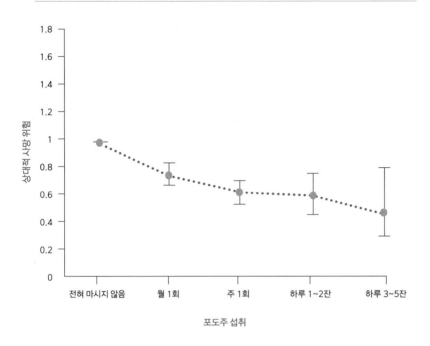

포도주의 이점은 사소하지 않았다. 하루에 포도주를 3~5잔 마신 사람의 사망률은 마시지 않은 사람의 거의 절반이었다(상대 위험도 0.51). 이는 놀라운 혜택이다.

한 프랑스 연구에 따르면 술을 적당히 섭취하면 전체 원인 사망률이 33% 줄었지만, 맥주의 이점은 전혀 없었다.[15] 주로 청주를 마시는 중국의 한 연구에서는 사망 위험이 19% 감소했다. 비율이 더 낮지만 여전히 유의미한 수치다.[16] 120만 명의 미국인을 조사한 암 예방 연구 II의 자료에 따르면, 알코올을 적당히 사용하면 사망 위험이 30~40% 감소했다(그림 9.3 참조). 하루에 1잔씩 마셨을 때 혜택이 가장 컸다. 과도한 음주는

그림 9.3 | 알코올 섭취와 사망률

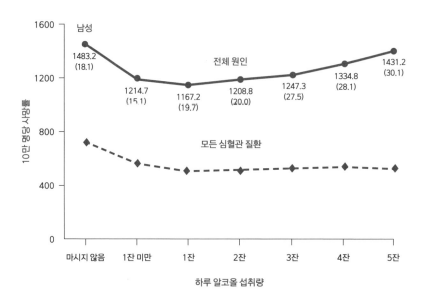

여전히 위험하며 특히 젊은이의 경우 폭력으로 인한 사망과 사고의 위험이 증가했다. 나이 든 사람이 알코올을 과도하게 사용하면 간경변증의 위험이 증가했다.[17]

다른 연구들에서도 알코올을 적당히 섭취하면 전체 원인 사망률과 관상동맥 심장병의 위험이 낮아진다는 결과가 나옴으로써 암 예방 연구 II의 결과가 입증되었다(그림 9.4).

미국의 자료는 예상 가능한 결과를 보여 주었다. 술을 적당히 마시면 심혈관 질환이 감소하지만, 더 마시면 이 혜택이 증가하지 않았다. 술을 더 마시면 간 질환과 특정 암을 포함해 과다 알코올로 인한 질환의 위험이 증가하여 유익한 효과가 사라진다. 군 신병의 경우 술을 많이 마시면

그림 9.4 | 알코올, 특히 적포도주는 관상동맥 심장병과 사망의 위험을 낮출 수 있다.[18]

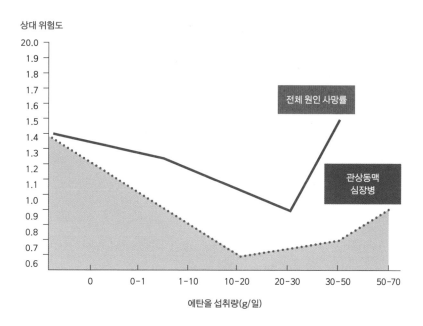

주로 사고·자살·폭력 등으로 인한 사망 위험이 커졌다.[19]

가장 최근에는 여성건강연구 결과, 알코올을 적당히 마시면 비음주와 비교했을 때 전체 사망률이 35% 감소하고 심혈관 사망률이 51% 감소한다고 또 한 번 입증되었다.[20] 최장기 연구 중 하나인 주트펜 연구는 40년 동안 1373명의 남성을 추적했다. 이 연구에서 비음주와 비교해 적당한 음주(하루에 약 반 잔)가 수명을 5년 정도 연장할 수 있다고 나타났다![21]

주목할 점은 이런 연구 중 다수가 폭음보다는 매일 소량의 알코올 섭취를 조사한다는 사실이다. 매일 저녁 식사에 1~2잔의 포도주를 곁들이는 것은 일주일에 한 번 4병을 마시는 것과는 다르다. 어떻게 마시느냐가 매우 중요하다. 술은 장수를 위한 전투에서 강력한 무기이지만, 다른 무기와 마찬가지로 양날의 검이다. 지식 없이 잘못 사용하면 다칠 수 있다.

적포도주는 요리와 함께

미국의 연구가 유럽 연구만큼 인상적인 결과를 보여 주지 않은 이유는 미국인과 달리 유럽인은 저녁 식사에 항상 포도주를 곁들이기 때문이다. 미국인들은 사교 목적으로 술을 마시는 경향이 있지만, 유럽인들은 포도주를 식사의 일부로 간주한다. 음식과 함께 적포도주를 마시면 식사 후에 치솟는 지질과 포도당이 최대로 감소한다. 식사에 적포도주를 곁들이면 콜레스테롤 잔류 입자인 VLDL과 포도당이 혈관에 접촉하는 양과 시간이 감소한다. 이 입자는 내피에 손상을 주고 내피 기능 장애를 촉진하여 고혈압과 죽상경화증을 일으킬 수 있다.

건강 효과는 어디서 올까 포도주는 부피당 대략 12~15%의 알코올을 함유한다. 알코올 자체가 건강에 유익한 영향을 줄 수 있지만, 적포도주에 들어 있는 다른 생리활성 화합물 덕분일 가능성이 더 크다. 적포도주의 폴리페놀이 아마 혈액의 응고 경향과 LDL 산화를 감소시킬 것이다(그림 9.5 참조).[22] 적포도주와 알코올류는 콜레스테롤에 이로운 영향을 미치며, '좋은' 콜레스테롤로 알려진 고밀도 지질단백질(HDL)을 늘린다(그림 9.6 참

조).[23]

다른 알코올음료와 차뿐만 아니라 포도주에도 생리활성 성분인 폴리페놀이 들어 있다. 적포도주는 껍질과 씨를 포함해 포도 전체를 사용해 만들지만, 백포도주는 껍질을 벗겨 만든다. 적포도주는 포도를 껍질과 씨째로 몇 주 동안 담가 만드는데, 이 과정에서 포도의 종류와 발효과정의 특성에 따라 폴리페놀의 양이 최대 10배까지 높아진다. 적포도주 1L에는 750~1060mg의 플라보노이드가 들었지만, 백포도주에는 25~30mg이 들어 있다.[24]

레스베라트롤이라는 폴리페놀은 적포도주에만 들어 있다. 레스베라트롤은 포도 껍질에 들었기 때문에, 이 폴리페놀의 유일한 주요 공급원은 적포도주이다. 레스베라트롤이 발견되자 많은 보충제 회사가 서둘러 레스베라트롤 정제를 만들었다. 아쉽게도 포도주로 섭취할 때만 레스베라트롤이 몸에 흡수되기 때문에 보충제는 건강 증진 효과가 없었다. 집중연구에서 밝혀진 바로는, 적포도주를 섭취한 후에 레스베라트롤은 혈관 내피 산화질소 합성효소를 증가시키고 산화질소(NO)의 증가를 촉진할 수 있다. 산화질소는 동맥을 확장하고 죽상경화증을 방지하며 항혈소판 효과로 혈전을 막는 생체 가스이다. 폴리페놀은 강력한 항산화제 역할을 할 수 있고, 혈소판이 뭉치는 것을 줄여 혈액을 희석시키며 내피 산화질소 방출을 통해 혈관을 이완시킬 수 있다. 레스베라트롤은 SIRT1 유전자를 활성화시켜 효소의 수명을 연장한다. SIRT1은 칼로리 제한의 효과를 제공하는 바로 그 유전자다. 이런 이유로 시르투인(Sirtuin)은 '젊음의 효소'로 알려져 있다.[25]

알코올을 적당히 섭취하면 염증과 혈액 응고,[26] 혈압이 감소한다.[27]

그림 9.5 | 식물 플라보노이드의 이점

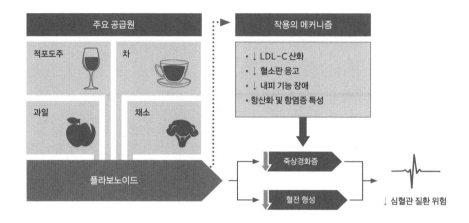

15개의 인체 연구를 분석한 결과, 알코올을 섭취하면 수축기 혈압이 3.31mmHg, 이완기 혈압이 2.04mmHg 내려갔다.[28] 감소 수치가 다소 작아 보이지만, 연구자들이 발견한 소금 제한의 혈압 강하 효과(이 발견으로 소금에 대한 50년 간의 사악한 공격이 시작됨)보다 컸다. 소금과 마찬가지로 알코올을 적당히 섭취하면 심장병이 감소할 수 있지만, 그 이상 섭취해서는 안 된다.

높은 인슐린 수치와 인슐린 저항성은 대사증후군의 핵심 원인으로 미래의 심장병과 뇌졸중의 위험을 대폭 증가시킨다. 30년 동안의 추적 조사를 포함한 하버드대학의 표준 노화 연구[29]에서 알코올을 적당히 섭취한 집단은 섭취량이 많거나 섭취하지 않은 집단보다 인슐린 수치와 인슐린 저항성이 현저히 낮다고 밝혀졌다. 2005년 미국당뇨병협회는 알코올을 적당히 마시면 제2형 당뇨병 발병률이 무려 30% 감소한다는 것을 발

그림 9.6 | 알코올 섭취와 HDL 수치

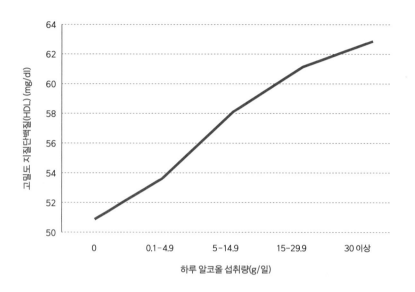

하루 알코올 섭취량(g/일)

견했다.[30] 연구자들은 주로 다음의 이유로 적당량의 알코올이 심장병 사망을 줄였다고 추정했다.

- 콜레스테롤 수치 개선
- 혈당/당뇨 개선[31]
- 염증/혈전 개선
- 혈압 감소

알코올의 나머지 이점은 대부분 알려지지 않은 메커니즘을 통해 나타난다.

적포도주를 얼마나 마셔야 할까?

2015~2020년의 미국인 식단 권장안은 적절한 알코올 섭취를 권한다(남성은 하루에 2잔, 여성은 하루에 1잔). 표준 음료를 순수한 에탄올 14g으로 설정한 후 51개 연구를 메타분석한 결과, 하루 12.5g 정도의 알코올을 섭취하면 여성의 관상동맥 심장병 위험이 최대로 낮아진다고 나타났다. 남성은 25g 정도였다.[32] 12.5%의 에탄올을 함유한 일반적인 적포도주는 하루에 약 85g 정도가 여성에게 최적일 수 있고, 남성은 하루에 약 170g이 최적일 수 있다. 이 권고는 어린이, 임신 또는 모유 수유 중인 여성, 알코올 중독자, 알코올과 상호작용하는 약물 복용자 등에게는 적용되지 않는다. 그들은 알코올을 피해야 한다.

적포도주 팁 6가지

1 식사와 함께 적포도주를 마신다. 혈당수치가 내려가고,[34] 혼자 술을 마실 때 발생할 수 있는 혈압 상승이 예방된다.
2 고기를 요리하기 전에 적포도주에 재운다. 그러면 고열로 요리할 때 생길 수 있는 발암성 화학물질(헤테로사이클릭아민)이 감소한다.
3 프랑스와 브라질의 적포도주, 피노누아, 람브루스코가 훌륭한 선택이다. 이 술들은 심장과 뇌를 보호하는 레스베라트롤과 폴리페

놀의 농도가 가장 높다.

4 술을 못 마신다면 무알코올 적포도주를 마셔도 좋다. 효과는 비슷하다.

5 매일 적당량 술을 마시고 폭음을 피하라.[33]

6 많은 포도주에 설탕이 다량 들어 있으므로 드라이 팜 와인Dry Farm Wines의 포도주처럼 저당 포도주를 마시는 것이 중요하다. 드라이 팜 포도주의 장점은 다음과 같다. 설탕과 곰팡이, 글루텐이 없다. 황산염이 낮다. 첨가제가 들어가지 않는다. 알코올 함량이 낮다 (12.5% 미만).

커피

커피 이야기는 에티오피아의 고대 커피 숲으로 거슬러 올라간다.[35] 전설에 따르면, 칼디라는 이름의 염소 목동이 어떤 나무의 열매를 먹은 후에 밤에 잠을 이루지 못하고 활력이 솟는 것을 느끼고 처음으로 커피를 발견했다. 사람들은 이 열매로 음료를 만들어 먹으면 에너지가 생기고 정신이 또렷해진다는 것을 알게 되었다. 이렇게 커피 재배가 시작됐다. 커피 무역은 처음에 아라비아반도에서 인기를 끌었고 16세기에 페르시아, 이집트, 시리아, 터키 등으로 퍼졌다. 17세기에 커피가 유럽으로 건너가

금세 전 세계로 퍼졌다.[36]

커피의 효능 커피는 미국에서 두 번째로 많이 소비되는 음료(물 다음으로)이며 성인의 카페인 섭취의 주요 공급원이다. 커피는 카페인, 디테르펜 알코올, 클로로겐산, 리그난, 트리고닐린 등 생물학적 작용을 한다고 알려진 1000여 개의 화합물을 함유한 복합 음료다. 커피는 미국 식단에서 단일 항산화물로는 최대의 공급원이다. 커피를 마실 때 주로 사용하는 8온스 컵에는 카페인이 95~200mg 들어 있지만, 디카페인 커피는 8온스당 5~15mg의 카페인만 함유한다.[37] 커피의 카페인 함량은 건강상의 혜택을 제공하는 데 중요한 역할을 한다.

커피를 마시면 제2형 당뇨병의 위험이 낮아진다.[38] 커피는 당 섭취 2시간 후 혈당수치를 평균 13.1% 낮추고[39] 헤모글로빈 A1C(전반적인 포도당 노출의 측정)를 7.5% 줄였다. 대사증후군의 핵심 지표인 허리둘레가 상당히 줄었는데, 카페인이 함유된 커피군에서만 그러했다. 하루에 300mg의 카페인을 섭취하면 에너지 소비가 하루에 80Cal 증가한다.[40] 이는 허리둘레의 차이를 설명하기에 충분할지도 모른다. 카페인은 인슐린 민감도를 급격히 떨어뜨릴 수 있지만[41] 장기적으로는 유익하다.

두 개의 대규모 메타분석에서 커피 섭취와 제2형 당뇨병 위험의 '부적 관계(negative relationship)'가 확인되어 용량-반응 연관성이 명확히 밝혀졌다. 커피를 더 마시면 제2형 당뇨병의 위험이 낮아진다.[42] 매일 4~6잔의 커피를 마시면 제2형 당뇨병의 위험이 28% 감소하고, 6잔보다 많이 마시면 35% 감소한다. 일본 대규모 연구에서 13년간 추적 조사한 결과,

그림 9.7 │ 차와 커피의 심장 보호 효과

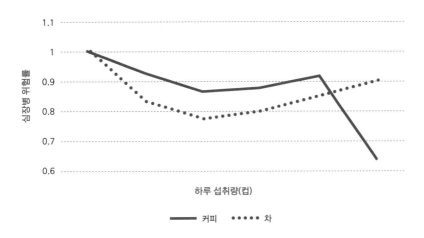

커피를 자주 마시는 사람들은 제2형 당뇨병의 위험이 42% 감소했다.[43]

커피는 유익할 수 있지만, 사람들이 커피에 넣는 것(크림과 설탕)은 별로 유익하지 않다. 디니콜란토니오 박사와 다른 두 동료가 말했듯이 "장수를 원한다면 커피에 '좋아요', 설탕에는 '싫어요'라고 말하라."[44]

커피에는 다른 이점이 있다. 카페인이나 디카페인 인스턴트커피를 5잔 마시면 아디포넥틴과 페투인-A 농도가 변화해 지방세포와 간 기능이 개선된다.[45] 하루에 2~5잔의 커피를 마시면 사망률과 심혈관 질환, 제2형 당뇨병, 간 질환, 파킨슨병, 우울증, 자살로 인한 사망률이 낮아진다.[46]

유럽인의 암과 영양에 대한 전향적 조사(EPIC-NL)[47]라는 네덜란드의 집단 연구는 음식 빈도 설문지를 이용해 13년 동안 3만 7514명의 참가자를 추적했다(그림 9.7). 커피를 적당히 마신 사람은 보통 수준으로 심장병을 막을 수 있었다. 그러나 하루에 커피를 6잔 넘게 마시면 이 혜택이 다소 약화하는 듯하다. 이 자료는 커피를 적당량 섭취하면(3~4컵) 잠재적으로 유익하다는 다른 연구 결과들과 거의 일치한다.

이 주제를 가장 포괄적으로 검토한 연구 중 하나에서, 풀poole 연구팀은 하루에 커피를 3~4컵 마시면 전체 원인 사망률과 심혈관 사망률, 심혈관 질환 감소에 효과가 가장 크다고 결론지었다.[48] 또한 유해성 없이 암 위험이 18% 감소한다고 밝혀졌다. 유럽 연구자들은 커피를 많이 마시는 사람은 전체 원인 사망 위험이 22% 낮다는 점을 발견했다.[49] 3개의 대규모 집단을 분석한 결과, 하루에 커피를 1~5컵 마시면 사망 위험이 상당히 낮아져 용량-반응 연관성이 입증되었다.[50]

커피에 꿀을 넣어라

자연의 달콤함을 좀 얻으려면 커피에 천연 꿀을 넣어라. 레인포레스트 와일드 투알랑Rainforest1st Wild Tualang 꿀은 FDA 인증을 받은 유일한 천연 투알랑 꿀이다. 색이 매우 진한 투알랑 꿀은 밝은색 꿀보다 항산화물과 영양소가 더 많다. 색이 진한 꿀일수록 건강에 좋다.

왜 효과가 있는 걸까

커피는 클로로겐산의 풍부한 공급원이며, 클로로겐산은 체내에서 카페인산을 거쳐 페룰산으로 대사된다. 커피를 마신 뒤 몇 시간 동안은 페룰산의 혈중 농도가 카페인산보다 훨씬 높은데,[51] 이로 인해 건강상 이점이 많이 발생할 수 있다. 설치류에서 페룰산은 파킨슨병을 막고[52] 항산화 글루타티온의 합성을 증가시킨다.[53] 페룰산은 페놀 핵과 고도 활용된 구조 때문에 자유 라디칼의 제거제와 안정제, 사슬 차단제 역할을 한다. 이 덕분에 자외선과 지질 과산화를 막는 데 도움이 될 수 있다.[54] 페룰산은 또한 대뇌 허혈-재관류 손상(cerebral ischemia-reperfusion injury)을 예방하고,[55] 염증성 사이토카인 종양괴사인자-알파로 인한 피해를 줄인다고 알려져 있다.[56]

커피의 잠재적 부작용

카페인 커피의 잠재적 부작용으로는 불면증, 배뇨 및 갈증, 탈수, 가슴 두근거림, 떨림이 있을 수 있다. 노인의 경우에는 부작용으로 골 손실이 발생할 수도 있다.[57] 카페인은 이뇨제로서 소변을 통해 나트륨, 염화물, 칼슘의 손실을 증가시킬 수 있다.[58] 커피 1컵당 소변으로 나트륨 손실이 437mg 증가하므로, 커피 4컵을 마신다면 이 손실을 메우기 위해 소금 반 티스푼을 먹어야 한다.[59]

임신 중에 커피와 카페인을 섭취하면 조산과 저체중아 출산 위험이 증가한다. 또 커피를 자주 마시면 카페인에 대한 신체적, 심리적 의존성이 높아질 수 있다. 그러나 의존성은 다양한 건강 혜택을 제공하는 커피를 매일 마실 수 있게 하므로 유리한 부작용이 될 수 있다.

10

소금과 마그네슘을 더 먹어야 하는 이유

───── 우리는 소금이 필수 미네랄이 아니라 독이라고 생각한다. 식단 권장안과 의료 기관, 의사들은 소금 섭취량이 적을수록 좋다고 말한다. 하지만 이 개념을 뒷받침하는 실제 증거가 있을까? 소금이 우리에게 나쁘다는 생각은 어디서 비롯될까? 이 장에서는 저염 도그마의 역사에서 핵심적인 역할을 하는 요인들을 살펴보고, 소금을 더 먹으면 실제로는 건강이 개선된다는 점을 밝힌다.

소금과 마찬가지로, 마그네슘은 중요한 미네랄이다. 그러나 이 흰 결정(소금을 의미-옮긴이) 위에 드리운 먹구름과 달리, 마그네슘은 건강에 좋다는 인상을 준다. 물론 그럴 만한 이유가 있다. 마그네슘은 몸에 600여 가지 반응을 일으키는 필수 미네랄이며, 생활 습관과 만성질환, 약물 때문에 마그네슘이 고갈되는 사람이 많다. 오랫동안 잊힌 상관관계지만 소금과 마그네슘은 복잡하게 얽혀 있다. 다음 내용에서 마그네슘의 이점과 결핍을 일으키는 요인, 최고의 마그네슘 보충제를 알아본다.

소금을 적게 먹어라 :
명확하고 단순하지만 틀렸다

사실상 모든 영양학 관계자들이 동의하는 조언이 하나 있는 것 같다. 소금을 덜 먹으면 혈압이 내려가고 심장병의 위험이 줄어든다는 것이다. 그리고 사람들은 그 말을 듣는다. 그래서 미국인의 50% 이상이 소금을 줄이려고 노력하며 약 25%가 의사에게 그러한 권고를 받는다. 미국인들은 하루에 약 1.5티스푼의 소금을 먹지만 권장량은 이의 절반도 안 된다. 이 조언은 명확하고 단순하지만 틀렸다.

우리가 항상 소금이 좋지 않다고 비난했던 건 아니다. 디니콜란토니오 박사가 그의 책 『소금의 진실』에서 다루었듯이, 모든 도시가 소금 무역으로 인해 흥망성쇠를 겪었다. 사람들은 소금을 두고 전쟁을 벌였다. 인류 역사 내내 소금은 중요한 영양소였다. '월급(salary)'이란 단어는 소금을 뜻하는 라틴어 '살(sal)'에서 유래한다. 성경에는 '세상의 소금'이라는 구절이 있다. 영어에는 누군가가 '소금 값한다'라는 흔한 표현이 있다. 이 언어적 증거로 소금이 제한해야 하고 피해야 하는 것이 아니라 가치 있고 중요한 식품임을 알 수 있다. 언제부터 우리는 소금에 대한 자연스러운 갈망을 두려워하기 시작했을까?[1]

1950년대, 뉴욕주 업턴의 연구자 루이스 K. 달Lewis K. Dahl은 소금을 덜 먹는 사람들이 심장병의 핵심 위험인자(고혈압)가 적다는 사실을 알아냈다.[2] 그는 자신이 수집한 제한된 자료를 바탕으로 소금의 과다 섭취가 고혈압과 심혈관 질환의 주요 원인이라는 생각을 내놓았다.

실험실에서 달은 유전자를 조작해 소금에 민감하게 만든 쥐를 사용하여 이 생각을 뒷받침하는 증거를 찾기 시작했다. 그는 이 쥐들에게 엄청난 양의 소금을 먹이면 고혈압이 생길 거로 예측했다. 이 연구에서 도출된 결론은 싱딩히 우스꽝스럽다. 이 쥐들은 소금이 고혈입을 일으키도록 유전자 조작되었기 때문에 이 연구의 결과는 어떠한 증거도 될 수 없었다. 쥐가 먹은 소금의 양은 사람으로 치면 하루에 소금 4.5컵이었으니 터무니없는 양이었다! 그러나 달은 정상적인 인간 아기들에게 이 결과를 부적절하게 추론해, 소금 섭취가 높으면 유아 사망률이 높아질 수도 있다고 제안했다.[3] 그의 주장이 큰 영향을 미쳐 식품 제조사들이 이유식의 소금을 줄이기 시작했다.

달은 소금이 약간 중독성이 있고 먹을수록 더 먹고 싶어진다고 추측했다.[4] 1976년 세계보건기구의 연구자 메니리와 바타비Meneely and Battarbee는 미국인들이 소금을 하루에 3g씩만 섭취하는 것이 건강에 좋을 것이라고 제안했다.[1] 확인되지 않은 이 생각은 1977년, 최초의 미국의 식단 목표Dietary Goals for the United States에 전달되어 영양 상식으로 굳어 버렸다. 그러나 이 권고안은 거의 전적으로 유전자 변형 쥐의 연구에서 나온 의심스러운 데이터에 근거했으며 그 당시에는 인체 연구의 증거가 존재하지 않았다.

하지만 말은 이미 헛간 밖으로 나와 버렸다. 과학적 뒷받침이 부족한데도 정부와 지침, 언론은 소금이 건강에 좋지 않다고 벌써 미국 대중을 확신시켰다. '전문가'들은 계속해서 '과도한 나트륨을 피하라'는 말을 반복했다. 반복은 상식이 할 수 없는 일을 해냈고, 소금 제한은 식단 복음에 쓰였다. 저염 식단이 혈압에 미치는 영향을 테스트하는 임상 시험을 처음으로 체계적으로 검토한 결과는 저염 도그마가 거의 보편적으로 받아들여진 후 거의 15년이 지나도록 발표되지 않았다. 우리의 건강상의 문제가 또 다른 흰 결정, 즉 설탕 때문이었다는 증거는 그 후에 발표되었다.[5]

1982년, 소금은 〈타임〉지 표지에 '새로운 악당'으로 실렸다. 1988년에 인터솔트INTERSALT 연구가 발표되면서 합의가 이루어지는 듯했다. 이 대규모 연구는 32개국 52개 센터에서 소금 섭취와 혈압을 열심히 측정했다. 확실히 소금 섭취량이 많을수록 혈압이 높았다. 효과는 꽤 미미했지만, 소금을 줄이면 혈압 강하에 도움이 된다는 생각은 승리가 확실해 보였다. 나트륨 섭취량을 59% 줄여서 얻은 결과는 고작 혈압 2mmHg 감소였다. 예를 들어, 수축기 혈압이 140mmHg로 시작했다면 염분을 심하게 제한해서 138mmHg로 낮출 수 있다. 자랑할 만한 수치는 아니었다. 또한, 낮아진 이 혈압이 심장마비와 뇌졸중을 덜 발생시키는지에 대한 자료는 존재하지 않았다. 그러나 이 영향력 있는 연구를 바탕으로, 1994년 법정 영양 성분표는 미국인들이 하루에 2400mg(소금 약 1티스푼)만 먹어야 한다고 선언했다.[6] 하지만 세계의 거의 모든 건강한 사람들이 이 권고보다 소금을 훨씬 더 많이 먹는다는 바뀌지 않는 사실은 그대로 남아 있었다. 지난 50년간 건강과 수명이 급격히 개선된 것은 거의 모든 사람이 소금을 너무 많이 먹었다고 생각되는 시기에 일어났다.

저염이 유익하다는 우리의 믿음은 주로 잘못된 정보와 근거 없는 오해에 기초한다. 우리는 과도한 소금 섭취가 가공식품 소비가 증가하면서 일어나는 최근의 현상이라고 가정한다. 가령 달은 그의 저서에 소금을 양념으로 널리 사용한 것은 근대까지 드문 일이었다고 썼지만, 역사책만 조금 들춰 봐도 이 주장이 거짓임을 알 수 있다.

1812년 전쟁 당시 군사기록보관소에서 나온 자료에 따르면, 군인(그리고 아마도 서구 사회의 나머지 지역)은 하루에 16~20g의 소금을 먹었다.[7] 군 부대의 비용 부담에도 군인들은 하루에 18g의 소금을 배급받았다. 미국 포로들은 하루에 9g의 소금이 '니무 적다'며 심하게 불평했다. 제2차 세계대전 이후 음식을 보존하는 주요 수단이었던 소금이 냉장고로 대체되자, 미국인들은 소금 섭취량을 하루 평균 9g으로 줄였고, 이후로도 이 수치가 유지되었다. 2차대전 이전 세기 동안에는 심장병이나 뇌졸중, 신장병으로 인한 과도한 사망률을 우려하지 않았다.

추세가 바뀌다

저염식이 생명을 구할 수 없다는 것은 처음부터 분명했다. 건강에 악영향 없이 고염식을 했던 문화는 셀 수 없이 많았다. 케냐의 삼부루 전사는[8] 하루에 거의 2티스푼의 소금을 섭취했으며, 심지어 소가 핥는 소금 덩어리를 직접 먹기도 했다. 이렇게 소금을 많이 먹었는데도 그들의 평균 혈압은 106/72mmHg였으며 나이를 먹으면서 상승하지 않았다. 이와 비교해 미국 성인 인구의 약 1/3이 고혈압이고, 소금을 줄이라는 식단 권장안을 준수하려고 노력했는데도 혈압은 최소 140/90mmHg 이상이다. 참고로 정상 혈압은 120/80mmHg 미만으로, 미국에서는 대개 나이와 함께 이 수치가 올라간다. 네팔의 코트양 Kotyang 주민들은 하루에 소금 2티스푼을 먹고, 쿠나 인디언들은 하루에 1.5티스푼을 먹지만 고혈압이 없다.[9] 그림 10.1[10]에서 고염식이 고혈압을

그림 10.1 | 세계질병부담연구 21개 대상 지역의 1990년과 2010년의 나트륨 섭취량

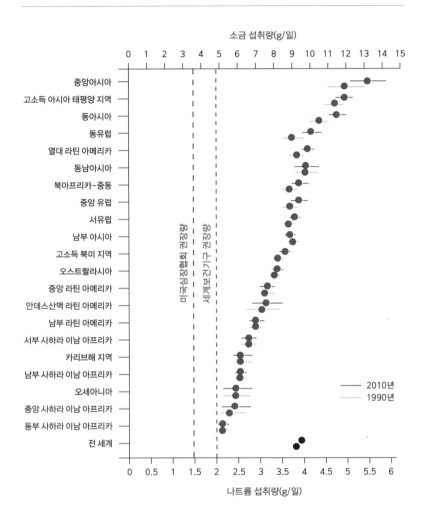

일으킨다는 달의 가설과 모순되는 사례를 많이 볼 수 있다.

2013년부터 세계의 소금 섭취를 조사한 가장 최근 자료를 보면 세계 어느 지역도 미국심장협회나 세계보건기구의 소금 제한 권장량에 부합

하지 않는다. 중앙아시아 지역이 염분 섭취량이 가장 많았고, 일본과 싱가포르를 포함한 아시아 태평양 지역이 뒤를 이었다. 일본 식단은 간장과 된장, 절인 채소 때문에 나트륨 함량이 높다. 83.7세라는 세계 최장수 기대 수명을 자랑하는 일본인들은 소금의 악영향을 받지 않는 듯하다. 싱가포르는 기대 수명이 83.1세로 3위다. 소금이 건강에 매우 나쁘다면, 세계에서 가장 짠 식단 중 하나를 먹는 사람들이 어떻게 최장수 국민이 되었을까?

1973년 분석[11]에서 소금 비율이 매우 높은 식단을 먹는데도 평균 혈압이 낮은 6개의 인구 집단이 발견되자 저염식 조언의 과학적 타당성을 우려하기 시작했다. 예를 들어, 일본 오카야마에 사는 사람들은 오늘날 대부분의 나라들보다 소금을 더 많이 섭취했지만(하루 최대 3.5티스푼), 평균 혈압이 세계 최저에 속했다.

일부 경우에서는 소금 섭취량이 많을수록 혈압이 낮았다. 예를 들어, 북인도인들은 하루 평균 2.5티스푼(14g)의 소금을 섭취했지만, 혈압을 정상 범위인 133/81mmHg로 유지했다. 남부 인도에서는 평균 염분 섭취량이 북부 인도의 약 절반 정도였지만 평균 혈압은 141/88mmHg로 상당히 높았다.[12] 소금이 정말로 혈압의 주요 결정요인 중 하나라면, 이러한 이례가 있어서는 안 된다.

그러나 소금 섭취가 해롭다는 결정적인 증거로 언급되는 대규모 인터솔트 연구에 대한 의문은 여전히 남아 있었다(그림 10.2). 이 자료를 추가 분석한 결과, 상당히 다른 내용이 나오기 시작했다. 연구자들은 초기 분석에 4개의 원시 집단(야노마모, 싱구, 파푸아뉴기니, 케냐)을 포함했는데, 이들은 나트륨 섭취량이 전 세계보다 현저히 낮았다(나트륨 섭취량이 99% 낮

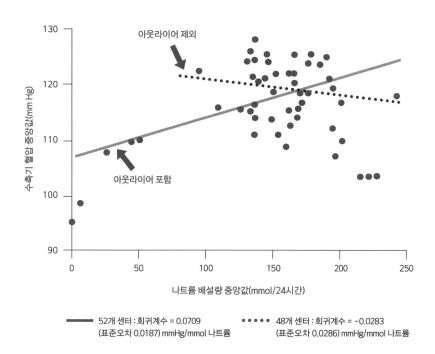

그림 10.2 | 인터솔트(INTERSALT) 연구 : 소금 섭취량이 많을수록 혈압이 낮다[13]

아웃라이어 제외

아웃라이어 포함

수축기 혈압 중앙값(mm Hg)

나트륨 배설량 중앙값(mmol/24시간)

52개 센터 : 회귀계수 = 0.0709
(표준오차 0.0187) mmHg/mmol 나트륨

48개 센터 : 회귀계수 = -0.0283
(표준오차 0.0286) mmHg/mmol 나트륨

왔다). 그런데 그들은 세계인들과는 전혀 다른 원시적인 생활 방식을 갖고 있었다. 평범하지 않은 이 사람들은 전 세계 다른 지역에 비해 일반적인 결과가 나올 가능성이 제한적이었으며, 매우 특이했기 때문에 평균에 큰 영향을 미쳤다.

이 4개의 원시사회는 식단 말고도 현대사회와 다른 점이 아주 많았다. 예를 들어, 브라질의 야노마모 인디언들은 수 세기 전처럼 수렵, 채집 활동을 하면서 여전히 전통적인 생활을 한다. 그들은 사랑하는 사람이 죽으면 타다 남은 시체의 재를 먹는다. 그렇게 함으로써 죽은 사람이 계속 살 수 있다고 믿기 때문이다. 그들은 가공식품을 먹지 않는다(가공식품이 없기 때문이다). 그들은 살충제나 방부제를 사용하지 않는다. 그들은 현대 의학을 이용하지 않는다. 아마존 정글에 사는 야노마모 인디언과 뉴욕이라는 정글에 사는 사람을 비교하는 것은 공평하지 않다. 식단의 한 가지 성분(나트륨)만 떼어 내서 전적으로 이것 때문에 고혈압이 발생한다고 주장하는 것은 가장 나쁜 연구의 예이다. 이는 천 스커트를 걸치고서 죽은 친척들의 재를 먹으면 혈압이 낮아진다고 쉽게 결론을 내리는 것과 다르지 않다.

인터솔트 연구에는 다른 문제도 있었다. 두 집단(야노마모와 싱구 인디언)을 더 연구한 결과, 이들에게는 안지오텐신 전환효소(ACE)의 특정 유전자 D/D가 거의 없었다. 이로 인해 섭취한 소금의 양에 상관없이 심장병과 고혈압의 위험이 극도로 낮았다. 따라서 낮은 나트륨 섭취는 이들 집단의 낮은 혈압에 중요하거나 사소한 원인조차 아닐 수 있다. 그보다 이 두 집단은 식단이 아닌 유전적 이유로 혈압이 낮을 수 있다.

다른 집단과 확연히 구분되는 아웃라이어가 있는 경우, 적절한 과학적 분석이라면 정보를 분석하는 과정에서 이 표본을 제거한 후에도 원래의 소금 가설이 여전히 유효한지 확인해야 할 것이다. 이 4개의 원시 집단을 제거하고 나머지 48개의 서구화된 집단을 분석하자, 처음과 반대의 결과가 나왔다. 소금 섭취량이 증가할수록 혈압이 낮았다. 소금을 적게 먹는 것은 건강한 습관이 아니라 해로웠다. 우리는 소금을 적게 먹어야 하는 게 아니라 더 많이 먹어야 한다. 이러한 놀라운 결과를 확인한 것은 이 연구만이 아니었다.

미국 연구 결과들에서 소금을 덜 먹는 것이 건강에 좋지 않다는 증거

그림 10.3 | **국민건강영양조사(NHANES) I : 소금을 많이 먹을수록 사망 위험이 감소한다**[14]

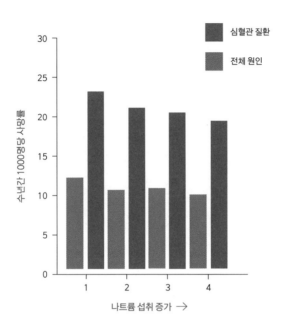

가 일관되게 나타난다. 국민건강영양조사NHANES는 미국인의 식습관을 주기적으로 조사하는 대규모 연구이다. 첫 번째 조사에서[15] 소금을 가장 적게 먹은 사람들이 가장 많이 먹은 사람들보다 사망률이 18% 높다고 나타났다(그림 10.3). 이 결과는 매우 중요하고 충격적이었다. 저염식은 건강에 이롭기는커녕 해로웠다. 이 조사에서는 인터솔트 연구에서 보이는 염분 제한의 문제도 확인되었다.

두 번째 국민건강영양조사에서는 저염식을 하면 사망 위험이 15.4% 증가한다는 끔찍한 소식이 확인되었다. 다른 실험들에서는 고혈압을 치료한 환자가 저염 식단을 먹으면 심장마비의 위험이 증가한다는 점이 발견되었다. 이들은 의사로부터 저염 식단을 권고받은 바로 그 환자들이었다! 우리는 치료자가 아니라 살인자였다.

2003년, 미국 보건사회복지부 산하 질병통제센터는 우려 끝에 의학연구소(IOM)에 혈압이라는 대리 결과보다 사망률과 심장병에 초점을 맞출 수 있는 증거를 새로 살펴보라고 요청했다.[16] 다시 말해, IOM은 소금 제한이 심장마비와 사망을 줄일 수 있는지 알아내는 임무를 맡았다. 이러한 결과는 단지 몇 개의 혈압 수치가 일시적으로 더 좋아 보이는 것보다 더 중요했기 때문이었다.

의학 문헌을 철저히 조사한 후 IOM은 몇 가지 주요한 결론을 내렸다. 저염식은 혈압을 낮출 수 있지만 "기존의 증거는 나트륨 섭취량을 하루 2300mg 미만으로 낮추면 일반인의 심혈관 위험이나 사망률에 긍정적이거나 부정적인 영향을 미친다는 점을 뒷받침하지 않는다"라고 말했다.[17] 즉, 소금을 덜 먹어도 심장마비나 사망의 위험이 감소하지 않았다. 그러나 심장부전 환자의 경우는 "저나트륨 섭취의 부정적 효과를 암시하는 충분한 증거가 있다"라고 결론 내렸다. 이럴 수가. 달리 말해 심장부전 환자가 소금을 덜 먹으면 나쁘다. 수백만 명의 의사들이 의대에서 처음 배우는 것 중 하나는 심장마비 환자에게 소금을 덜 먹으라고 조언하는 것이었다. 완전히 잘못되었고, 확실히 치명적인 조언이었다.

하지만 도그마는 바꾸기 어렵다. 우리가 틀렸다는 것을 인정하느니 모래에 머리를 박는 편이 더 쉽다. 2015년 식단 권장안은 IOM의 조언을 무시하고 나트륨 섭취량을 하루 2300mg(약 1티스푼의 소금) 미만으로 줄이도록 계속 권고했으며 미국심장협회는 하루 1500mg 이하의 나트륨을 권장한다.

소금은 산소를 운반하는 혈액과 영양소가 인체
조직을 잘 통과하도록 적절한 혈액량과 혈압을 유지하는 데 중요하다.
소금은 나트륨과 염화물이 반반으로 구성된다. 혈액의 전해질을 측정할
때, 나트륨과 염화물은 그야말로 가장 흔한 이온이다. 이를테면 정상 혈
액의 나트륨 농도는 140mmol/L 정도이며 염화물 농도는 100mmol/L
이다. 혈액의 칼륨 농도는 4mmol/L이고 칼슘은 2.2mmol/L이다. 혈액
에는 칼슘보다 나트륨이 50배 이상 많다. 우리가 소금을 갈망하는 것도
당연하다.

진화학자들은 우리의 혈액이 대부분 소금으로 이루어진 이유를 추측
한다. 어떤 사람들은 우리가 고대 바다의 단세포생물로부터 진화했다고
믿는다. 다세포로 발달해 육지로 이동하면서, 우리는 바닷물 일부를 혈
관 안의 '소금물' 형태로 운반해야 했다. 소금은 혈액의 전해질 대부분을
차지한다. 소금은 악당이 아니라 필수 물질이다.

저염 조언이 유발한 의도치 않은 결과는 편리하게 감추어졌다. 예를
들어, 하루에 소금 1/2 티스푼 미만을 먹으면 혈압이 10~15% 정도 내
려간다.[18] 이로 인해 일어설 때 혈압이 내려가는 기립성저혈압이나 현기
증이 일어날 수 있고, 자칫 넘어져 골절상을 입을 수도 있다. 저염 섭취
는 발기기능장애와 수면장애, 피로를 유발한다.[19]

운동하는 동안[20] 보통 사람은 시간당 소금 2/3 티스푼 이상의 땀을 흘
린다.[21] 이는 미국심장협회가 권장하는 일일 섭취량이다. 몸에 염분이 적
으면 저혈량과 탈수증이 빠르게 발생할 수 있다.

소금은 또한 음식의 맛을 더 달게 만들기 때문에 음식에 소금이 적게

그림 10.4 | 염분 섭취가 적을수록 심혈관 질환으로 사망할 위험이 크다

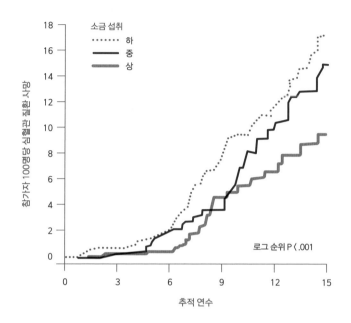

들어 있으면 이를 보상하기 위해 설탕을 더 많이 먹게 된다. 사실 소금은 고혈압과 만성 신장병, 심혈관 질환 등 설탕이 유발하는 많은 질병의 원인으로 뭇매를 맞아 왔다.[22] 우리는 엉뚱한 백색 결정체를 비난했다.

전문가들은 소금을 적게 먹으면 해로운 부작용 없이 혈압을 낮출 수 있다고 판단해 소금을 줄이라고 권고했다. 그러나 이 가정은 오랫동안 부정확했다는 것이 알려졌다. 1973년 초, 유명한 뉴잉글랜드 의학 저널의 사설은 소금을 줄이면 호르몬인 알도스테론과 안지오텐신II, 교감신경 활성도가 증가한다고 우려했다. 이런 호르몬의 수치가 높으면 심장병에 나쁜 것으로 알려져 있는데, 바로 이런 이유로 스피로놀락톤, ACE 억제제, 베타 차단제와 같은 생명 구조 약물로 이들 호르몬을 막는다. 따라서 소금 제한처럼 호르몬을 증가시킬 수 있는 행동은 위험하거나 치명적일 수 있다. 위험이 커진다는 점은 2011년 연구에서도 입증되었다.[23] 2011년 연구에 따르면, 소금을 가장 적게 먹은 환자는 가장 많이 먹은 환자보다 심혈관 사망률이 3배 이상 높았다. 저염식은 나쁘다. 매우 나쁘다(그림 10.4).

더구나 저염 섭취는 인슐린 저항성을 악화하고[24] 공복 인슐린 수치를 증가시킨다고 거듭 밝혀졌다.[25] 인슐린은 지방을 축적하는 호르몬이기 때문에 지방을 증가시킬 수 있다. 따라서 저염식을 하라는 조언은 당뇨병과 비만의 위험을 높일 수 있다. 저염 조언은 동맥을 굳히는 호르몬을 증가시킬 뿐 아니라[26] 예방한다고 여겼던 바로 그 질병인 고혈압과 신장병, 심장마비 및 심혈관 질환을 유발한다. 얼마나 맛있는 아이러니인가.

이 연구 결과는 일본과 한국, 프랑스와 같이 고염분 식단을 먹는 나라들이 관상동맥 심장병 사망률이 세계 최저이고 가장 오래 사는 이유를 설명한다.[27] 가장 최근에 철저하게 진행된 최대 규모 인구조사는 우리가 이미 알고 있어야 할 것을 확인했다. 17개국의 10만여 명을 조사한 이 연구에 따르면, 하루에 3000~6000mg의 나트륨을 섭취하는 사람들이 심혈관 질환 사망 위험이 가장 낮았다.[28] 적절하게도 미국인들은 하루 평균 3400mg의 나트륨을 섭취한다. 27만 5000명에 가까운 환자를 메타분석한 연구에서도 거의 같은 결론이 나왔다. 하루 2645~4945mg의 나트륨을 섭취하면 사망 위험과 심혈관 질환의 위험이 가장 낮다.[29] 따라서 현재 최고의 증거는 나트륨의 최적 섭취량이 하루 3000~6000mg이라고 암시한다. 그리고 이 양은 나트륨 제한 권장량인 2300mg 미만과 큰 차이가 있다.

소금이 악당이라는
성급한 확신 우리는 살기 위해 소금이 필요하므로 몸은 혈
중 염분 수치를 엄격하게 조절한다. 그럴 수 없다면 우리는 모두 죽게 될
것이다. 염분이 고갈되면 우리는 소금을 갈망한다.[30] 이는 단순히 자기도
모르게 팝콘이나 감자칩에 손을 뻗는 것으로 나타날 수 있지만, 소금에
대한 인류의 갈망은 1억 년 넘게 진화해 왔으며,[31] 인간을 포함한 모든 육
지 동물이 살아남는 데 일조했다. 소금이 고갈되는 동안, 우리의 신장은
스크루지가 그의 소중한 돈을 붙들듯이 소중한 소금을 붙잡는다. 소금을
너무 많이 먹으면 신장은 단순히 소변으로 소금을 흘려보낸다.

뇌는 소금에 대한 갈망을 자동으로 그리고 무의식적으로 통제한다.[32]
이는 물에 대한 갈증을 통제하는 것과 똑같다. 식단을 조절해 소금 수치
를 관리하지 마라. 소금을 아무리 많이 혹은 적게 먹든 몸은 일정하게 소
금 수치를 유지한다. 전반적인 건강에 매우 중요한 체내 염분의 양은 매
시간, 매일, 계절마다 변하는 음식에 따라 달라지지 않는다.

소금에 대한 조기 유죄판결은 2014년 코크레인 메타분석이 발표된 뒤
에 뒤집혔어야 했다.[33] 소금이 적은 식단이 혈압을 약간 낮춘다고 밝혀졌
지만, 사망이나 심혈관 질환은 유의미하게 줄지 않았다. 2016년 체계적
분석 결과 저염 식단이 고혈압 환자의 혈압을 낮추지 않는다는 결론이
나왔다.[34] 혈압이 정상인 수백만 명이 소금을 덜 먹으려고 애쓰지만 노력
의 대가를 얻지 못한다. 그렇다면 전 세계 사람들에게 소금을 줄이라고
권고하는 이유는 뭘까? 이 조언을 뒤집으려면 증거가 얼마나 더 필요한

걸까?

식탁 위에 놓인 소금 종지가 여전히 두렵다면, 이 두려움이 사실에 근거하지 않는다는 것을 깨달아라. 음식에 소금을 넣는 것에 죄책감을 느끼지 말고 소금이 필수 미량영양소임을 인식하라. 오늘날까지 소금 섭취를 제한하면 건강이 개선된다는 결정적인 증거는 없지만, 소금을 정상적으로 섭취하면 수명이 늘고 뇌졸중과 심장마비가 감소한다는 강력한 증거가 있다. 수년 동안 우리는 소금에 대해 잘못 알고 있었고, 그동안 우리의 건강은 그로 인해 고통받았다. 우리는 소금이 마땅히 있어야 할 그곳, 즉 식탁 위에 소금을 다시 놓아야 한다.

질 좋은 소금을 구하라 바닷소금은 해양오염 때문에 플라스틱과 중금속으로 오염될 수 있으므로, 레드몬드 리얼 솔트Redmond Real Salt처럼 해양 심층수로 만든 소금을 선택하라. 이 소금은 요오드 농도가 높다는 추가적인 이점도 있다. 바닷소금에는 대부분 요오드가 거의 없지만 제조사가 첨가하는 인공 요오드화칼륨이 들어 있다. 레드몬드 리얼 솔트는 요오드를 자연적으로 함유하고 있어 요오드화물이 따로 필요하지 않다. 열심히 운동할 때는 시간당 $50 \sim 100\,\mu g$의 요오드가 땀으로 배출될 수 있어 요오드를 충분히 섭취하는 일이 중요하다. 계속 땀을 흘리며 운동하면서도 요오드를 보충하지 않으면 갑상샘저하증과 체중 증가, 대사 문제가 발생할 수 있다. 소금으로 몸을 챙겨라. 가공한 식탁용 소금을 버리고 레드몬드 리얼 솔트처럼 건강에 좋은 비정제 소금을 집어 들어라.

우리는 소금을 마땅히 있어야 할 곳,
식탁 위에 다시 놓아야 한다.

마그네슘 : 다른 소금

마그네슘은 인체에서 가장 흔한 이온 중 하나다. 인체에는 마그네슘이 25g 정도 있는데 99%가 세포 안에, 나머지 1%는 혈중에 있다. 마그네슘은 나트륨-칼륨 펌프(Na-K-ATPase), DNA, RNA 등 최소 600여 가지의 중요한 효소와 단백질 합성이 정상적으로 기능하기 위해 필수적이다.[35,36] 마그네슘을 몸에서 제거하는 일은 주로 신장이 조절한다.

마그네슘의 일일 권장량(RDA)은 남성은 하루 420mg, 여성은 하루 310~320mg이다. 과도한 중금속, 비료와 살충제 사용, 토양 침식으로 인해 우리가 먹는 음식에 든 마그네슘이 크게 줄었다.[37] 게다가 정제된 탄수화물의 경우에는 제조 과정에서 제거되어 사실상 마그네슘이 없다.[38] 결과적으로 미국인의 약 절반이 일일 권장량 미만, 일부 연령층은 일일 권장량의 50% 미만 수준을 겨우 섭취한다고 추정된다.[39] 미국인의 마그네슘 섭취량은 하루 평균 여성은 228mg, 남성은 266mg으로 추정된다.[40] 균형을 유지하는 데 필요한 마그네슘의 양은 대부분의 사람에게 대략 180mg과 320mg의 사이이다.[41] 따라서 많은 미국인들은 매일 근육과 뼈, 장기에서 마그네슘이 천천히 고갈되고 있을 것이다. 미국 인구의 30%가 잠재적 마그네슘 결핍에 시달린다.[42]

마그네슘 결핍을 일으키는 요인에는 60여 가지가 있다.[43] 가장 흔한 요인으로 알코올, 설탕, 제산제(그리고 다른 위산 억제제), 칼슘 보충제, 이뇨제의 섭취와 사용, 비타민 D 과잉 또는 결핍, 나트륨 결핍이 있다. 마그네슘 결핍은 진단하기가 매우 어렵다. 증상이 뚜렷하지 않고 전반적인 결핍이 있을 때조차도 혈액 마그네슘 수치가 정상일 수 있기 때문이다. 마그네슘 결핍의 덜 심각한 징후로는 불안, 근육 경련, 방향 상실, 불수의근 수축, 근육 약화, 광 감수성, 경직, 이명, 떨림이 있다. 더 심각한 징후로 부정맥, 연조직의 석회화, 백내장, 경련, 관상동맥 질환, 우울증, 청력 상실, 심장부전, 고혈압, 편두통, 두통, 승모판 탈출증, 골다공증, 발작, 급성 심장사가 있다.

마그네슘 결핍은 세포 내 칼슘 축적을 일으켜 동맥의 석회화를 유발하는데, 이를 동맥경화라고도 한다. 마그네슘은 칼슘이 축적되어서는 안 되는 곳에 축적되지 않게 방지하는 천연 칼슘 차단제다. 마그네슘 결핍은 또한 산화 스트레스와 체내 지질 과산화를 증가시켜 치명적인 관상동맥 경련을 일으킨다.[44] 마그네슘을 적절하게 섭취하면 고혈압, 부정맥, 석회화, 심장부전, 심근경색, 뇌졸중, 급사의 위험이 낮아진다.[45]

저탄수화물 고지방 식단을 섭취하는 많은 사람은 마그네슘을 충분히 섭취하지 못할 수 있다. 식이지방은 마그네슘의 흡수를 감소시킬 수 있으며,[46] 다크 초콜릿, 콩, 견과류, 씨앗, 바나나, 비정제 곡물과 같은 다양하고 좋은 마그네슘 식재료는 저탄수화물 고지방 식단에서 상대적으로 부족하다. 단백질 섭취량이 많을수록 마그네슘의 필요성도 커진다. 따라서 단백질이나 지방을 섭취할수록 마그네슘이 더 필요하지만, 단백질이나 지방이 높은 식품은 마그네슘 함량이 상대적으로 낮은 경향이 있다. 이런 식단을 따른다면 몸에 필요한 마그네슘의 양에 신경 써야 한다.

소금과 마그네슘 : 오랫동안 잊힌 연관성 소금 부족은 실제로 마그네슘과 칼슘 결핍의 위험을 증가시키고[47] 고혈압, 심혈관 질환, 심장부전, 신장병과 같은 해로운 결과를 초래한다. 하지만 우연이 아니게도 이는 우리가 과도한 소금 섭취 탓으로 돌리는 바로 그 질병들이다.

저염식을 하면 몸은 뼈에서 나트륨을 빼내 정상적인 혈중 농도를 유지한다.[48] 불행히도 뼛속 칼슘과 함께 마그네슘도 빠져나가 결핍이 발생한다. 저염식을 하면 마그네슘이 땀으로 더 많이 빠져나갈 수 있다. 소금 섭취를 제한하면 몸이 나트륨을 보존하는 한 방법으로 땀으로 배출되는 마그네슘의 양을 늘린다.[49] 그뿐만 아니라 염분을 유지하는 알도스테론이라는 호르몬의 혈중 수치가 치솟아 소변을 통한 마그네슘 배출을 증가시킨다.[50] 마그네슘이 뼈에서 빠져나오고, 땀으로 배출된 후, 결국 소변을 통해 제거되는 것이 마그네슘 고갈의 3중 위험인 것이다.

마그네슘 결핍은 흔할까? 마그네슘 결핍은 일반인의 최소 20~30%에 영향을 미치고[51] 심장 부정맥, 근육 경련 등을 일으킬 수 있다.[52] 마그네슘 결핍은 흔하고 심각한 공중보건 문제이며 칼륨과 칼슘 결핍으로 이어질 수 있다. 마그네슘은 비타민 D를 활성화하기 위한 용도로도 필요해서 칼슘 결핍으로 이어질 수도 있다. 마그네슘이 부족하면 비타민 D 활성화가 일어나지 않아 칼슘 결핍이 발생하기 때문이다. 다른 한편으로 마그네슘 결핍은 전신 동맥과 혈관의 석회화를 증가시킨다. 소금이 고갈되면 마그네슘과 칼슘, 칼륨과 같은 다른 건강한 미네랄도 고갈된다. 달리 말해, 나트륨이 칼륨과 칼슘을 조절하는 마그네슘 상태를 조절하기 때문에 나트륨을 체내 미네랄의 '주 제어기'로 간주해야 한다.

마그네슘 결핍은 세포 내 나트륨과 칼슘의 증가도 초래해 고혈압을 유발할 수 있다.[53] 그렇다, 저염 식단은 마그네슘(칼슘과 칼륨도 마찬가지) 결핍을 유도해 고혈압을 유발할 수도 있다.

마그네슘 보충제

대부분 사람들은 만성질환의 위험을 줄이기 위해 하루에 300mg의 마그네슘이 추가로 필요하다(이미 식단에 들어 있는 양 외에도). 따라서 마그네슘 섭취량은 하루 평균 약 250~300mg이지만 최적의 섭취량은 약 500~600mg이 될 수 있으며, 고혈압이나 당뇨병과 같은 특정 질환이 있는 사람은 아마 더 높아야 할 것이다(최대 1800mg).[54]

대부분의 마그네슘 보충제는 최고급이 아닌 덜 비싼 산화마그네슘 형태이다. 또한 일반적으로 마그네슘 글리시네이트가 더 잘 흡수된다.[55] 비타민 B6를 마그네슘 보충제에 첨가하면 세포에 더 잘 흡수되고 침투할 수 있다.[56] 20가지 마그네슘염을 실험한 결과, 마그네슘 L-아스파르트산과 염화마그네슘의 생체이용률이 가장 높았으므로 이들은 훌륭한 선택이다.[57]

구연산 마그네슘은 칼슘이 든 신장결석의 발생을 줄일 수 있어서 신장

결석이 있는 사람들이 사용하기에 가장 좋은 형태일 수 있다.[58] 심장부전 환자는 한 달 동안 마그네슘을 매일 1회 6000mg을 투여한 다음, 매일 1회 3000mg를 투여해 관리하면 사망률을 상당히 낮출 수 있다.[59] 하지만 마그네슘을 얻는 가장 좋은 방법은 자연식품을 먹는 것이다. 매일 마그네슘을 섭취하는 데 좋은 식품으로는 오가닉 트래디션Organic Tradition 같은 회사에서 파는 가가오 페이스트나 가가오닙스, 가가오 콩, 카카오 분말이 있다.

도그마를 따르지 말고 증거를 따르라

우리는 수십 년 동안 소금을 덜 먹으라는 말을 들어 왔다. 이 권고는 위험할 정도로 케케묵은 조언이다. 이 오랜 도그마는 근거 중심 의학의 등불 아래에서 완전히 실패로 판명 났다. 소금과 혈압의 연관성은 너무 단순화되었고, 그 결과로 우리는 고통받아 왔다.

마그네슘 수치를 위해서라도 소금 섭취를 제한하기 전에 신중히 생각하라. 소금을 더 많이 섭취하면 마그네슘 결핍을 방지하여 고혈압 및 심혈관 질환의 위험을 잠재적으로 줄이는 데 도움이 된다. 식탁 위에 놓인 소금을 두려워 말고 당신의 소금 부족을 받아들일 때다. 당신의 마그네슘 수치가 소금에 달렸을 수 있다.

건강한 지방과 해로운 지방

—— 지난 40년을 돌아보면 우리가 지금까지 어떻게 그리 잘 속을 수 있었는지 이해하기 힘들다. 우리는 지방, 특히 동물성 식품에서 주로 발견되는 포화지방이 콜레스테롤을 증가시키고 심장병을 유발한다고 믿었다. 설상가상으로 동물성 기름을 면실과 옥수수, 홍화, 콩기름 등 '심장 건강에 좋은' 식물 기름으로 바꿔야 한다고 믿게 됐다. 최근의 증거에 따르면, 우리는 기름을 바꾸며 악마와 거래를 하고 있었다. 공장에서 가공된 송자유는 동물성 시방보다 훨씬 더 나빴다. 이는 최초의 트랜스지방 크리스코(Crisco)로부터 시작된 끔찍한 실수였다.[1]

종자유의 부상

1736년 초 미국에서 직물용 목화를 재배하기 위한 목화 농장이 세워졌다. 그 전에 목화는 주로 장식용 식물이었다. 처음에는 대부분 집에서 면을 짜서 옷을 만들었지만, 목화의 대량 생산이 가능해지자 일부를 영국으로 수출할 수 있었다. 1784년에 목화 생산량은 600파운드였지만, 1790년에는 20만 파운드 이상으로 증가했다. 1793년에 엘리 휘트니가 조면기를 발명한 후 목화 생산량은 4천만 파운드로 급증했다.

목화에서는 두 가지 작물, 즉 섬유와 씨가 생산된다. 그런데 목화에서 생산된 섬유 100파운드마다 부산물로 나오는 목화씨 162파운드는 거의 쓸모가 없었다. 농민들이 모종할 때 필요한 씨의 양은 이 양의 5%에 불과했다. 농부들은 가축 사료에 목화씨를 일부 사용할 수 있었지만, 나머지는 산더미 같은 쓰레기가 되었다. 농부들이 이 쓰레기를 어떻게 할 수 있었을까? 대부분 썩히거나 불법적으로 강에 버렸다. 이는 독성 폐기물이었다.

한편 1820~1830년대 미국 인구가 늘면서 요리와 점등에 필요한 기름 수요가 늘었다. 공급 감소로 점등에 사용되는 고래 기름의 가격이 급등했다. 기업가들은 쓸모없는 목화씨를 분쇄해 기름을 추출하려 했으나 1850년대가 되어서야 그 기술이 발전해 상업적으로 생산되었다. 1859

년에 현대 세계를 바꿀 수 있는 일이 일어났다. 드레이크 대령으로 알려진 에드윈 드레이크가 펜실베이니아에서 석유를 발견해서 화석연료를 시장에 대량 공급했다. 얼마 지나지 않아 점등을 위한 면실유의 수요조차 완전히 증발했고, 목화는 다시 한 번 독성 폐기물이 되었다.

당시에도 목화 가공기로 손쉽게 다량의 면실유를 만들 수 있었지만, 수요가 없다. 한 가지 해결책은 이것을 동물성 지방과 라드에 불법적으로 첨가하는 것이었다. 어떤 식으로든 사람이 이것을 먹어도 안전하다는 증거는 없었다(어쨌든 우리는 티셔츠를 먹지 않는다). 사람들은 맛이 가볍고 노란색인 면실유를 올리브유에도 섞어 원가를 절감했다. 이탈리아는 그들의 요리 전통에 반하는 이 범죄에 경악해 1883년 미국산 올리브유를 금지했다. 프록터 & 갬블 회사는 면실유를 양초와 비누를 제조하는 데 사용하면서, 곧 목화를 화학 처리해 부분적으로 수소화해서 라드와 비슷한 고형 지방으로 만들 수 있다는 것을 알아냈다. 이 과정에서 우리가 트랜스지방이라고 부르는 것이 만들어졌다. 수소화 덕분에 이 제품은 부엌에서 매우 다양하게 활용되었고 유통기한도 길어졌지만, 이전에 독성 폐기물로 여겨졌던 것을 먹고 있다는 사실은 아무도 몰랐다.

이 새로운 경화유를 넣으면 더 얇게 벗겨지는 파이 크러스트 같은 페이스트리가 만들어졌다. 수소화로 유통기한이 길어진 이 기름은 식료품 가게 선반에 몇 달 동안 썩지 않고 놓여 있었다. 또한 부드럽고 크림 같아서 적은 비용으로 동물 지방만큼 요긴하게 요리에 쓸 수 있었다. 이것이 건강에 유익했을까? 아무도 몰랐고, 아무도 신경 쓰지 않았다. 이 최신식 반경화 지방은 음식과 비슷해서 제조사는 이를 식품으로 팔았다. 이 회사는 혁명적인 이 괴이한 신제품을 크리스코(Crisco)라고 불렀는데,

결정화된 면실유라는 뜻이었다.

크리스코는 라드의 저렴한 대안으로 솜씨 좋게 광고되었다. 1911년 프록터 & 갬블은 모든 미국 가정에서 크리스코를 사용하게 하려고 기발한 캠페인을 시작했다. 그들은 요리책을 제작해서(모든 요리법이 크리스코를 사용했다) 사람들에게 나눠 주었다. 당시 이런 마케팅 캠페인은 유례가 없는 것이었다. 그 시기에는 크리스코가 식물에서 생산되었기 때문에 라드보다 소화가 쉽고 저렴하며 건강에 좋다고 광고했다. 이런 광고는 목화씨가 원래 쓰레기였다는 사실을 밝히지 않았다. 이후 30년 동안 크리스코와 다른 면실유들이 라드를 대체하며 미국의 주방을 지배했다.

1950년대에는 면실유의 가격이 점점 오르고 있었기 때문에, 프록터 & 갬블은 또다시 더 싼 대안인 콩기름으로 갈아탔다. 콩이 미국 주방으로 들어간 과정은 믿기 힘든 것이었다. 아시아가 원산지인 콩은 기원전 7000년 경에 중국에서 재배되었고, 1765년에 북미에 소개되었다. 콩에는 대략 기름이 18%, 단백질이 38% 들어 있는데, 이 비율은 가축용 사료나 산업용(페인트나 엔진 윤활유 등)으로 이상적이다.

미국인들은 제2차 세계대전 이전에는 두부를 거의 먹지 않아서 미국인의 식탁에 콩이 올라온 적은 거의 없다. 미국의 넓은 지역이 심각한 가뭄의 영향을 받은 대공황 때 상황이 바뀌기 시작했다. 농부들은 콩이 토양의 질소 수치를 바꿀 수 있어서 토양을 재생하는 데 도움이 될 수 있다는 것을 발견했다. 게다가 미국의 대평원은 콩 재배에 이상적이라는 사실이 밝혀져서 콩은 옥수수 다음으로 수익성 있는 작물이 되었다.

한편, 1924년에 미국심장협회(AHA)가 결성되었다. 초창기의 AHA는 오늘날처럼 강력한 거대 조직이 아니라 때때로 전문적인 문제를 논의하기 위해 만나는 심장 전문가들의 모임에 불과했다. 1948년에 이 조용한 심장 질환 전문의 그룹은 프록터 & 갬블(수소화 트랜스지방 덩어리인 크리스코의 제조사)이 기부한 170만 달러에 힘입어 탈바꿈했고, 이때부터 동물 지방을 식물 기름으로 대체하기 위한 전쟁이 시작되었다.

1960~70년대 앤셀 키스가 이끌던 이 전문가 집단은 식단의 새로운 악당이 육류나 유제품 같은 동물 식품에서 가장 자주 발견되는 포화지방이라고 선언했다. AHA는 1961년에 '총지방과 포화지방, 콜레스테롤 섭취를 줄이고 다불포화지방 섭취를 늘리라'고 권고하는 세계 최초의 공식 식이 지침을 작성했다. 즉, 사람들은 동물 지방을 피하고 크리스코와 같은 다불포화지방이 많은 '심장에 좋은' 식물성 기름을 먹도록 권장받았다. 이 조언은 결국 영향력 있는 1977년 미국 식단 권장안에 포함되었다.

AHA는 미국인들이 동물 지방과 포화지방을 덜 먹게 되는 데 상당한 영향을 미쳤다. 예를 들어, 공익과학센터(CSPI)는 쇠고기 기름과 다른 포화지방 대신에 부분 수소화된 지방을 함유한 트랜스지방을 먹으면 '미국인의 동맥에 매우 유익하다'고 선언했다.[2] 그들은 버터를 먹지 말고, 대신 마가린으로 알려진 부분경화유(트랜스지방)를 먹으라고 했다. CSPI에 따르면, 플라스틱 통에 든 이 식용 기름은 인간이 적어도 3000년 동안 먹어 온 버터보다 훨씬 더 건강했다. 트랜스지방이 매우 위험하다는 증거가 산더미처럼 쌓인 1990년 말이 될 때까지도 CSPI는 트랜스지방의 위험을 인정하지 않았다. 이 단체의 유명한 결론은 "트랜스, 당신은 지방을 적게 먹어야 합니다"였다.[3] 수소화는 저렴한 비용과 유통기한 연장 등 식품 제조사들에 많은 이점을 가져다주지만, 인간의 건강을 향상하는 일은 여기에 포함되지 않았다. 아이러니하게도 CSPI가 동물성 지방 대신

홍보하고 있던 트랜스지방이 든 마가린은[4] 전에 먹던 지방보다 더 해로웠다.[5]

1994년, CSPI는 영화 관객의 가슴에 공포를 불러일으켰다. 당시 영화관 팝콘은 포화지방이 대부분이었던 코코넛유로 튀겨졌다. CSPI는 아침 식사인 베이컨과 달걀, 빅맥과 감자튀김, 저녁 식사용 스테이크를 합친 것보다 중간 크기의 영화관 팝콘 봉지에 든 지방이 더 많다고 선언했다.[6] 영화관 팝콘 판매가 뚝 떨어졌고 극장들은 앞다퉈 코코넛유를 부분 수소화된 식물성 기름으로 대체했다. 그렇다. 트랜스지방이었다. 미국 국민으로부터 동물성 지방과 멀어지게 하기 위한 전쟁은 맥도날드 감자튀김의 비밀 성분인 우지로까지 번졌다. '동맥을 막는' 포화지방에 대한 두려움 때문에 우지 역시 부분경화유로 바꾸는 일이 벌어졌다.

하지만 이야기는 아직 끝나지 않았다. 1990년대에, AHA와 CSPI가 우리에게 매우 건강하다고 말한 트랜스지방이 심장병의 주요 위험 요인으로 드러났다. 새로운 연구에 따르면 트랜스지방 칼로리가 2% 증가할 때마다 심장병의 위험이 거의 2배로 늘었다.[7] 어떤 추정에 따르면, 부분경화유의 트랜스지방은 미국에서 사망 10만 건의 원인이었다.[8] 자그마치 10만 건이다. AHA가 '심장 건강에 좋다'며 권장한 바로 그 음식이 심장마비를 일으키고 있었다. 2015년에 미국식품의약국(FDA)은 안전한 인간의 음식으로 인정되는 일반 식품 목록에서 부분경화유, 즉 트랜스지방을 삭제했다. 그렇다. AHA는 수십 년 동안 우리에게 독을 먹으라고 권했다.

미국심장협회가 '심장 건강에 좋다'며 권장한
바로 그 음식이 심장마비를 일으키고 있었다.

면실유 같은 식품산업에 쓰이는 종자유는 오메가-6 시방 리놀레산 함량이 높다. 리놀레산은 감마리놀렌산과 아라키돈산과 같은 다른 오메가-6 지방을 만들어 내기 때문에 모체 오메가-6 지방이라고 불린다. 구석기시대(260만 년 전에서 1만 년 전까지) 동안 우리는 달걀과 견과류, 씨앗과 같은 자연식품에서 리놀렌산을 얻었다. 산업용 종자유에서 오메가-6를 얻지 못했을 테니 말이다. 그러나 크리스코는 우리 식단에 분리되고 불량인 리놀레산을 소개했고, 그중 하나는 저렴하고 편리하지만 동맥에 심한 손상을 입혔다. 1911년 이래로 인간이 먹어 본 적 없는 공급원을 통한 리놀레산 섭취가 급격히 증가했다. 이 오메가-6 종자유는 이제 거의 모든 제조 식품에 들어 있고 마트의 플라스틱병 종자유 코너에서 아주 쉽게 볼 수 있다. 불행히도 화학적으로 불안정한 이 기름은 열, 광, 공기에 의한 산화에 매우 취약하며, 가공 중에 이 세 가지에 모두 노출된다. 따라서 자연식품에 든 리놀레산은 유익할 수 있지만, 산업용 종자유에서 발견되는 불량 리놀레산은 그렇지 않다. 이 주제를 더 깊이 파고들려면 디니콜란토니오 박사의 저서 『슈퍼연료: 좋은 지방과 나쁜 지방, 건강의 비밀을 푸는 케토제닉 열쇠 Superfuel: Ketogenic Keys to Unlock the Secrets of Good Fats, Bad Fats, and Great Health』를 살펴보라.

그렇다면 우리는 어떤 지방이 건강에 유익하고 어떤 지방이 해로운지 어떻게 알 수 있을까? 놀랍게도 동물(고기, 유제품) 지방이든 식물(올리브, 아보카도, 견과류) 지방이든 천연 지방은 일반적으로 건강에 좋다. 고도로 가공된 산업용 종자유와 인공적으로 경화된 트랜스지방은 건강에 좋지 않다. 현실을 직시하자. 우리는 건강에 이로워서가 아니라 싸기 때문에 식물 기름을 먹었다. 좀 더 자세히 살펴보자.

지방에 대한 기본적인 사실

식이지방은 일반적으로 포화지방과 불포화지방(단불포화와 다불포화를 포함해) 두 가지 종류로 나뉜다. 포화지방은 탄소의 '뼈대'가 수소 원자로 포화 상태가 되어서, 다시 말해 가득 채워져 있어서 '포화'라는 명칭이 붙는다. 올리브유의 올레산과 같은 단불포화지방에는 여분의 수소 하나만을 수용할 수 있는 공간이 있지만, 다불포화지방은 많은 수소를 수용할 수 있다.

　모든 천연 지방 공급원에는 포화, 단불포화, 다불포화 지방 등 모든 종류의 지방이 섞여 있다. 하지만 그 비율은 다양하다. 유제품이나 육류와 같은 동물 지방의 공급원은 주로 포화지방을 함유하지만, 종자유는 다양한 오메가-6 지방을 함유한다. 아마씨와 기름기 많은 생선에 든 지방처럼 천연 다불포화지방에는 알파리놀렌산(ALA)(아마에 많다)과 도코사헥사에노산(DHA)과 에이코사펜타에노산(EPA)(해물에 많다)을 포함한 오메가-3 지방산이 들어 있다.

그림 11.1 | 다양한 지방의 종류

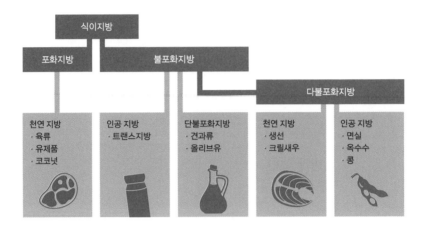

우리는 동물 지방을 포화지방으로만 생각하는 경향이 있지만, 베이컨 지방에는 포화지방보다 올레산(올리브유에 많은 단불포화지방)이 더 많다. 닭고기 지방은 포화지방이 30%이지만 단불포화지방은 약 50%이다. 건강한 올리브유는 포화지방이 거의 14%에 이른다. 포화지방의 농도가 가장 높은 것은 동물 제품이 아니라 식물 제품이다. 코코넛유는 포화지방이 90% 이상이다.

피해야 할 지방:
트랜스지방과 산업용 종자유

충격적인 것은 수십 년 동안 심장 건강에 이롭다고 들었던 바로 그 지방

(크리스코의 트랜스지방과 종자유 등)이 피해야 할 지방이라는 거다. 이번에는 이들 지방의 해악과 연구 결과, 그리고 우리가 어떻게 1세기 넘게 지방 사기에 속아 왔는지를 설명한다.

산업용
트랜스지방 트랜스지방을 피하라는 권고는 이제 논란의 여지가 없다. 트랜스라는 이름은 많은 식물 기름에서 발견되는 이중결합 분자구조에서 유래했다. 자연스러운 이 시스(cis)형 지방 구성을 인공 수소화(불포화지방에 수소 첨가)가 변화시켜 트랜스(trans)라는 부자연스러운 구성이 만들어진다. 흥미롭게도, 양과 염소 같은 반추동물에서 발견되는 천연 트랜스지방은 심장병의 위험을 높이지 않는 것 같다.[9]

세계 대부분 나라는 트랜스지방 사용을 금지하거나 식단에서 제거하고 있다. 2003년 덴마크는 모든 식품의 지방과 기름의 트랜스지방 함유율을 2%로 제한하는 법안을 통과시켰다.[10] 2018년 6월 18일 현재, 미국 식품의약국은 미국 식당과 식료품점에서 트랜스지방을 사용하는 것을 전면 금지하고 있다. 2018년 9월 15일, 캐나다인들은 자국 식품에 괴이한 이 지방이 없음을 확인했다. 2018년에 세계보건기구(WHO)는 2023년까지 트랜스지방을 전 세계적으로 제거할 계획을 발표했다. 미국 질병통제센터장이었던 톰 프리든은 "트랜스지방은 사람을 죽이는 불필요한 독성 화학물질로 전 세계 사람들이 계속 노출될 이유가 없다"라고 말했다.[11]

우리는 오메가-6가 풍부한 식물성 기름을 먹으면
콜레스테롤이 감소해 저절로 심장 질환이 덜 발생한다고 여겼다. 인체
는 건강에 필요한 다양한 지방을 대부분 합성할 수 있지만, 필수 지방산
인 리놀레산(오메가6 지방산)과 알파리놀렌산(오메가3 지방산)은 예외다.
이 두 필수 지방산 중에 하나라도 결핍되면 질병이 발생한다. 그러나 이
두 지방산이 인체 조직으로 흡수되는 과정과, 동일한 속도제한 효소(rate-
limiting enzyme)를 두고 서로 경쟁하므로 오메가-3와 오메가-6의 비율
이 중요하다(그림 11.2를 보라).

구석기시대의 식단은 오메가-3와 오메가-6 지방산의 비율이 대략 같
았을 거라고 추정된다. 식물 오메가-3(ALA)는 견과류와 씨앗, 콩 같은
식품에 들어 있고 바다 오메가-3(EPA/DHA)는 해산물에 들어 있다. 식물
성 기름은 거의 순전히 오메가-6이다. 미국 식단에서는 산업용 종자유
를 지배적으로 많이 사용하므로, 미국인들이 오메가-3보다 오메가-6를
10~25배 더 많이 섭취한다고 추정할 수 있다.

미국심장협회는 포화지방을 식물성 기름과 같은 다불포화지방으로 대
체해 심장병과 사망 위험을 줄이도록 오랫동안 권고해 왔다. 그러나 최
근의 실험에서 연구자들은 이 권고가 확실히 잘못되었다고 결론 내렸다.
1960년대에 처음으로 이렇게 권고한 사람들은 오메가-3와 오메가-6
지방산을 구별하지 않았다. 둘 다 다불포화지방이지만 건강에 미치는 영
향은 광범위하게 다르다. 우리는 어유의 DHA와 EPA와 같은 오메가-3
지방산이 심혈관 건강을 개선한다는 증거를 상당량 가지고 있다. 대조적
으로, 염증을 크게 유발하는 종자유의 오메가-6 지방산을 많이 섭취하

그림 11.2 | 여러 기름의 오메가-6 : 오메가-3 비율*

공급원	오메가-6 : 오메가-3 비율
포도씨	696
참깨	138
홍화씨	78
해바라기씨	68
면실	54
옥수수	46
땅콩	32
올리브	13
아보카도	13
콩	7
헴프씨	3
치아씨	0.33
아마씨	0.27
카놀라	0.2

*제임스 디니콜란토니오 박사와 조셉 머콜라 박사가 쓴 『슈퍼연료』에서 발췌한 표이다. 제임스 디니콜란토니오 박사와 조셉 머콜라 박사의 2018년 저작권이며 캘리포니아주 칼즈배드 소재 헤이하우스 출판사의 허가를 받아 복제함. 오메가-6 : 3의 비율은 LA/ALA를 의미한다.

면 심혈관 건강이 상당히 악화한다.

시드니 식이 심장 연구는 포화지방을 오메가-6가 풍부한 홍화유로 대체하는 무작위 대조 실험을 진행했다.[13] 미국심장협회가 수년간 이러한 방식으로 기름을 바꾸라고 권장해 왔듯이 말이다. '동물 기름인 버터를 식물 기름으로 만든 마가린으로 대체하라.' 불행히도 이런 전통적인 조언을 따른 피험자는 사망 위험이 무려 62% 더 높았다. 이 연구에 따르면 '심장 건강에 좋다는' 종자유는 실제로 치명적이었다.

과도한 오메가-6 섭취의 위험은 오메가-3의 유익한 효과에 오랫동안 가려져 있었다. 두 지방산을 따로 분석하자 위험성이 명백해졌다. 오메가-3와 오메가-6를 모두 연구하는 실험에서 포화지방과 트랜스지방을 혼합하자 사망률이 약 20% 감소했다. 그러나 오메가-6만을 강조해 오메가-6 비율을 위험할 정도로 높인 실험에서는 사망률이 33% 증가한다고 밝혀졌고, 곧 다른 분석들이 이 결과를 확실히 입증했다(그림 11.3 참조).[14]

산업용 오메가-6 종자유 섭취가 해로운 이유는 산화된 리놀레산 대사 산물(OXLAM)이 증가해 LDL의 산화 민감도를 증가시키고, 암을 자극하며, HDL(고밀도 지질단백질)을 줄일 수도 있기 때문이다.[15] 산업용 종자유는 입에도 대지 말라고 권고하고 싶다. 그러나 자연식품의 리놀레산은 산화로부터 보호되므로, 견과류나 씨앗, 달걀, 닭과 같은 천연 공급원의 리놀레산을 적당히 섭취하는 것은 안전하다.

불행히도 이 소식은 더, 훨씬 더 나빠졌다. 천연 지방에서 산업용 종자유로 식이지방을 바꾸는 실험을 했던 가장 엄격한 연구는 1960년과 1970년에 진행되었다. 하지만 연구 결과의 발표가 금지되어 첫 연구자가 사망한 뒤인 2016년까지 전혀 빛을 보지 못하다가,[16] 다른 연구자들이 첫 연구자 아들의 지하실에서 자료를 되찾아 분석을 완료했다. 이 연구의 연구자들은 음식의 천연 포화지방을 식물성 기름으로 대체했다. 그리고 실험군의 결과를 평범한 식단을 먹는 별도의 대상군과 비교했다. 물론 이 연구는 식물성 기름으로 바꾸면 유익하다는 증거 없이 미국심장협회가 지난 40년 동안 권고한 조언을 그대로 따랐다. 미네소타 관상

그림 11.3

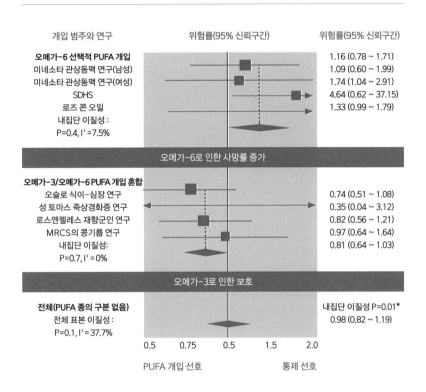

개입 범주와 연구	위험률(95% 신뢰구간)	위험률(95% 신뢰구간)
오메가-6 선택적 PUFA 개입		
미네소타 관상동맥 연구(남성)		1.16 (0.78 ~ 1.71)
미네소타 관상동맥 연구(여성)		1.09 (0.60 ~ 1.99)
SDHS		1.74 (1.04 ~ 2.91)
로즈 콘 오일		4.64 (0.62 ~ 37.15)
내집단 이질성 :		1.33 (0.99 ~ 1.79)
P=0.4, I²=7.5%		

오메가-6로 인한 사망률 증가

오메가-3/오메가-6 PUFA 개입 혼합		
오슬로 식이-심장 연구		0.74 (0.51 ~ 1.08)
성 토마스 죽상경화증 연구		0.35 (0.04 ~ 3.12)
로스앤젤레스 재향군인 연구		0.82 (0.56 ~ 1.21)
MRCS의 콩기름 연구		0.97 (0.64 ~ 1.64)
내집단 이질성:		0.81 (0.64 ~ 1.03)
P=0.7, I²=0%		

오메가-3로 인한 보호

전체(PUFA 종의 구분 없음)		내집단 이질성 P=0.01*
전체 표본 이질성 :		0.98 (0.82 ~ 1.19)
P=0.1, I²=37.7%		

0.5   0.75   0.5   1.5   2.0

PUFA 개입 선호   통제 선호

동맥 실험으로 불리는 이 연구를 시작할 때까지만 해도 연구자들은 식물 기름군이 예상대로 혈중 콜레스테롤 수치가 낮을 것임을 의심하지 않았다. 사망률에도 상당한 차이가 있을 것으로 예상했다. 하지만 연구 결과는 좋지 않았다. 식물 기름으로 바꾼 결과 사망 위험이 22% 증가했고, 65세 이상 환자의 경우에는 더 심각했다. 기름을 바꾸는 것은 그냥 나쁜 것이 아니라 재앙이었다.

천연 포화지방을 오메가-6가 많은 산업용 종자유로 바꾸라고 했던 전 세계 정부들의 조언은 정반대의 결과를 낳았다. 그야말로 최악의 조언이었다. 수천 년 동안 인간이 먹던 버터와 크림, 고기 같은 천연식품 대신에 쓰레기(목화씨)로 만든 산업용 가공유를 먹으면 몸에 해롭다. 식물성 기름은 건강을 위해서가 아니라 비용을 줄이기 위해 만들어졌다.

포화지방 : PURE 연구

포화지방이 다른 지방보다 더 해롭다는 말은 다소 직관에 어긋난다. 불포화지방은 이중결합이 여러 개 있어 수소와 같은 다른 분자를 수용할 수 있다. 그 결과 불포화지방은 이중결합이 없는 포화지방보다 화학적으로 반응성이 높다. 식물성 기름과 같은 다불포화지방을 너무 오래 내버려 두면 산패한다.

버터와 같은 포화지방은 화학적으로 안정적이어서 이런 문제가 훨씬 덜 발생한다. 수소화는 다불포화지방을 인위적으로 포화지방으로 변화시켜 트랜스지방이라는 기괴한 지방의 악몽을 불러올 수 있다. 우리는 체내에서 지방이 산화되어 세포가 썩는 것을 원치 않는다. 따라서 포화지방이 더 안정적이라면 포화지방을 더 많이 먹는 게 좋지 않을까? 답은 '그렇다'이다.

2014년, 터프츠대학의 프리드먼 영양과학정책대학원장 다리우스 모자파리안Dariush Mozaffarian 박사는 구할 수 있는 모든 문헌을 철저히 검토했다. 그는 포화지방을 더 많이 먹는다고 해서 심장병의 위험이 증가

그림 11.4 │ 포화지방 섭취량이 증가하면 사망률이 감소한다

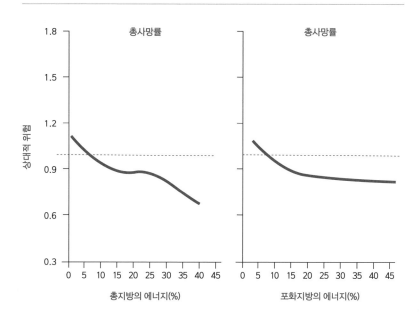

하지는 않는다는 사실을 발견했다.[17] 이 발견은 어린이병원 오클랜드 연구소의 죽상경화증 연구 책임자인 로널드 크라우스Ronald Krauss 박사와 하버드의 프랭크 후Frank Hu 박사가 2010년에 실시한 분석과 많은 부분 일치한다. 그들의 분석에 따르면 포화지방 섭취가 심장병을 유발하지 않으며, 오히려 뇌졸중을 예방할 수 있다.[18]

2017년, 살림 유수프Salim Yusuf 박사는 지금까지 행해진 가장 포괄적인 영양조사인 전향적 도시 농촌 역학조사Prospective Urban Rural Epidemiological, PURE를 수행했다. 그는 5개 대륙의 18개국에 사는 13만 5000여 명을 평균 7.4년 동안 추적했다. 식단과 심장병의 압도적인 중요성을 고려할 때, 국가 지침의 근거가 될 확실한 증거를 확보하는 일이 중

요했다.

PURE 연구에 따르면, 총지방이나 포화지방을 더 많이 먹으면 심장병과 사망의 위험이 감소했다(그림 11.4 참조).[19] 지방을 가장 많이 먹은 사람들은 가장 적게 먹은 사람들에 비해 사망 위험이 23% 감소했으며 포화지방도 비슷한 결과를 보였다. 심장병 위험도 30%나 낮았다. 심장마비의 원인으로 우리가 모두 두려워했던 포화지방은 보호제였다. 널리 인정되고 정부가 승인한, 총지방과 포화지방을 줄이라는 식단 권장안은 현실과 완전히 동떨어진 것이었다. 지금도 마찬가지지만, 천연 지방과 포화지방을 피할 이유가 없었다.

1977년 미국인 식단 목표가 권장했던 고탄수화물 식단도 매우 해롭다. PURE 연구 결과, 고탄수화물 식단은 사망과 심장병의 위험을 28% 증가시켰다. 아이러니하게도 미국인에게 조언했던 탄수화물의 칼로리 비율 55~60%는 이 연구에서 정확히 가장 치명적인 양이었다. 미국 농무부의 초기 음식 피라미드는 가공된 탄수화물과 가공되지 않은 탄수화물을 구별하지 않았기 때문에, 미국인의 식단은 가장 문제가 되는 흰 빵과 파스타 같은 고도로 정제된 탄수화물에 크게 의존했다.

좋은 지방 : 단불포화지방

포화지방 대신 다불포화지방을 먹는 것은 좋지 않았다. 그렇다면 단불포화지방산(MUFA)은 어떨까? 대부분의 MUFA 연구는 탄수화물 섭취량에

따라 혼란스러운 결과가 나오므로 문제가 있다.[20] 칸우 연구에서 MUFA[21]
는 고탄수화물 식단을 섭취하는 사람들의 인슐린 민감도를 향상시켰다.

포화지방(우유, 버터, 치즈, 지방이 든 고기)을 먹던 환자가 MUFA(올리브유,
견과류, 아보카도)를 먹으면 섭취량이 같아도 체중 감량과 에너지 소비량
증가, 혈압 저하가 약간 더 발생한다.[22] 더 중요한 사실은, MUFA가 풍부
한 식단이 더 위험한 복부의 내방지방을 개선했다는 점이다. 다른 연구
에서는 포화지방 야자유를 당이 많은 식단에 첨가하면 인슐린이 증가하
고 에너지 소비가 감소했다.[23] 반면 MUFA 올레산은 일일 에너지 소비를
약간 높인다고 나타났다.[24]

단불포화지방(MUFA)을 더 많이 먹으면 인슐린 저항성과 체중 증가를
유발하지 않고 탄수화물을 먹을 수 있는 여지가 생긴다. 아마도 이것이
지중해 지역에 사는 많은 사람이 빵과 파스타를 즐기면서도 날씬하고 건
강하게 지내는 이유일 것이다. 첫째, 그들은 이런 음식을 즐기되 무한정
먹거나 여러 번 갖다 먹지 않는다. 둘째, 고탄수화물 식품에 올리브유를
듬뿍 뿌려 먹는다. 50만여 명을 연구한 무작위 대조 유행병 연구 50건을
분석한 결과, 지중해 식단을 꾸준히 먹으면 허리둘레, HDL, 중성지방,
혈압, 혈당수치를 개선할 수 있다고 밝혀졌다.[25]

올레산(올리브유의 주요 지방)은 스테아르산(소고기와 초콜릿에 든 포화지방)
보다 산화율이 높다.[26] 그 결과 에너지가 더 발생해서 포만감이 상승해
숟가락을 놓게 된다. 또한, 세포 수준에서[27] 지방 연소가 증가하고 소화
에 필요한 에너지가 커진다.[28] 이런 결과는 체중 감량이 어렵다고 소문난
폐경이 지난 비만 여성들에게도 나타난다.[29] 이런 여성들은 식단에서 크
림을 올리브유로 바꾸고 나서 세포 에너지 생성에 탄수화물보다 지방을

더 많이 사용할 수 있었다. 체지방을 빼고 싶다면 탄수화물이 아니라 체지방을 사용해야 한다.

고탄수화물 식단을 먹으면서 전략적으로 지방을 섭취하려면 견과류와 올리브유, 아보카도, 지방이 적은 고기와 전지 유제품(치즈, 우유, 버터)을 포함하라. 만약 당신이 저탄수화물 식단을 따르면서 가끔 치팅 데이를 즐긴다면, 포화지방보다 단불포화지방을 섭취하는 것이 나을 수 있다(육류가 든 피자보다는 쌀과 아보카도를 많이 넣은 초밥을 선택하라).

천연 포화지방은 괜찮지만, 체중을 줄이려면 단불포화지방으로 대체하는 것을 고려하라. 특히 저탄수화물 식단보다는 탄수화물을 적당량 섭취하고자 한다면 더욱 그렇다.

포화지방을 줄이고 단불포화지방을 늘리면 좋은 점

다음은 중/고탄수화물 식단을 섭취하는 사람들이 포화지방을 덜 먹고 단불포화지방을 더 먹을 때 얻는 효과이다.[30]

- 체중과 지방이 더 감소한다.
- 근육과 제지방 조직이 덜 감소한다.
- 혈압이 내려간다.
- 식후에 지방 산화가 증가한다(탄수화물보다 지방이 더 연소하면서).
- 식후에 중성지방이 감소한다.
- 식후에 HDL이 증가한다.

MCT유와 코코넛유

코코넛유는 중간사슬 포화지방산인 라우르산과 미리스트산이 풍부하다. 대부분 식이지방은 12~22개의 탄소를 가진 탄소 사슬로 구성된다. 중간사슬 중성지방(MCT)은 탄소가 6~12개밖에 되지 않으며, 길이가 짧아 건강상 이점을 제공할 수 있다. 코코넛유는 MCT를 함유한다. 다른 공급원으로는 야자핵유와 버터, 전지 우유가 있다.

사슬 길이가 짧을수록 신체가 MCT를 더 빨리 흡수하고, MCT는 케톤으로 빠르게 전환되어 연료로 대사된다. 전문적으로 말해, MCT는 장에서 간으로 가는 문맥순환에 직접 흡수된다. 림프계는 혈액에 더 긴 사슬 지방산을 흡수시킨다. 여기서 지방산은 저장을 위해 지방세포로 이동하므로 간으로는 거의 가지 않는다. MCT는 간에서 미토콘드리아 막을 빠르게 통과하는데(미토콘드리아는 세포의 발전소 역할을 하는 부분이다), 이때 카르니틴(혈중 지방산을 세포 내 미토콘드리아로 이동시키는 역할을 함-옮긴이)이 존재할 필요는 없다. 간단히 말해서, MCT는 훨씬 더 빠르게 에너지로 대사되는 간으로 곧장 간다. 에너지 대사가 더 빠르다는 것은 잠재적으로 체지방으로 덜 저장되고 연료로 더 연소된다는 의미다.

코코넛유는 총콜레스테롤을 증가시키지만, 그 결과 HDL, 즉 '좋은' 콜레스테롤이 먼저 증가한다. 심장에 좋다고 보고되는 이유도 이 때문이다.[31] 그리고 '버진' 올리브유와 비슷한 '버진' 코코넛유는 열이나 화학물질 없이 수동식으로만 추출되어 정제 과정에서 손실되는 생리활성 폴리페놀이 그대로 남기 때문에 더욱 건강에 좋다.[32]

MCT를 이용한 인체 연구에서, 올리브유와[33] 긴 사슬 포화지방보다 우수한 체중 감량 효과를 포함하여 몇 가지 유망한 결과가 나왔다.[34] 체중이 더 잘 빠지는 이유는 식욕이 떨어지거나 에너지 소비가 증가해서일 수 있다. MCT가 에너지로 빠르게 전환되면 포만감이 생겨 먹지 않게 된다. 체중을 줄이려고 노력하는 사람에게 큰 의미가 있는 결과다. MCT 섭취량이 많을수록 총칼로리 섭취가 현저히 감소했다. 한 연구에서, 칼로리 섭취가 하루 평균 256Cal 줄었고,[35] 다른 연구에서는 하루 평균 41~169Cal 감소했다.[36]

다른 기름 대신 MCT유를 사용하면 에너지 소비가 증가할 수 있다.[37] 20년 가까이 MCT유를 연구해온 코넬 의과대학 영양학 부교수 마리-피에르 세인트-언지Marie-Pierre St-Onge 박사는 이렇게 말한다. "코코넛유는 다른 지방이나 기름보다 중간사슬 중성지방(MCT)의 비율이 더 높으며, 내 연구에서 중간사슬 중성지방을 섭취하면 긴 사슬 중성지방보다 대사율을 더 높일 수 있음이 밝혀졌다."[38] MCT 30g을 섭취하는 식단은 24시간 에너지 소비를 114Cal 증가시켰다.[39] 이러한 전반적인 효과는 비교적 소소하지만, 장기간 에너지 소비 증가와 식욕 저하가 결합하면 유의미한 혜택이 있을 수 있다.

MCT는 단불포화지방(아보카도, 올리브, 견과류 등)이 높은 식품에서 발견되는 폴리페놀이 부족하다. 그러나 코코넛유는 HDL을 상당히 증가시킨다. 많은 양의 코코넛과 코코넛유로 연명한 남태평양의 전통 부족들은 수 세대 동안 우수한 건강을 유지했다. 키타바섬과 트로브리안드 제도, 파푸아뉴기니섬의 전통 음식에는 뿌리와 생선, 코코넛이 포함되었다. 이 식단을 연구한 결과, "뇌졸중과 허혈 심장병이 확실히 없다"고 밝혀졌다.[40] 코코넛유에 든 포화지방을 많이 섭취해도 동맥이 막히지 않았다. 오히려 사실상 심장병이 전혀 없었다.

토켈라우 이주자 연구는 코코넛유의 잠재적인 이점을 다시 한 번 입증한다.[41] 작은 남태평양 섬 토켈라우는 뉴질랜드의 북동쪽에 위치하며, 현지인들은 수 세대 동안 생선과 빵나무 열매, 코코넛에 의존했다. 칼로리의 70%가 코코넛에서 온다고 추정되었으므로 그들의 식단은 절반 가량이 포화지방이었다. 초기에 그들의 건강을 연구한 사람들은 고혈압과 심장병, 비만, 당뇨병 발병률이 낮다는 점에 주목했다. 1966년 열대성 사이클론을 피해 인구의 상당 부분이 뉴질랜드로 이주했다. 사이클론으로 인한 강제 이주로 설탕과 정제된 탄수화물이 더 높고, 포화지방이 훨씬 낮은 전형적인 서양 식단으로 바꾼 효과를 연구할 독특한 기회가 생겨났다. 결과는 좋지 않았다.

토켈라우 이주자와 섬에 그대로 머물렀던 사람들을 비교해 보니 그 후 10년 동안 남성 이주자의 평균 체중이 9~13kg 증가했다. 당뇨병은 2배 이상 증가했다. 수축기 혈압은 평균 7.2 mmHg, 이완기 혈압은 8.1 mmHg 높아졌고 통풍이 증가했다. 코코넛과 코코넛유가 풍부한 전통적인 식단을 서구 식단으로 바꾼 토켈라우인들은 건강에 심한 손상을 입었다.

전지 유제품

우리는 수년 동안 저지방 유제품이나 탈지유를 먹으라고 권고받았다. 포화도가 높은 유지방은 심장 건강에 해롭다는 가정하에 말이다. 이 주장은 지방 함량이 특히 높은 우유를 소중히 여긴 이전 천년의 지혜와 정면으로 모순된다. 영어에는 다음과 같은 표현이 많다.

- 크림은 항상 맨 위로 떠오른다(실력을 갖추면 결국 부상하게 될 것이라는 뜻).
- 이것이 크림 부분이다(알짜배기라는 뜻).
- 너는 혼자 유지방을 다 가져가고 있어(혼자 실속을 다 챙긴다는 뜻).

이러한 관용구들은 모두 같은 의미를 지닌다. 우유에서 지방이 가장 많은 부분인 크림이 제일 좋다는 뜻이다.

저지방 유제품 섭취를 권하는 시대이다 보니, 당신은 많은 과학 연구에서 유지방이 건강에 좋지 않으며 이것을 줄이는 것이 건강에 유익하다고 입증되었다고 생각할지 모른다. 당신이 틀릴 수 있다. 고지방 유제품이 심장병을 유발한다는 증거는 없다.

현대의 연구는 과거의 악당인 유지방을 무죄라고 입증한다.[42] 혈액 종양 표지자 검사를 받은 환자들을 22년간 꼼꼼하게 조사한 결과, 유지방 섭취는 심장병이나 사망의 위험과 아무런 관련이 없다는 사실을 발견했다. 이 연구는 뇌졸중의 위험이 증가하지 않았다고 결론지은 이전의

2014년 연구에 기초했다.[43] 주 저자 마르시아 오토Marcia Otto 박사는 "연구 결과, 유제품에 존재하는 지방산 1개가 심혈관 질환, 특히 뇌졸중으로 인한 사망 위험을 낮출 수 있다고 드러났다"라고 지적했다.[44] 그렇다. 2013년의 분석에 따르면, 유지방은 전 세계적으로 퍼지고 있는 제2형 당뇨병의 발생을 막을 수도 있다.[45]

따라서 더는 전지 유제품을 먹는 것을 두려워할 이유가 없다. 실제로 코펜하겐대학 영양학과의 아르네 아스트럽Arne Astrup 박사는 2014년에 "포화지방산과 유제품에 대한 변화하는 견해: 적에서 친구로"라는 제목의 기사를 썼다.[46] 이 최근의 증거로 2016년에 〈타임〉지가 "버터가 돌아왔다"라고 선언한 이유를 알 수 있다.

견과류를 먹어라

1990년대 후반, 전문가들은 대체로 지방이 많은 견과류를 권하지 않았다. 모든 지방을 나쁘게 여겼기 때문에 견과류와 아보카도와 같은 고지방 식품도 건강에 좋지 않다고 생각했다. 그러나 몇몇 대규모 연구가 점차 견과류를 먹으면 심장을 상당히 보호할 수 있다는 사실을 지적했다. 이 발견은 지금까지 여러 번 재확인되었으며,[47] 견과류를 더 먹으라는 조언은 현재 널리 받아들여지고 있다.

견과류에는 참나무 견과류(아몬드, 헤이즐넛, 호두 등)와, 콩과식물 중 하나인 땅콩이 있다. 견과류는 주로 올리브유에 든 것과 같은 불포화지방인 올레산을 함유하지만, 섬유소와 단백질, 미네랄, 폴리페놀도 많다. 견과류를 많이 먹으면 제2형 당뇨병과 고혈압의 위험이 감소하고 LDL 콜레스테롤이 낮아진다. 이러한 발견으로 인해 미국심장협회는 심장병의 위험을 줄이려면 견과류와 씨앗을 더 많이 먹으라고 권고하기에 이르렀다.[48] 연구들에 따르면, 견과류를 매일 1접시 먹으면 심혈관 질환의 위험이 28% 감소한다고 추정된다. 아몬드와 캐슈넛, 헤이즐넛과 같은 유기농 견과류를 먹으면 더 좋다.

견과류를 먹으면 심장을 보호할 수 있다.

엑스트라 버진 올리브유 : 탁월한 혜택

엑스트라 버진 올리브유와 퓨어 올리브유는 둘 다 올리브로 만들지만 제조 공정이 완전히 다르다. 엑스트라 버진 올리브유는 화학 공정이나 열처리를 거치지 않은 비정제 오일이다. 이 오일은 올리브를 갈아 페이스트로 만든 후에 냉압착(cold pressing) 방식으로 기름을 추출한다. 일반적으로 엑스트라 버진 올리브유는 시중에서 살 수 있는 최고 품질의 오일이며, 가격도 그에 걸맞게 정해진다. 남은 페이스트에도 오일이 들어 있으므로 화학 용매와 열처리를 통해 남은 오일을 추출할 수 있다. 이것이

'퓨어' 오일인데 보통 엑스트라 버진 올리브유보다 저렴하고 품질이 낮은 정제유이다.

엑스트라 버진 올리브유는 폴리페놀 함량이 높아 버진 올리브유보다 건강에 좋다. 무작위 교차 대조 실험에서 폴리페놀 함량이 높을수록 HDL이 연속적으로 증가하고 산화 LDL('나쁜' 콜레스테롤)이 감소한다는 것을 발견했다. 이 연구의 저자들은 다음과 같이 결론지었다. "올리브유는 단불포화지방 이상이다. 올리브유는 페놀 함량이 높아 혈장 지질 수치와 산화 손상에도 이로운 효과를 줄 수 있다."[49] 엑스트라 버진 올리브유의 페놀 화합물은 심장병 발달에 매우 위험한 LDL 콜레스테롤을 만드는 과정인 LDL의 산화를 억제한다고 알려져 있다.[50] 한 연구에 따르면, 단 2주 동안 하루에 올리브유 50g을 먹으면 LDL 산화가 73%, 대식세포의(macrophage) LDL 포식이 61% 감소한다.[51] 이 수치는 올리브유, 특히 엑스트라 버진 올리브유가 죽상경화증을 감소시킬 수 있음을 시사한다.

또한, 인체 연구들에 따르면 엑스트라 버진 올리브유가 염증과[52] 혈액의 끈적임,[53] DNA 손상,[54] 산화 LDL, 혈압을 낮추며 이로 인해 내피 기능이 개선된다.[55] 이런 이유로 엑스트라 버진 올리브유, 특히 냉압착 유기농 올리브유는 건강을 위해 더 많이 섭취할 가치가 있다.

바다 오메가-3의 이점

바다 오메가-3 EPA와 DHA를 많이 섭취하면 심혈관 질환과 사망률 감소와 같이 건강상 이점이 많다.[56] 심장마비 후 EPA/DHA를 1g만 복용해도 총사망률과 급성 심장사를 줄일 수 있다. EPA와 DHA를 하루 3~4g씩 고용량 복용하면 혈압과 중성지방을 낮추고 죽상경화증을 안정화할 수 있다.[57] 긴 사슬 오메가-3 지방은 근육의 붕괴를 줄이면서 기초대사율과 근육 단백질 합성을 증가시킴으로써 비만의 위험을 감소시킨다.[58] 언어나 정어리 같은 고지방 생선은 바다 오메가-3 지방산의 주요 공급원이다. 하지만 훨씬 더 좋은 공급원이 있을 수 있다. 바로 크릴유이다.

건강 문제를 지닌 사람들을 위한 권고 사항

품질이 좋은 야생 해산물이나 고품질의 어유, 해조 기름 보충제, 또는 크릴유를 통해 일일 3~4g의 EPA/DHA를 섭취할 것을 권장한다.

크릴유

크릴은 북극과 남극, 태평양에 사는 작은 갑각류(새우와 유사)이다. 크릴새우는 크기가 너무 작아서 물고기보다 중금속 오염이 적다. 크릴의 오메가-3 지방산은 뇌로 흡수와 침투가 잘 된다. 넵튠 크릴유 1g은 EPA/DHA(240mg), 비타민 A(100IU), 비타민 E(0.5IU), 인지질(400mg), 아스타잔틴(1.5mg), 콜린(74mg)을 제공한다.[59]

크릴유는 관절염,[60] 월경전증후군, 유방 압통, 관절통을 개선한다.[61] 하루에 1~3g의 크릴유는 혈당과 총콜레스테롤, 중성지방을 감소시키고 어유 복용군과 위약 복용군보다 HDL을 늘리는 데에도 더 효과적이라고 나타났다.[62] 크릴유에는 매우 강력한 항산화제인 아스타잔틴도 들었으니 '슈퍼 오메가-3'라고 생각하라. 아스타잔틴이 독특한 이유는 세포막의 지질 이중층을 넘나들며 수용성과 지용성 항산화제 역할을 모두 할 수 있기 때문이다. 따라서 아스타잔틴은 세포막 외부와 내부의 산화 손상을 방지한다.

선사시대의 인간은 아프리카 사바나에서 사냥한 동물의 뇌를 먹어 '바다' 오메가-3를 얻었다.[63] 같은 온스를 기준으로 뇌 조직은 연어보다 DHA가 더 높다.[64] 이 공급원은 흡수가 더 쉬워[65] 초기 인류에게 독특한 '브레인 푸드'였다. 뇌를 먹는 일은 이제 흔치 않기 때문에 차선책으로 크릴유를 보충하면 좋다. 아스타잔틴은 매우 강력한 수-지용성 항산화제처럼 작용하므로 매우 민감한 뇌 속 DHA의 산화를 방지하는 데 도움이 될 수 있다.

크릴유의 건강 혜택[66]

크릴유는 흡수가 잘 되어 어유보다 산화될 가능성이 작다.

크릴의 오메가-3에는 인지질(어유에는 들어 있지 않다)이 들어 있다.

혈액-뇌 장벽과 혈액-망막 장벽을 쉽게 건너고 오메가-3를 지질 이중층으로 전달하여 필요한 부위에 도달할 수 있다.

크릴유는 포스파티딜콜린을 제공하여 지방간을 예방하고 인지력을 향상하는 데 도움이 될 수 있다.

아스타잔틴은 피부 세포를 투과하여 햇빛으로 인한 자외선 손상을 예방하는 데 도움이 된다.

크릴유는 어유보다 항산화 능력이 크다.

크릴유는 아래와 같은 활성산소 흡수능력(ORAC) 수치를 갖는다.

비타민 A와 E보다 378배 크다.

어유보다 47배 크다.

CoQ10보다 34배 크다.

리코펜보다 6.5배 크다.

크릴은 다음과 같은 일중항 산소 탈활성력을 지닌다.

비타민 C보다 6000배 크다.

CoQ10보다 800배 크다.

비타민 E보다 550배 크다.

베타카로틴보다 40배 크다.

어유와 달리 크릴유는 비린내 나는 트림을 유발하거나 뒷맛이 느껴지지 않는다.

골관절염으로 인한 뻣뻣함을 개선한다.

C-반응성 단백질(CRP)을 30% 줄인다.

중성지방을 28% 줄인다.

LDL 콜레스테롤을 최대 40% 줄인다.

HDL 콜레스테롤을 44~60% 증가시킨다.

공복 혈당수치를 유의미하게 6% 낮춘다.

어유가 쥐의 심낭 지방(심장 주위의 지방)을 6% 감소시킨 데 비해, 크릴유는 42% 감소시켰다.

크릴유가 쥐의 간 지방을 60% 감소시킨 데 비해, 어유는 38% 감소
시켰다.

좋은 지방 선택하기

지방을 포화, 단불포화(MUFA) 또는 다불포화(PUFA)로 분류하는 일은 지
방이 인체 건강에 미치는 영향을 이해하는 데 전혀 쓸모가 없다. 이 분류
는 화학책에는 있을지언정 건강과 장수책에는 없다. 건강한 지방(자연식
품에 함유된 지방)이 있는가 하면, 건강하지 않은 지방(공장에서 생산되는 트랜
스지방과 식물성 기름)이 있다. 포화지방은 유제품과 코코넛유에 든 천연 지
방처럼 건강할 수 있다. 다불포화지방은 건강하거나(바다 오메가-3s) 건강
하지 않을 수 있다(오메가-6 함량이 너무 높은 산업용 종자유). 올리브유와 견
과류, 육류에서 발견되는 단불포화지방이 건강에 유익하다는 연구 결과
가 점점 늘고 있다. 그러나 인공 단불포화 트랜스지방은 극도로 건강에
해롭다. 포화지방인지 아닌지 아는 것은 그 지방을 먹어야 하는지 아는
데 도움이 되지 않는다.

대신 우리는 간단한 질문 하나로 어떤 지방이 건강에 좋은지 쉽게 알
수 있다. 그것이 천연 지방인가? 우리가 자연에서 발견하는 지방, 수천
년 동안 인류가 먹어 온 지방은 건강에 위험하지 않을 것이다. 천연 포화

지방(유제품과 코코넛), 천연 단불포화지방(올리브유)과 천연 다불포화지방(오메가-3, 오메가-6)이 있다. 연구자들은 최대한 자연 상태에 가까운 음식을 먹는 것이 건강에 좋다는 명백한 개념을 계속 확인하고 있다.

반대편에는 가공된 기름과 지방이 있다. 트랜스지방은 어떤 대가를 치르더라도 피해야 하는 인공 불포화지방이다. 거의 모든 사람이 알고 있다. 하지만 고도로 가공된 식물성 기름을 피하는 것도 중요하다. 원시인 조상들이 해바라기유가 담긴 병을 열어 요리에 넣었을까? 아니면 동물 지방을 먹었을까? 인간이 식물 기름과 같은 인공 지방을 만들어 이것이 대자연이 우리에게 선사한 지방보다 건강에 더 좋을 것이라고 믿는 것은 최고의 오만이다. 예를 들어 옥수수는 특별히 기름이 많지 않다. 따라서 옥수수는 자연식품일 수 있지만, 옥수수유는 그렇지 않다.

반드시 건강한 지방을 섭취하는 것이 중요하다. 이러한 건강한 지방과 그것이 든 음식에는 엑스트라 버진 올리브유, 해산물과 생선, 해조류, 크릴유 보충제에 든 EPA와 DHA와 같은 긴 사슬 오메가-3, 그리고 아마씨와 치아씨에 든 모체 오메가-3 지방인 ALA가 포함된다. 버터와 치즈, 우유와 같은 동물 지방도 해롭지 않다. 특히 목초지 생산이라면 그렇다. 산업용 트랜스지방과 산업용 오메가-6 종자유와 같은 유해 지방은 어떤 대가를 치르더라도 피해야 한다.

12

블루존

세계의 장수 마을

—— 2005년 내셔널 지오그래픽의 작가 댄 뷰트너는 블루존(Blue Zone)이라는 용어를 사용하여 사람들이 더 오래, 건강하게 사는 세계의 특정 지역을 묘사했다. 블루존의 목록은 다음과 같다.

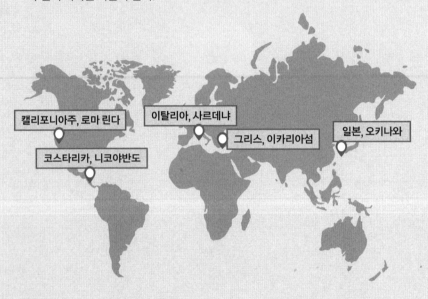

이 블루존 지역에 사는 사람들은 90대까지 살고 100세를 넘기기도 하지만 노화로 인한 질병이 거의 없다. 전 세계 여러 지역에 사는 이 사람들은 겉보기에는 식단과 생활 방식이 달라 보이지만 모두 더 오래, 더 충만하게 사는 데 도움이 되는 어떤 특성을 공유한다. 이 사람들은 많은 경우 담배를 덜 피우고, 더 많이(그리고 적당하게) 움직이며, 가족을 우선시하고, 무엇보다도 사람들과 잘 어울린다. 항상 그런 것은 아니지만 그들의 식단은 종종 식물 위주이며, 단백질 섭취량, 특히 동물 단백질이 상대적으로 낮다. 장수 슈퍼스타들의 식단을 좀 더 자세히 들여다보고 그들의 비밀을 배워보자.

일본, 오키나와

전 세계적으로 100세를 넘긴 사람은 10만 명당 평균 6.2명에 불과하다. 2017년 인구조사에 따르면 일본은 10만 명당 34.85명으로 100세 이상 인구 비율이 세계에서 가장 높다. 그러나 1990년에 오키나와현은 10만 명당 39.5명이라는 놀라운 수치로 이 기록마저 깨 버렸다.[1] 오키나와 남성은 일반적으로 84세까지 사는 반면, 여성은 90세까지 산다. 오키나와 현은 일본에서 가장 가난한 현이며 1인당 의사 수가 가장 적다. 오키나와 주민들은 서양인을 흔히 죽음으로 내모는 질병을 앓고 있는 비율이 낮다. 심장병과 유방암, 전립선암의 비율은 20%, 알츠하이머병의 비율은 50% 미만이다.[2] 오키나와의 식단은 최근 몇 년간 크게 변화하면서 서구화되었고, 2000년이 되자 오키나와의 장수 이점은 거의 사라졌다. 그렇지만 오키나와의 전통적인 식단을 연구한 우수한 자료에서 그들이 과거에 누렸던 장수의 실마리를 찾을 수 있다.

전통적인 오키나와 식단에는 많은 양의 식물과 함께 고기, 특히 돼지고기가 들어 있었다. 일본 식단에 대한 가장 오래된 기록인 1880년 문헌을 보면 오키나와인들이 놀랍게도 고구마에서 칼로리의 93%를 섭취했음을 알 수 있다.[3] 그들의 하루 단백질 섭취량은 40g이 조금 안 되었는데, 이 습관은 적어도 1949년까지 지속되었다. 그들은 아침과 점심, 저녁에 고구마와 된장국, 많은 양의 채소를 먹었다.

오키나와의 전통적인 식단은 탄수화물이 약 80%로 고구마와 채소, 곡물로 구성되었다. 제2차 세계대전 직후 오키나와인들은 단백질이 적고 영양소와 섬유질이 풍부한 고구마로 칼로리의 70%를 섭취했다.[4] 이 식단은 영양소(특히 칼륨, 마그네슘, 비타민 C, 카로티노이드)와 섬유질이 낮은 일반적인 미국 식단과는 거의 정반대다.[5] 아주 흔한 고구마와 함께, 다른 채소와 콩이 오키나와 식단의 약 10%, 쌀과 다른 곡물들이 거의 20%를 차지했다. 1988년 오키나와에서 콩류의 하루 섭취량은 일본 국민 평균보다 30%, 녹황색 채소의 섭취량은 50% 높았다.

오키나와 고구마는 안토시아닌 수치가 높아 붉은색에서 진한 노란색까지 색깔이 다양하다. 이 두 종류의 고구마는 폴리페놀과 항산화물 함유량이 매우 높다. 아열대 섬 중에서 비교적 동떨어지고 기다란 오키나와섬은 이모작이 가능해 고구마와 신선한 채소의 생산에 유리하다. 쌀은 잘 자라지 않아 1600년대에 고구마가 주요 작물로 대체되었다.

오키나와인들은 한 달에 한 번 다양한 축제를 열어 고기, 특히 생선과 돼지고기를 먹었다. 역사적으로 육류와 생선을 합친 칼로리가 총칼로리의 1% 정도밖에 되지 않았고, 유제품과 달걀은 드물었다. 오키나와의 식단은 거의 완전 채식주의 식단이었고, 오키나와인들은 하루 1800Cal만 섭취했다(미국인의 평균 섭취량은 2500Cal).[6]

시간이 흐르면서 육류 소비량이 증가했다. 해안 지역 주민들은 보통 생선을 먹었지만, 돼지고기 역시 흔했다. 돼지는 '방목되어' 주로 야생식물을 먹었고, 오키나와인들은 서양의 농부들이 가축 사육장의 돼지에게 사료로 먹이는 곡물보다는 주로 남은 채소를 먹였다. 결과적으로 방목해

기른 돼지의 고기는 오메가-3 지방산이 더 높고 오메가-6 다불포화지방산은 더 낮았다.

오키나와 식단은 나트륨이 많으며, 이는 모든 일본 요리의 특징이다. 나트륨이 많은 이유는 간장과 미소 된장, 소금에 절인 생선, 절인 채소를 흔히 사용하기 때문이다.

오키나와 요리의 독특한 면은 다시마를 많이 먹는다는 점이다. 일본 요리에서는 국물맛을 내기 위해 다시마를 사용하지만, 오키나와인들은 많은 양의 다시마를 직접 먹는다. 해수에서 자라는 다시마는 섬유질과 미네랄, 바다 오메가-3 EPA와 DHA, 염분이 풍부하다. 다시마에는 온스당 나트륨이 무려 840mg이 들어 있다.

단백질 섭취량이 적다고 해서 오키나와인들의 건강이나 수명에 악영향을 미치지 않았다. 그들은 키가 작고 총근육량이 적어서 근력 운동을 하는 미국인들에게 이 자료를 적용하기는 힘들지만, 이는 우리가 생각한 만큼 단백질이 필요하지 않을 수도 있음을 암시한다. 특히 고강도 근력 운동을 하지 않는 편이라면 말이다.

오키나와의 육류 섭취는 제2차 세계대전 이후 몇 년간 꾸준히 증가했으며 1988년에는 일본 평균을 능가했다. 육류 섭취량은 1인당 하루 평균 90g으로 콩류 섭취량과 같았다. 따라서 오키나와 사람들은 단백질이 매우 낮은 식단과 단백질이 상대적으로 높은 식단을 모두 잘 이용했다. 대부분의 서양 문화권에서는 매일 200g 이상의 육류를 섭취한다(참고 : 고기의 g은 고기의 유형과 절단 방식에 따라 상당한 지방을 함유할 수 있어 단백질의 g과 같지 않다).

현대 오키나와 식단에는 다른 변화도 있었다. 콩류와 녹황색 채소의 섭취량이 일본 평균으로 떨어졌다. 지방으로 섭취하는 칼로리가 30%를 넘어섰다. 식단이 가장 많이 서구화된 주민 집단은 젊은 사람들, 특히 젊은 남성이었다. 그들은 채소와 볶은 고기(일반적으로 돼지고기)나 두부가 들어간 전통 요리 고야 참푸르를 피하는 경향이 있다. 그들은 과거 세대보다 생선도 덜 먹는다.

오키나와 주민들은 일본과 동아시아의 대부분 지역 주민들과 마찬가지로 차를 아주 많이 마신다. 가장 인기 있는 음료는 녹차와 반만 발효한 코헨차이다. 오키나와에서 마시는 녹차는 샨 피엔Shan-pien이라는 차에 재스민꽃과 강황으로 향을 낸 것이다. 샨 피엔을 대강 번역하면 향이 약간 있는 차라는 뜻이다. 보통 오키나와 사람들은 매일 적어도 2컵의 차를 마신다.

오키나와인들은 전통적으로 복팔분이라는 고대 유교 전통을 따른다. 그들은 배가 부르기 전에 식사를 중단한다. 배가 고프지 않을 때까지만 먹는 것이다. 배가 부른 것과 배가 고프지 않은 것은 크게 다르다. 그들은 배가 80% 차면 숟가락을 내려놓는데, 이는 20%의 칼로리 감소와 같은 효과를 지닌다. 오키나와인들은 배부르기 전에 식사를 멈추기 위해 흔히 '마음챙김 식사'라는 것을 실천해야 한다. 오키나와인처럼 복팔분을 실천하려면, 배가 부른지 아닌지 끊임없이 생각해야 한다.

다음의 몇 가지 지침을 따르면 이 의도적인 칼로리 제한을 쉽게 실천할 수 있다.

- 식사할 때 잘 먹어야 한다는 것을 기억한다.
- 식사 시간이 아니면 먹지 않는다. 생각 없이 먹지 않는다. TV 앞에

서 먹지 않는다. 먹을 때 뭔가를 읽지 않는다. 컴퓨터 앞에서 먹지 않는다. 먹는 음식에 집중하고 음식을 즐긴다.

- 배가 고프지 않으면 그만 먹는다.
- 천천히 먹는다. 위에서 포만감 신호가 오려면 시간이 걸린다. 배가 부를 때까지 먹는다면 과식하기 쉽다. 가장 최근에 갔던 뷔페 만찬을 생각해 보자. 식사할 때는 모든 게 괜찮았다. 하지만 10분이나 15분 후에, 포만감 신호가 밀려오면서 배가 터질 것 같은 느낌이 든다. 심지어 약간 메스꺼울 수도 있다.
- 음식을 덜 먹도록 작은 접시를 사용한다. 우리는 접시에 있는 음식을 모두 먹어 치우려는 경향이 있다. 어린 시절부터 몸에 밴 습관이기 때문이다. 음식이 많든 적든 우리는 접시를 깨끗이 비운다. 접시를 가득 채우면 배가 고프든 아니든 바닥이 보일 때까지 계속 먹기에 십상이다. 대신 의도적으로 접시를 적게 채우면 과식하지 않고 접시를 비울 수 있고, 음식을 더 가져오기 전에 여전히 배가 고픈지 자문하게 된다.

불행히도 오키나와인의 장수 이점은 빠르게 사라지고 있다. 제2차 세계대전 이후, 즐겨 먹던 고구마 대신 흰 빵과 흰쌀을 먹기 시작했다. 젊은 오키나와인들은 이제 어느 때보다 미국식 패스트푸드를 많이 먹고 있으며, 많은 사람이 과체중이 되었다. 고기의 섭취량은 증가했지만 녹황색 채소의 섭취량은 감소했다. 실제로 오키나와현의 비만율은 일본 전역에서 가장 높아졌다.

전통 식단은 오키나와인들의 생활 방식과 어떤 환경 요인보다도 장수에 훨씬 큰 역할을 했을 가능성이 크다.

장수 체크리스트 : 오키나와

- ✓ **칼로리 제한/단식** : 오키나와인은 복팔분으로 의도적인 칼로리 제한을 실천한나.
- ✓ **엠토르** : 동물 단백질의 섭취량이 적다.
- ✓ **차/커피/포도주** : 오키나와인은 다른 일본인들과 마찬가지로 차를 많이 마신다.
- ✓ **소금** : 미소 된장, 다시마, 간장 때문에 일반적으로 고염식이다.
- ✓ **지방** : 식단의 주재료인 생선은 지방이 높지 않지만, 곡물 섭취가 적다는 것은 오메가-6 : 오메가-3 비율이 낮다는 의미이다. 오키나와인들은 식물 기름을 먹지 않는다.

이탈리아, 사르데냐

오키나와의 지구 반대편에 있는 이탈리아의 보석, 사르데냐는 최초로 블루존으로 선정된 장수촌이다. 사르데냐는 이탈리아 해안에서 120km 떨어진 서부 지중해 분지에 자리 잡고 있다. 산악지대로 인해 주민들은 대부분 극심한 고립과 상대적 빈곤 속에서 살아 왔다. 이곳의 100세인들은 대부분 고립된 섬의 내륙에 점처럼 분포한 작은 마을에 거주한다. 어느 시점부터 오글리아스트라라는 작은 마을에 사는 주민 200명당 한 명이 100세를 넘겼다.[7] 이는 미국의 100세인 비율의 약 50배에 달하는 수치다. 더 흥미로운 점은, 100세를 넘긴 여성 대 남성 비율이 다른 블루존에서처럼 5:1이 아니라 2:1로 현저히 낮았다.[8] 사르데냐에서는 100세를 넘겨 사는 남성의 비율이 세계 어느 지역보다 월등히 높았다.

사르데냐 식단을 처음으로 신뢰할 만하게 설명한 사람은 프랑스의 지리학자 모리스 르 란누Maurice Le Lannou이다. 그는 이 식단을 "놀라울 정도로 검소하다"라고 묘사했는데,[9] 아마 이 지역이 빈곤해서였을 것이다. 주식 중 하나는 지역에서 재배한 신선한 채소를 많이 넣은 야채수프(미네스트로네)였다. 사람들은 이 수프에 콩을 첨가해 대개 사워도우 빵과 함께 먹었다. 밤과 호두는 상당량의 칼로리와 단불포화지방산을 제공했다. 가난한 지역이 그렇듯이 주민들은 고기를 자주 먹지 않았다. 19세기 중반의 보고서에 따르면 사르데냐인은 한 달에 고작 2~4번 고기를 먹었지만, 이 비율은 수년간 꾸준히 증가했다. 하지만 20세기 중반까지도 식이 단백질의 약 70~83%가 채소에서 공급되었다. 그러나 유제품 섭취는 육류 섭취보다 훨씬 높았으며 특히 섬의 양치기들은 그 비율이 더 높았다. 그들은 주로 염소와 양의 젖을 마셨고 리코타 치즈를 먹었다. 생선은 해안 지역의 사람들만 먹었다.

사르데냐인들은 동포인 이탈리아인들처럼 포도주를 적당히 마셨는데, 대부분 적포도주였고 일주일에 평균 0.5L(또는 하루에 1잔 정도) 마셨다. 이 지역이 원산지인 카노나우 포도가 붉은빛이 더 도는 이유는 찌를 듯이 내리쬐는 강렬한 자외선과 싸웠기 때문이다. 이 포도로 만든 포도주는 담그는 기간이 더 길다. 포도의 색소와 담그는 시간 때문에 다른 포도주보다 플라보노이드가 2~3배 더 많이 생성된다.

상당량의 치즈와 고기를 포함하는 사르데냐 식단은 고구마가 주식인 전통적인 오키나와 식단과는 전혀 닮지 않았다. 그들은 풀을 먹고 자란 양의 젖으로 치즈를 만들었고, 고기는 특별한 날에만 먹었다. 따라서 식단은 전반적으로 고기의 비율이 상당히 낮다. 일반적으로 식사는 통곡물 빵과 콩, 채소에 (거의 항상) 적포도주 1잔을 곁들인 것이었다. 물론 이런 음식들은 지중해 식단의 특징이다.

장수 체크리스트 : 사르데냐

- ✓ **칼로리 제한/단식** : 사르데냐인의 식단은 검소하다.
- ✓ **엠토르** : 식단은 채소와 콩과식물이 주를 이루며 동물 단백질이 적다.
- ✓ **차/커피/포도주** : 대부분 이탈리아인과 마찬가지로 적포도주를 많이 마신다.
- ✓ **소금** : 우유와 치즈에서 나트륨을 많이 섭취한다.
- ✓ **지방** : 단불포화지방이 많은 밤과 호두를 많이 먹는다. 식단은 유지방의 비율이 높다.

캘리포니아주, 로마 린다

넓게 뻗은 대도시 로스앤젤레스에서 동쪽으로 불과 97km 떨어진 캘리포니아의 로마 린다는 의외로 세계적인 장수촌 중 하나이다. 일반적인 미국인보다 10년 이상 오래 사는 이곳 주민들은 주로 채식을 하고 담배와 술을 멀리하는 제7일안식일예수재림교의 신도들이다.

제7일안식일예수재림교가 운영하는 로마린다대학교는 1960년에 2만 5000명에 가까운 주민들의 식습관과 생활 습관을 연구하기 시작했다. 첫 연구인 재림교인 사망률 연구(1960~1965)에서 미국의 재림교인은 비재림교인보다 암과 심장 질환의 비율이 상당히 낮다고 드러났다. 이는 남성은 6.2년, 여성은 3.7년 더 오래 사는 효과로 해석되었다. 다음 연구인 재림교인 건강연구 I(1974~1988)에서 이 결과가 확인되었다. 남성 재림교인은 일반적인 캘리포니아인보다 7.3년, 여성은 4.4년 더 오래 살았다. 연구자들이 장수의 비결로 꼽은 5대 행동은 금연, 규칙적인 운동, 건강한 체중 유지, 견과류 섭취, 식물 위주의 식단이었다.

첫 세 가지 행동의 건강 효과에 대해서는 논란이 없었지만, 천연 지방을 많이 함유한 견과류가 중요하다는 결과가 발표되자 거센 논란이 일었다. 그 후로 여러 연구에서 이 결과들이 모두 사실임이 확인되었다. 대중 언론에서는 이 연구에서 밝혀진 건강 효과가 대부분 식물 위주의 식단 덕분이라고 보도했지만, 가장 중요한 요인은 금연일 가능성이 크다.

2002년부터 진행 중인 최근의 주요 재림교인 건강연구는 북미 전역의 신도 9만 6000명의 식단을 분석했다. 현재까지 연구자들은 채식주의 식단을 먹는 사람들(집단의 절반 이상)은 고콜레스테롤, 고혈압, 당뇨병, 대사 증후군, 심지어 다양한 종류의 암이 발병할 소지가 작다고 결론지었다.[10] 특히 과일과 콩과식물, 토마토를 더 많이 먹는 재림교인들은 특정 암의 발병률이 낮았다.[11]

장수 체크리스트 : 로마 린다

- ✅ **칼로리 제한/단식** : 로마 린다 주민들은 육류가 포함된 식단보다 칼로리가 낮은 채식주의 식단을 먹는다.
- ✅ **엠토르** : 로마 린다 주민들은 식물 단백질이 많고 동물 단백질이 적은 식단을 먹는다.
- ⬤ **차/커피/포도주** : 차와 커피를 특별히 권장하거나 금지하지 않는다(재림교인들은 술을 마시지 않는다).
- ⬤ **소금** : 식단에 정상적인 수준의 소금이 포함된다.
- ✅ **지방** : 식단에 견과류가 포함되어, 천연 지방을 많이 섭취한다고 볼 수 있다.

코스타리카, 니코야반도

코스타리카의 화창한 북태평양 해안을 따라 남쪽으로 더 가면 니코야 지역이 있다. 이 반도의 주민들, 특히 남성들이 90세를 넘기는 비율은 미국인보다 2.5배나 높다.[12] 니코야 남성이 100번째 생일을 맞이할 확률은 일본 남성과 사르데냐 남성의 7배이며 심혈관 질환의 위험도 더 낮다.

전통적인 니코야 식단은 섬유질이 풍부하다. 주로 식물 위주로 갓 만든 옥수수 토르티야와 검은콩, 파파야, 바나나, 참마가 주식이다. 니코야인은 닭고기와 돼지고기, 쇠고기를 먹기도 하지만, 접시는 대부분 쌀과 콩 같은 녹말로 가득 채워진다.[13] 그들은 역시 장수 지역으로 꽤 높은 순위에 오른 코스타리카의 평범한 주민보다 칼로리와 탄수화물, 단백질, 섬유질을 약간 더 많이 섭취한다. 니코야인의 단백질 섭취량은 하루 73g으로 미국인 평균 100g보다 훨씬 낮다. 전반적으로 니코야반도의 주민들은 가공되고 정제된 식품보다 전통 음식을 고집하는 경향이 있다.

장수 체크리스트 : 니코야 반도

- ✓ **칼로리 제한/단식** : 니코야인은 일반적으로 총칼로리가 매우 낮은 식물 위주의 식단을 먹는다. 그들은 저녁에 매우 조금 먹는 경향이 있다.
- ✓ **엠토르** : 니코야인은 육류가 적은 식물성 식단을 먹는다.
- ✓ **차/커피/포도주** : 니코야인은 커피를 많이 마신다. 보통 매일 마신다.
- ○ **소금** : 니코야인이 먹는 소금의 양은 보통이다.
- ✓ **지방** : 채소 위주의 식단으로 인해 니코야인은 전반적으로 지방 섭취량이 적지만 동물 식품에서 지방을 얻는다. 식물 기름을 사용하지 않는다.

그리스, 이카리아

이카로스의 전설에서 이름을 딴 작고 산이 많은 이카리아섬은 그리스 본
토와 터키 사이의 에게해에 자리 잡고 있다. 8500명에 가까운 인구가 그
리스 정교회의 전통을 따른다. 90세를 넘겨 사는 인구가 미국보다 약 3
배 정도 많고, 많은 사람이 치매와 노화성 만성질환에 걸리지 않는다.[14]
이카리아가 요양지로 명성을 얻은 것은 2500년 전이다. 고대 그리스인
들은 온천욕을 하기 위해 이 작은 섬으로 여행을 갔다.

　지중해식 식단을 따르는 사람은 누구나 신선한 과일과 채소, 통곡물,
콩, 감자, 올리브유를 많이 먹는 이카리아인들의 접시를 똑똑히 봐야 한
다. 그들은 항산화물이 풍부한 허브차인 야생 로즈메리와 세이지, 오레
가노 차도 맘껏 마신다. 아침 식사는 보통 빵과 꿀에 포도주와 커피, 지
역의 마운틴 차로 구성되었다. 점심은 거의 항상 콩(렌틸, 가르반조)과 지
역에서 나는 제철 채소였다. 저녁은 대개 빵과 염소젖이었다. 이카리아
인들은 특별한 경우에 고기를 먹었다.[15] 다른 지중해 식단이 그러하듯 이
카리아 식단에는 올리브유와 포도주, 채소가 많이 포함되며, 다른 서양
식단보다 육류 단백질이 적었다. 평균적으로 이카리아인은 생선은 일주
일에 두 번, 육류는 한 달에 다섯 번만 먹는다. 그들은 커피(하루 평균 2~3
컵)와 포도주(하루 약 2~3.5잔)를 자주 마신다. 이카리아인들은 미국인들
이 먹는 정제당의 1/4 정도만 소비한다. 빵은 돌로 갈아 만든 밀 빵도 먹
지만 사워도우(시큼한 맛이 나는 발효빵-옮긴이)를 많이 먹는 편이다. 한 주
민은 "음식은 항상 대화와 함께 즐기죠"라고 강조한다.[16]

독실한 그리스 정교회 신자인 다수의 이카리아인은 단식 기간이 많이 포함된 종교 일정을 따른다. 특히 단식을 조사한 한 연구에서 정기적으로 단식을 하는 사람들은 혈중 콜레스테롤과 체질량지수가 낮다는 사실을 발견했다.[17] 물론 혈압과 콜레스테롤, 만성질환의 위험성 감소, 훨씬 더 오래 건강하게 살 가능성을 포함해 칼로리 제한과 단식의 다른 훌륭한 이점을 우리는 이미 알고 있다.

장수 체크리스트 : 이카리아

- ✅ **칼로리 제한/단식** : 이카리아인은 그리스 정교회의 단식 전통을 따른다.
- ✅ **엠토르** : 이카리아인들은 동물 단백질이 적은 식단을 먹는다.
- ✅ **차/커피/포도주** : 이카리아인들은 커피와 적포도주를 많이 마신다.
- ✅ **소금** : 테르마에는 천연 소금 온천이 있다. 우유와 치즈, 올리브를 먹어 소금 섭취량이 많다.
- ✅ **지방** : 지방 공급원에는 많은 양의 올리브유와 생선이 포함된다.

블루존이 아닌 곳 : 미국 남부

건강한 블루존과는 달리, 세계 일부 지역의 특정 식단은 심장병의 위험을 높이고 수명을 줄인다. 이런 식단을 보면서 무엇을 하지 말아야 할지

배우는 일은 블루존의 건강 비결을 알아내는 일만큼이나 유용하다. 가장 잘 연구된 사례는 미국 남동부 지역에서 나왔다. 뇌졸중의 지리적, 인종적 차이의 이유 연구[18]는 이른바 '남부 식단'을 포함한 다양한 식습관을 살펴보기 위해 5년 동안 1만 7000여 명의 성인 참가자들을 조사했다. 남부인들은 튀긴 음식과 첨가 지방(대부분 식물 기름), 달걀, 내장육, 가공육, 설탕이 들어산 음료를 즐겨 먹었나. 그동안 연구했던 식생활 패턴은 대부분 심혈관 건강에 좋지도 나쁘지도 않았지만, 남부 식단은 유독 인체 건강에 해롭다고 나타났다. 심혈관 질환과 신장병, 뇌졸중의 위험이 무려 각각 56%, 50%, 30% 증가한다고 밝혀졌다. 이 대상군은 또한 미국의 나머지 지역보다 비만과 고혈압, 제2형 당뇨병을 더 많이 앓았다.

남부 식단의 칼로리는 하루 평균 약 1500Cal로 특별히 높지 않았다. 다량영양소 비율 역시 탄수화물 50%, 지방 35%로 미국의 나머지 지역과 별반 다르지 않았다. 이 결과가 강조하는 바는, 다량영양소를 일반적으로 분류하는 것으로는 부족하다는 점이다. 우리는 특정 식품의 영향도 잘 살펴야 한다.

남부 식단의 붉은 고기 총량은 특별히 높지 않았지만 가공육의 섭취량이 유독 많았다. 꽃등심 스테이크와 핫도그에는 큰 차이가 있다. 육류를 가공하는 과정에서 건강에 악영향을 미칠 수 있는 수많은 화학물질과 다른 첨가제(설탕, 감미료, 질산염, 인산염 등)가 들어간다. 게다가 남부 사람들은 빵을 많이 먹고 있었다.

남부 식단은 장수에 도움이 되지 않는 식단의 좋은 예시다. 칼로리 제한이나 단식을 하지 않으며, 당 섭취가 높다는 것은 인슐린 수치가 높다는 의미로, 미국 남동부에서 흔히 볼 수 있는 과도한 비만율에 이바지한다. 실제로 2014년 미국에서 비만율이 가장 높은 세 주는 미시시피와 웨스트버지니아, 루이지애나였다.

상대적으로 높은 미국인의 육류 소비는 엠토르가 높은 수준으로 유지된다는 의미다. 남부인은 천연 지방 대신 첨가 지방을 먹으며, 거의 모든 지방이 식물 기름이다. 사람들은 보통 음식을 튀길 때 값싸고 쉽게 구할 수 있는 산업용 종자유를 사용한다.

장수 체크리스트 : 미국 남부

- ⬭ **칼로리 제한/단식 :** 남부 식단에는 칼로리 제한이나 단식이 없다. 미국인 식단 권장안은 하루에 세 끼 이상 먹으라고 조언한다.
- ⬭ **엠토르 :** 남부 식단에는 육류와 가공육이 많다.
- ⬭ **차/커피/포도주 :** 이러한 음료를 특별히 많이 마시지 않는다. 아이스티를 마시지만 설탕을 듬뿍 넣는다.
- ☑ **소금 :** 소금 섭취량이 많으며, 대부분 가공식품에서 기인한다.
- ⬭ **지방 :** 식단에서 식물 기름의 비중이 매우 높다.

당신이 블루존에 살지 않는다면?

블루존 지역이 공유하는 특징은 식단만이 아니다. 이 책에서는 장수에 결정적인 영향을 미치는 식단에 의도적으로 초점을 맞추었지만, 그 이상의 것이 있다. 적당한 태양광과 바다, 산악 지형, 자연스럽고 잦은 신체 활동은 장수촌 사람들에게 필수적이다. 세상에서 가장 건강한 사람들은 체육관에 가지 않는다. 그들은 노인에게 욕설을 내뱉지 않는다. 그들은 러닝머신을 사용하지 않는다. 그들은 역기를 들지 않는다. 그들은 마라톤을 하지 않는다. 단지 생활 속에서 자연스럽게 몸을 많이 움직인다.

블루존에서는 움직임이 곧 삶이다. 사람들은 걷는다. 그들이 산을 오르는 이유는 산이 있어서가 아니라 양을 돌보기 위해서다. 그들은 정원을 돌보고, 춤을 추며, 게임을 한다. 젊었을 때는 축구를 하고 나이가 들면 잔디 볼링을 한다. 그들은 스탠드 책상을 사용하지 않는다. 가장 건강한 사람들은 자연식품을 먹을 뿐만 아니라 자연스러운 활동을 멈추지 않는다. 상어가 헤엄을 멈추면 죽는다. 움직임을 멈출 때 우리 역시 조금씩 죽어간다.

사람들과 어울리고 공동체와 끈끈한 유대감을 유지하는 것도 장수에 중요한 역할을 한다. 세계에서 가장 건강한 사람들은 TV 앞에서 먹지 않는다. 그들은 가족과 친구들과 함께 식사한다. 그들은 함께 어울리는 시간이 즐거워서 식탁에 오래 앉아 있다. 그들은 그저 배를 채우려고 허겁지겁 끼니를 때우지 않는다.

블루존 지역에 살만큼 운이 좋지 않다면, 이 사람들에게서 무엇을 배울 수 있을까? 인슐린과 칼로리, 엠토르를 낮게 유지하는 것은 좋은 출발이다. 채식 위주의 식단이 도움이 될 수 있지만, 블루존 중에 완전 채식주의 식단을 먹는 곳은 하나도 없다. 그들의 식단에는 동물 식품이 포함된다. 이 사실에 주목해야 하는 이유는, 완전 채식주의 식단에 보충제를 적절히 사용하지 않으면 비타민 A와 비타민 B12가 결핍될 위험이 있기 때문이다. 채식주의자와 완전 채식주의자는 평균적으로 섬유질을 더 먹고 단백질을 더 적게 먹으며 동물 단백질은 거의 먹지 않는다. 한 프랑스 연구에 따르면 채식주의자와 완전 채식주의자는 고기를 먹는 사람보다 섬유질을 각각 33%와 75%를 더 많이 섭취하지만, 두 집단 모두 총칼로리와 총단백질, 지방을 덜 섭취한다.[19]

많은 블루존의 식단이 채식 위주이지만, 이 사실이 채소가 육류보다 건강에 더 유익하다는 증거는 아니다. 이 지역 사람들은 의도해서가 아니라 그저 육류를 먹을 형편이 못 돼서 적게 먹었을 가능성이 있다. 세계의 다른 많은 지역 중에는 채식 위주의 식단을 먹지만 장수의 혜택을 누리지 못하는 예도 있다. 예를 들어 많은 인도인이 채식주의 식단을 섭취하지만, 2018년에 인도 국민의 기대 수명은 겨우 69.1년으로 세계 165위를 차지했다. 육류 섭취가 반드시 건강에 나쁜 것은 아니다. 홍콩인들은 비교적 육류가 많은 식단을 먹지만 다른 아시아 지역보다 장수한다. 인생에서도 그렇듯이 균형이 중요하다. 고기를 충분히 먹는 것은 과도한 고기 섭취를 피하는 것만큼이나 중요하다.

육류 위주의 식단이 건강에 해롭다고 보장할 수 없듯이 식물 위주의 식단이 건강에 좋다고 보장할 수 없다. 중요한 것은 채소와 고기를 적절하게 먹는 것이다. 재림교인 건강연구의 채식주의자들은 보통 과일과 채소, 아보카도, 통곡물, 콩과식물, 콩, 견과류, 씨앗을 더 많이 먹고 정제된 곡물, 첨가 지방, 단것, 간식, 물이 아닌 음료를 덜 먹었다. 초콜릿 도넛을 먹는다면 100% 채식주의일 수 있다. 설탕이 든 탄산음료를 마신다면 100% 완전 채식주의다. 감자칩(식물 기름에 튀긴)을 먹는다면 100% 완전 채식주의다. 그러나 재료가 식물이라는 이유만으로 이런 음식을 먹고 마시는 것이 기본적으로 건강에 유익하다고 주장하는 사람은 거의 없다. 채식주의 식단이나 육류가 적은 식단을 장기간 적절하게 유지하면 당뇨병과 암, 고혈압, 심혈관 질환, 전체 원인 사망률이 감소할 수 있다.[20] 채식주의를 부적절하게 사용해 정제된 곡물과 정제된 식물성 기름, 설탕을 먹는다면 건강의 적신호로 이어질 수 있다.

총단백질 섭취량에 관해서는, 동물 식품을 일부 허용하는 사르데냐인과 이카리아인의 전통적인 지중해식 식단을 따른다면 총단백질 약 15%와 탄수화물 43%를 섭취할 수 있다.[21] 오키나와의 100세인들에게 배우고 싶다면, 탄수화물을 85%를 섭취하면서 단백질은 고작 9% 정도만 먹게 될 것이다.

단백질을 적게 먹으면 장수할까?

우리는 물론 식단에서 단백질을 제거해서는 안 된다. 나이가 어떻든 단백질을 너무 적게 섭취하면 영양실조로 이어질 수 있다. 나이가 들면서 단백질은 어렸을 때처럼 중요한 역할을 한다. 이유는 다르지만 말이다. 대부분 노인은 튼튼하고 건강한 근육량을 유지할 만큼 단백질을 충분히 섭취하지 못한다. 시스테인(체내 항산화 체계에서 중요한 역할을 하는)과 같은 특정 아미노산이 부족하면 노화와 산화 스트레스를 촉진할 수 있다.

칼로리 제한과 단식은 오래전부터 장수의 수단일 것이라고 판명되었지만, 그 이유는 여전히 복잡한 수수께끼다. 물론 균형이 필수이며 섭취하는 단백질(과 탄수화물)의 종류와 양에 주의를 기울이는 것이 무병장수의 열쇠가 될 수 있다. 장수를 약속하는 요인들은 복잡하다. 성장을 촉진하는 IGF-1과 엠토르가 중요한 요인이 될 수 있다(3장 참조). 단백질 섭취를 줄이면 IGF-1과 엠토르가 모두 낮아진다고 밝혀졌으며, IGF-1은 단 3주 만에 눈에 띄게 낮아졌다.

불행히도 우리는 무병장수를 보장하는 마법의 숫자를 정확히 말해 줄수 없다. 지금까지 밝혀진 증거에 기초하면, 정상적이고 건강한 사람이 하루에 체중 1kg당 1.0～1.8g의 단백질을 섭취해야 한다고 제안하고 싶다. 정확한 양은 현재 나이와 건강, 활동 수준, 그리고 전반적인 식단에도 달려 있다.

중요한 것은 섭취량만이 중요한 변수가 아니라는 점이다. 품질과 공급원(동물 vs. 식물)은 단백질 자체만큼이나 중요할 수 있다. 실제 증거와 영감을 얻기 위해서는 블루존인 오키나와, 사르데냐, 로마 린다, 니코야, 이카리아에 사는 건강한 100세 노인들을 살펴보면 된다. 전통적인 채식 위주의 저단백질 식단 덕분에 그들은 수 세기 동안 더 건강하고 더 오래 살 수 있었다. 그러나 이들 지역에서도 이러한 식습관이 빠르게 사라지고 있으며, 서구화로 인한 습관 때문에 부러워할 만한 건강과 수명 통계도 자취를 감추고 있다.

13

건강하게 나이 들기 위한 5단계 장수 솔루션

── 건강하게 오래 사는 단 하나의 비결은 없다. 12장에서 이야기했듯이, 다양한 블루존에 사는 사람들은 전혀 다른 방식으로 100세를 넘겨 살았다. 하지만 이들은 모두 비슷한 식습관을 지니고 있었다. 이번 장에서는 우리의 장수 솔루션 체크리스트를 구성하는 5단계를 개략적으로 설명한다. 전부는 아니더라도 이 단계들을 대부분 실천하면 전반적인 건강이 크게 향상될 수 있다.

1단계 :
칼로리 제한/단식

칼로리 제한은 수명을 늘리고 건강을 개선할 잠재력을 지니지만, 매일 실행하기가 매우 어렵다. 정확한 칼로리 권장량을 알아보고 칼로리를 계산해 주는 책과 앱을 사용하는 등 우리가 칼로리를 줄이기 위해 노력해 온 방법들은 절대 부족하지 않다. 오키나와인들의 사례를 통해 의도적으로 칼로리를 제한하는 일도 가능하다는 것을 알 수 있지만, 그들은 매일 배가 부르기 전에 식사를 멈추고 식사중에도 이를 상기한다. 더 실용적인 해결책은 단식일 수 있다. 간헐적 단식은 실행하는 사람의 수만큼이나 다양한 방법이 있다. 간헐적 단식을 하면 먹던 음식을 많이 바꾸지 않아도 단백질 섭취를 줄일 수 있다.

긴 단식(24시간 이상 단식, 의사의 철저한 감독을 받는 경우가 아닌 이상 2주에 1회로 제한함)은 노화 방지 효과가 클 수 있다. 하지만 제지방과 미네랄의 상태를 유지하기 위해 긴 단식을 너무 자주 하면 안 된다.

다음은 단식 기간으로 분류한 단식의 종류이다.

- **12~14시간 단식** : 하루 12~14시간 동안 음식 섭취를 제한하고 10~12시간 동안 먹는다(보통 먹는 시간 동안에 두 끼만 먹는다). 우리가 음식을 먹으면 몸은 음식 에너지를 저장한다. 우리가 단식하면

몸은 음식 에너지를 태운다. 따라서 일상에서 균형을 유지하는 일이 필수적이다. 1970년대까지 이 방식은 미국인에게 일반적이었다. 야식을 줄이거나 없애는 방식으로 이 일정을 따른다.

- **16:8 간헐적 단식**: 하루에 16시간 동안 음식 섭취를 제한하고 8시간 동안 먹는다(보통 먹는 시간 동안에 두 끼만 먹는다). 아침을 건너뛰고 점심과 저녁을 더 먹는 것이 많은 사람들에게 간헐석 단식 일정을 따르는 가장 쉬운 방법이다. 이 단식은 시간제한 식사라고도 불린다.

- **격일 단식**: 하루 동안 한 끼만 먹는데, 정오에서 오후 2시 사이가 가장 좋다. 이는 24시간 단식으로 하루에 한 끼만 먹는 일정이다. 다음 날에는 정상적인 식사 시간을 따른다. 보통 일주일에 두세 번 정도 이렇게 단식한다.

- **긴 단식**: 한 번에 24시간 넘게 단식한다. 의사의 감독하에 시행하는 것이 최선이다.

단식의 실질적인 측면을 자세히 알고 싶으면
펑 박사가 공동 저술한 『독소를 비우는 몸』을 참조하라.

2단계 :
엠토르/단백질

단백질 섭취를 결정하는 요인은 여러 가지다. 자신에게 필요한 단백질의 양이 얼마이고, 성장에 얼마가 필요한지 결정해야 한다(9장을 참조하라). 단백질 필요량을 알고 나면 어떤 공급원을 사용할지 결정해야 한다. 단백질은 독립된 영양소가 아니다. 단백질은 음식에서 발견되며, 단백질 보충제를 제외하고는 항상 다른 영양소(탄수화물 및/또는 지방)와 섞여 있다. 늘리든 줄이든 단백질 섭취량을 바꾸겠다고 결정한 사람은 어떤 식품에 단백질이 많거나 적은지 알아야 한다.

육류와 생선, 유제품, 달걀 같은 동물 식품이 단백질 함량이 가장 높다. 단백질 섭취량을 더 높거나 더 낮게 조절하려면 보통은 동물 식품의 섭취량을 변화시켜야 한다. 달걀과 생선은 칼로리 대비 단백질이 가장 많다. 버터와 크림은 유일하게 단백질을 거의 함유하지 않는 두 가지 동물 식품이다.

붉은 고기와 돼지고기, 닭고기, 생선은 온스당 약 6~9g의 단백질을 함유하고 있어 작은 접시 1개(3온스)에 약 18~27g의 단백질이 들어 있다. 평범한 성인 남성이라면, 이 양은 이미 단백질 하루 권장량의 약 ⅓이다. 큰 달걀에는 단백질이 약 8g 들었으므로 한 끼 식사에 달걀 3개를 먹는다면 하루 권장량의 약 ⅓을 섭취하는 셈이다.

앳킨스 다이어트는 전형적인 저탄수화물 체중 감량 식단이다. 단백질이 많이 필요한 식단은 아니지만, 보통 이 식단을 따르면 단백질을 많이 먹게 된다. 앳킨스 다이어트는 육류와 치즈, 달걀, 기타 동물 식품을 많이 먹는 식단이다. 단백질을 제한하되 여전히 저탄수화물 식단을 먹거나 체중을 줄이고자 하는 사람들에게는, 앳킨스만큼 효과적인 다른 방법들이 있다. 이른바 에코-앳킨스Eco-Atkins 식단은 임상 시험에서 체중과 LDL 콜레스테롤을 줄이는 데 효과적이라고 나타났다. 이 식단은 완전 채식주의(동물성 음식 없음)이며, 단백질은 글루텐과 콩, 채소, 견과류에서 얻는다. 저탄수화물 고지방LCHF 식단은 확실히 탄수화물을 줄이시만 단백질 양은 적당히 유지한다. 단백질 섭취량이 너무 많으면 케토시스에 도달할 수 없으므로 케토제닉 다이어트 역시 단백질 제한 식단의 예다.

완전 채식주의 식단은 동물 식품을 모두 제거한다. 단백질 섭취를 줄이고 싶은 사람에게는 괜찮지만, 일반인은 단백질을 충분히 얻지 못할 위험이 있고 성장기에도 피해야 할 식단이다. 채식주의 라이프스타일을 따르되 단백질을 더 원하는 사람들은 음식을 선택할 때 신중해야 한다. 콩은 단백질 함량이 1컵당 평균 약 15g이지만, 채소는 온스당 약 1~2g이다.

단백질 보충제는 운동선수나 노인과 환자처럼 단백질이 더 필요한 사람에게 유용할 수 있다. 유청 단백질은 농축 단백질을 공급하는 것 이외에도 몇 가지 건강 이점이 있다. 단백질 보충을 위한 다른 선택으로는 카세인과 콩, 완두콩, 쌀 등이 있다.

다음은 근력 운동과 비근력 운동을 수행하는 성인을 위한 단백질 섭취 권장량이다.

- **근력 운동** : 하루에 체중 kg당 단백질 1.6~2.2g을 목표로 한다.
- **비근력 운동** : 하루에 체중 kg당 단백질 1.2g을 목표로 한다.

다음 지침을 사용하여 단백질을 얻는 방법과 공급원을 결정하라.

- 동물 공급원에서 단백질 섭취량의 50%, 식물 공급원에서 50%를 얻도록 목표를 세운다(하지만 식물 공급원 25%와 동물 공급원 75% 또는 그 반대로 변경할 수 있다).
- 유기농 단백질 공급원을 사용해 보자. 동물 단백질 공급원의 경우, 목초지에서 생산된 달걀과 유제품, 육류처럼 최대한 자연에 가까운 식품을 찾자. 가축 사육장에서 (곡물을 먹고) 자란 가축은 풀을 먹인 쇠고기와는 지방의 구성이 매우 다르다.
- 해물(굴, 생선, 조개류 등)에서 동물 단백질의 절반을 얻는 것을 목표로 한다.
- 시금치, 양파, 마늘, 익혀서 식힌 감자(상대적으로 혈당을 덜 높이는 저항성 전분을 4배로 늘리기 위해), 콩과 같은 다양한 식물 단백질 공급원을 사용한다.

특정 보충제가 유용한 때도 있다. 동물의 '코부터 꼬리까지' 먹는 전통적인 사회에서는 종종 힘줄과 관절, 껍질의 콜라겐에서 아미노산 글리신을 적절히 얻었다. 식단에 이러한 식품이 포함되지 않는다면 하루에 20~60g의 용량으로 가수분해 콜라겐을 추가해야 한다. 또는 하루에 10~15g 용량의 글리신을 분말이나 캡슐 보충제로 복용하는 것을 고려할 수 있다.

3단계 :
커피와 차, 포도주

북미인들 대부분은 두말할 것도 없이 풍미 좋은 커피 한잔에 유혹을 느낀다. 스타벅스 같은 커피숍이 성공한 것을 보면 커피가 현대인들을 사로잡은 게 확실하다. 다행히도 커피에는 건강에 좋은 화합물이 많다는 것을 알기에 우리는 죄책감 없이 커피를 즐길 수 있다. 커피는 하루에 1~5컵이 최선인 듯하며, 취향에 따라 양이 다를 수 있다.

하지만 몇 가지 주의할 사항이 있다. 커피에 설탕이나 다른 감미료를 넣지 마라. 하루에 5잔을 마신다고 하면, 1잔에 설탕을 1~2티스푼만 넣어도 설탕량이 금방 늘어난다. 소량의 크림이나 우유 정도가 적당하다. 유기농 커피를 마시면 더 좋다. 카페인 커피는 디카페인 커피보다 허리둘레와 내장지방을 줄이는 데 유리하지만, 애석하게도 소변 증가와 불안과 같은 여러 가지 부작용을 유발하는 단점이 있다. 철분 흡수를 줄이려면 식사와 함께 커피를 마시는 것이 가장 좋을 것이다. 게다가 커피에 들어 있는 폴리페놀은 식사로 인한 산화 스트레스를 줄이는 데 도움이 될 수 있다.

차 역시 훌륭한 선택이다. 카테킨이 많은 녹차는 많은 아시아 지역의 장수 비밀일 수 있다. 홍차와 우롱차는 비슷하게 유익할 수 있는 다른 많은 플라보노이드를 함유한다. 하루 내내 차를 많이 마시자. 피크티 크리스탈Pique Tea Crystal 브랜드의 녹차는 카테킨 양을 최대 3배로 늘리기 위해 콜드브루로 우린 뒤 가루화 공정을 거쳤다.

수많은 문화를 연구한 결과, 적포도주가 일관되게 수명을 늘린다는 사실이 밝혀졌다. 매일 적당량의 적포도주를 마셨을 때 얻는 주된 이점은 알코올이 아니라 퀘르세틴과 레스베라트롤과 같은 적포도주의 폴리페놀 덕분일 수 있다. 레스베라트롤 함량이 높은 포도주를 많이 마시면 심혈관 건강이 개선된다. 명심할 사항은 반드시 적당량 마시고(남자는 2잔, 여자는 1잔) 하루 중 가장 많이 먹는 식사에 곁들여야 한다는 점이다. 어떤 사람들은 알코올에 중독될 수 있다. 하루에 적포도주를 1~2잔만 마시더라도 점점 양이 늘어 중독에 빠질 수 있으니 주의해야 한다.

다음은 포도주를 선택할 때의 권장 사항이다.

- 브라질리언이나 피노누아, 람브루스코와 같이 레스베라트롤이 많은 포도주가 바람직하다.
- 드라이 팜 와인(Dry Farm Wines)처럼 설탕이 적은 것이 바람직하다.
- 살충제 오염을 피하려면 유기농 포도주가 바람직하다.

덧붙여, 포도주를 마실 때 다음을 유념하자.

- 하루 중 가장 많이 먹는 식사에 포도주를 곁들인다.
- 한 번에 폭음하기보다는 매일 조금 마신다(남자는 177ml, 여성은 89ml).

4단계 :
소금-나트륨과 마그네슘

인체는 본래 하루에 약 4g의 소금이 필요하다. 이 필수 미네랄을 의도적으로 제한하면 인슐린 저항성, 신장 및 부신 기능 장애, 근육 경련, 탈수, 마그네슘 및 칼슘 결핍 등 수많은 건강 문제가 발생할 수 있다. 소금을 진짜 음식에 넣어 먹고, 심층 해양수로 만든 레드몬드 리얼 솔트와 같은 고품질의 소금을 선택해야 한다. 심층 해양수를 건조해서 만드는 소금은 현대의 바다에서 나오는 모든 바닷소금을 오염시킬 수 있는 미세 플라스틱과 중금속이 없다. 또한 레드몬드 리얼 솔트는 많은 양의 요오드와 칼슘을 함유해, 운동이나 사우나 중에 땀으로 배출되는 이 두 미네랄을 보충하는 데 도움이 될 수 있다.

마그네슘의 경우, 보충제를 까다롭게 선택해야 한다. 많은 상업용 마그네슘 보충제는 제조 비용이 가장 저렴한 산화마그네슘이다. 그러나 산화마그네슘은 마그네슘 디글리시네이트(글리시네이트라고도 함)와 구연산마그네슘에 비해 위장에서 잘 흡수되지 않는다. 염화마그네슘도 흡수력이 좋은 것으로 보인다. 그러나 나트륨 없이 염화물을 섭취하면, 특히 염화물과 중탄산염이 균형을 이루지 못하면(염화물이 산성이므로) 추가적인 문제들이 발생할 수 있다. 대부분의 사람들이 마그네슘을 충분히 섭취하지 못하고 있다. 사실 거의 모든 사람이 매일 300mg의 마그네슘을 어떤 형태로든 보충해야 한다(마그네슘이 많은 미네랄워터나 보충제).

다음은 소금과 마그네슘 섭취에 관한 권장 사항이다.

- 레드몬드 리얼 솔트(Redmond Real Salt)와 같은 고품질 소금을 선택한다.
- 특히 더위 속에서 운동할 때는 운동 전과 중간에 소금을 섭취한다.
- 운동 전과 운동 중의 소금 섭취량을 자세히 알고 싶다면 디니콜란토니오 박사의 저서 『소금의 진실』을 참조하라.
- 고마그네슘 미네랄워터나 고품질 마그네슘 디글리시네이트 또는 구연산 마그네슘 보충제로 약 300mg의 마그네슘을 보충한다.

5단계 : 건강한 천연 지방을 먹는다

건강한 지방을 정어리, 연어, 새우, 굴, 바닷가재, 홍합, 조개, 게와 같은 야생 해산물의 형태로 섭취해야 한다. 이러한 단백질 공급원들이 동물 단백질 섭취량의 약 절반을 구성해야지 긴 사슬 오메가-3를 적절히 섭취할 뿐 아니라 항산화 아스타잔틴의 추가 이점을 얻을 수 있다. 야생 해산물을 살 여유가 없거나 입맛에 맞지 않는다면, 크릴유와 조류유, 어유(또는 이것들의 조합) 보충제를 고려해 보자. 크릴유는 아스타잔틴을 함유하므로 매우 취약한 다불포화지방이 뇌에서 산화되는 것을 막는 데 도움이 될 수 있다. 야생 해산물에서는 유기 오염물질과 중금속이 끊임없이 발견되므로 일주일에 두 번으로 섭취를 제한하는 것이 좋다. 일주일 중 나머지 5일은 크릴유와 어유 보충제로 오염의 위험 없이 오메가-3의 공급을 높일 수 있다.

공장에서 생산된 트랜스지방과 종자유를 피하라. 실생활에서 이는 성분표가 긴 포장 음식 대부분, 특히 도넛과 다른 튀김류를 피하는 것을 의미한다. 거의 모든 포장 음식에는 오메가-6 종자유가 다량 숨겨져 있으니 식품 성분표를 읽고 콩이나 해바라기, 옥수수, 면실, 홍화씨 기름이 들어 있는 제품을 피하라.

동물 단백질 섭취의 나머지 절반은 목초시 날샬, 풀을 먹여 얻은 유제품과 치즈, 목초나 풀을 먹인 육류에서 얻어야 한다. 풀을 먹인 대안 제품을 이용할 수 없다면 일반적인 육류와 유제품이 합리적이다. 그러나 공장에서 생산한 달걀을 주의하라. 이는 목초 달걀과 전혀 다르므로 되도록 이용하지 않기를 권한다. 달걀에 든 오메가-6와 콜레스테롤의 산화를 줄이려면 약한 불이나 중간 불로 익혀야 한다. 달걀을 스크램블하지 마라. 콜레스테롤의 산화를 예방하거나 줄이기 위해 약한 불에서 조리하고 목초 버터를 사용하는 것이 건강한 요리 방법이다. 저온살균하거나 초저온살균한 우유는 산화된 콜레스테롤을 함유할 가능성이 크다. 따라서 우유 섭취를 적절히 제한해야 한다. 유기농 코코넛밀크가 더 건강한 대안일 수 있다.

다음 지침을 따르면 일상에서 적절한 종류의 건강한 지방을 얻을 수 있다.

- 야생 해산물에서 EPA와 DHA를 하루 2~4g 정도 섭취하되, 알래스카나 캐나다에서 잡은 청정한 공급원이 아니라면 야생 어류 섭취를 일주일에 두 번으로 제한한다.
- 고품질의 크릴유 보충제(하루 4g까지)와 고품질의 조류유나 어유

보충제(EPA/DHA 하루 최대 복용량 4g) 복용을 고려한다.

- 치아씨와 헴프씨, 아마씨에서 오메가-3를 섭취한다. 하루에 30~60g의 섭취량을 목표로 한다.
- 동물 지방(목초 버터, 기, 수지, 라드 등)을 마음껏 먹고 이 지방을 이용해 요리한다.
- 오메가-6 지방은 자연식품(견과, 씨앗, 목초 달걀, 닭고기)에서 얻어야 한다. 오메가-6 : 오메가-3 비율을 4 이하로 유지한다.
- 하루에 유기농 엑스트라 버진 올리브유 1~2큰술 또는 유기농 올리브 한 줌을 먹는다.
- 『슈퍼연료: 좋은 지방과 나쁜 지방, 건강의 비밀을 푸는 케토제닉 열쇠Superfuel』를 보라. 디니콜란토니오의 웹사이트 http://drjamesdinic.com을 방문해도 된다.

좋은 지방에 대해 더 자세히 알고 싶다면
디니콜란토니오 박사의 저서 『슈퍼연료』를 보라.

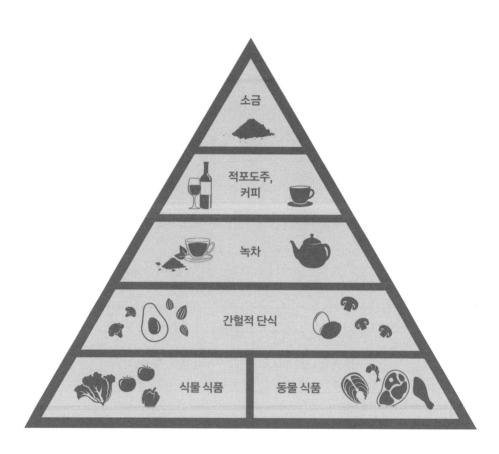

에필로그

아프지 않고 존엄을 지키는 건강 습관

노화는 질병을 강력하게 촉진한다. 성장기 이후 10년이 지날 때마다 질병 발생률이 급격히 증가한다. 성장에 필요한 물질을 제공하는 식이 단백질은 성장과 수명이 거래한 결과인 노화와 밀접한 연관성을 지닌다.

역사적으로 인류는 곡물이나 다른 식물 식품보다 고기를 훨씬 적게 섭취했다. 그러나 현대의 식량 생산 방식 덕분에 거의 모든 사람이 고기와 다른 동물 식품을 충분히 섭취할 수 있게 되었다. 특히 동물 식품의 단백질을 과도하게 섭취하면 노화를 부추길 수 있다. 단백질 부족이 주요 문제였던 과거보다 지금은 과도한 단백질 섭취가 더 우려된다.

수년 동안 전문가들은 동물 식품에서 주로 발견되는 포화지방의 섭취를 줄이라고 충고했고, 그 조언은 점점 잘못 해석되는 것 같다. 하지만 최근까지 단백질 섭취량은 거의 고려되지 않았다. 새로운 연구들에서 엠토르와 IGF-1의 사례로 밝혀진 성장의 생화학적 메커니즘 역시 노화를 촉진한다고 밝혀졌다. 수명을 연장하는 가장 강력한 방법으로 알려진 칼로리 제한도 결국 단식의 노화 방지 효과를 설명하는 한 요인인 단백질을 제한하는 방법이다. 오랜 기간 칼로리를 제한할 수 있는 사람은 거의 없겠지만, 단백질 섭취량에 세심한 주의를 기울이면 칼로리 제한의 이점을 대부분 누릴 수 있다.

동시에 다양한 단백질을 자신의 상황에 맞게 사용하면 병자와 노인도 근육을 유지하고 쇠약해지지 않아, 아프지 않고 존엄을 지키며 요양원에서 종일 간병인의 도움을 받는 처지가 되지 않을 수 있다. 규칙적으로 운동하는 사람들도 단백질이 더 필요하다. 가장 중요한 것은 글리신 섭취를 늘리면 단백질 제한의 필요성이 상당히 줄 수 있다는 점이다.

장수하려면 몸의 유지와 회복에 자원을 투자해야 한다. 나이가 들면서 우리는 몸을 잘 설득해 장수에 더 유리하게 투자하도록 유도할 수 있다. 단백질 섭취를 한계 내에서 유지하는 일도 이에 해당한다. IGF-1 생산과 엠토르가 감소하면 암과 다른 질병의 위험이 줄 수 있지만, 단백질 제한 역시 지나칠 수 있다. 시스테인과 글리신은 체내 항산화 글루타티온이 증가하는 데 도움을 준다. 단백질을 과도하게 섭취하는 것뿐만 아니라 신체의 주요 기능을 위해 단백질을 충분히 섭취하는 것조차도 성장기 이후에는 충분한 주의가 필요하다.

지금까지 우리는 단백질 섭취가 노화의 주요 생리적 요인에 미치는 영향을 거의 고려하지 않았다. 단백질 섭취량과 공급원을 적절하게 선택하면 건강하게 노화할 가능성이 커진다. 운동과 간헐적 단식을 하고, 가공된 정크푸드를 피하며, 자연적이고 가공되지 않은 음식을 먹고, 녹차와 커피, 적포도주, 고품질의 소금, 오메가-3, 글리신, 콜라겐, 마그네슘을 섭취하는 등 다른 잘 알려진 건강한 습관을 실천하라. 이것이 당신이 장수할 수 있는 강력한 비법이다.

주석

CHAPTER 01 | **노화** : 자연은 우리가 늙든 말든 상관하지 않는다

1 Olshansky, S. J., et al. "A Potential Decline in Life Expectancy in the United States in the 21st Century." New England Journal of Medicine 352, no. 11 (2005): 1138–45.

2 "Life Expectancy in the USA, 1900–98." Accessed at http://u.demog.berkeley.edu/~andrew/1918/figure2.html.

3 Tippett, R. "Mortality and Cause of Death, 1900 v. 2010." Carolina Demography, June 16, 2014. Accessed at http://demography.cpc.unc.edu/2014/06/16/mortality-and-cause-of-death-1900-v-2010/.

4 "Statistical Fact Sheet, 2013 Update: Older Americans & Cardiovascular Diseases." American Heart Association. Accessed at www.heart.org/idc/groups/heart-public/@wcm/@sop/@smd/documents/downloadable/ucm_319574.pdf.

5 "Cancer Incidence Statistics." Cancer Research UK. Accessed at www.cancerresearchuk.org/health-professional/cancer-statistics/incidence/age – heading-Zero.

6 De Grey, A. "Life Span Extension Research and Public Debate: Societal Considerations." Studies in Ethics, Law, and Technology 1, no. 1 (2007).

7 "Using Yeast in Biology." Your Genome. Accessed at www.yourgenome.org/stories/using-yeast-in-biology.

8 Kachroo, A. H., et al. "Evolution. Systematic Humanization of Yeast Genes Reveals Conserved Functions and Genetic Modularity." Science 348, no. 6237 (2015): 921–5.

9 "Why Mouse Matters." National Human Genome Research Institute, July 23, 2010. Accessed at www.genome.gov/10001345/.

10 Kirkwood, T. B., and R. Holliday. "The Evolution of Ageing and Longevity." Proceedings of the Royal Society B: Biological Sciences 205, no. 1161 (1979): 531–46.

11 Kirkwood, T. B. "Understanding the Odd Science of Aging." Cell 120, no. 4 (2005): 437–47.

12 Ristow, M., et al. "Antioxidants Prevent Health Promoting Effects of Physical Exercise in Humans." Proceedings of the National Academy of Sciences of the United States of America 106, no. 21 (2009): 8665–70.

13 Pak, J. W., et al. "Rebuttal to Jacobs: The Mitochondrial Theory of Aging: Alive and Well." Aging Cell 2, no. 1 (2003): 9 – 10.

14 Rasmussen, U. F., et al. "Experimental Evidence Against the Mitochondrial Theory of Aging. A Study of Isolated Human Skeletal Muscle Mitochondria." Experimental Gerontology 38, no. 8 (2003): 877 – 86.

15 Vermulst, M., et al. "Mitochondrial Point Mutations Do Not Limit the Natural Lifespan of Mice." Nature Genetics 39, no. 4 (2007): 540 – 3.

16 Inglis-Arkell, E. "The Ironic End of the Man Who Made Himself Immune to Poison." Gizmodo io9, January 4, 2013. Accessed at https://io9.gizmodo.com/5972414/the-ironic-end-of-the-man-who-made-himself-immune-to-poison; "King Mithradates VI of Pontus Used Poison to Avoid Death by Poison." Ancient Pages, March 5, 2016. Accessed at www.ancientpages.com/2016/03/05/king-mithradates-vi-of-pontus-used-poison-to avoid-death-by-poison/.

17 위의 논문

18 Feinendegen, L. E. "Evidence for Beneficial Low Level Radiation Effects and Radiation Hormesis." The British Journal of Radiology 78, no. 925 (2005): 3 – 7.

19 위의 논문

20 Miller, R. A., et al. "Big Mice Die Young: Early Life Body Weight Predicts Longevity in Genetically Heterogeneous Mice." Aging Cell no. 1 (2002): 22 – 9.

21 He, Q., et al. "Shorter Men Live Longer: Association of Height with Longevity and FOXO3 Genotype in American Men of Japanese Ancestry." PLoS One 9, no. 5 (2014): e94385.

22 Blagosklonny, M. V. "Big Mice Die Young but Large Animals Live Longer." Aging (Albany, NY) 5, no. 4 (2013): 227 – 33.

CHAPTER 02 | 칼로리 제한이라는 양날의 검

1 Masoro, E. J. "Overview of Caloric Restriction and Ageing." Mechanisms of Ageing Development 126, no. 9 (2005): 913 – 22

2 McCay, C. M., et al. "The Effect of Retarded Growth upon the Length of Life Span and upon the Ultimate Body Size." The Journal of Nutrition 10, no. 1 (1935): 63 – 79.

3 Richardson, A., et al. "Significant Life Extension by Ten Percent Dietary Restriction." Annals of the New York Academy of Science 1363 (2016): 11 – 7.

4 Tannenbaum, A. "The Genesis and Growth of Tumors II. Effect of Caloric Restriction Per Se." Cancer Research 2, no. 7 (1942): 460 – 7.

5 Carlson, A. J., and F. Hoelzel. "Apparent Prolongation of the Life Span of Rats by Intermittent Fasting." Journal of Nutrition 31 (1946): 363 – 75.

6 Ross, M. H. "Protein, Calories and Life Expectancy." Federation Proceedings 18 (1959): 1190 –

207.

7 Iwasaki, K., et al. "The Influence of Dietary Protein Source on Longevity and Age-Related Disease Processes of Fischer Rats." Journal of Gerontology 43, no. 1 (1988): B5 – 12.

8 Redman, L. M., and E. Ravussin. "Caloric Restriction in Humans: Impact on Physiological, Psychological, and Behavioral Outcomes." Antioxidants & Redox Signaling 14, no. 2 (2011): 275 – 87; Suzuki, M., B. J. Wilcox, and C. D. Wilcox. "Implications from and for Food Cultures for Cardiovascular Disease: Longevity." Asia Pacific Journal of Clinical Nutrition 10, no. 2 (2001): 165 – 71.

9 Stanfel, M. N., et al. "The TOR Pathway Comes of Age." Biochimica et Biophysica Acta 1790, no. 10 (2009): 1067 – 74.

10 McDonald, R. B., and J. J. Ramsey. "Honoring Clive McCay and 75 Years of Calorie Restriction Research." Journal of Nutrition 140, no. 7 (2010): 1205 – 10.

11 Bluher, M. "Fat Tissue and Long Life." Obesity Facts 1, no. 4 (2008): 176 – 82.

12 Adelman, R., R. L. Saul, and B. N. Ames. "Oxidative Damage to DNA: Relation to Species Metabolic Rate and Life Span." Proceedings of the National Academy of Sciences of the United States of America 85, no. 8 (1988): 2706 – 8.

13 Hulbert, A. J., et al. "Life and Death: Metabolic Rate, Membrane Composition, and Life Span of Animals." Physiological Reviews 87, no. 4 (2007): 1175 – 213.

14 Mariotti, S., et al. "Complex Alteration of Thyroid Function in Healthy Centenarians." Journal of Clinical Endocrinology and Metabolism 77, no. 5 (1993): 1130 – 4.

15 주석 1과 같은 논문

16 Paolisso, G., et al. "Body Composition, Body Fat Distribution, and Resting Metabolic Rate in Healthy Centenarians." American Journal of Clinical Nutrition 62, no. 4 (1995): 746 – 50.

17 Lee, S. J., C. T. Murphy, and C. Kenyon. "Glucose Shortens the Life Span of C. elegans by Downregulating DAF-16/FOXO Activity and Aquaporin Gene Expression." Cell Metabolism 10, no. 5 (2009): 379 – 91.

18 Masoro, E. J., et al. "Dietary Restriction Alters Characteristics of Glucose Fuel Use." Journal of Gerontology 47, no. 6 (1992): B202 – 8.

19 Kenyon, C., et al. "A C. elegans Mutant That Lives Twice as Long as Wild Type." Nature 366, no. 6454 (1993): 461 – 4.

20 "Cynthia Kenyon." https://en.wikipedia.org/wiki/Cynthia_Kenyon.

21 Taubes, G. "Rare Form of Dwarfism Protects Against Cancer." Discover, March 27, 2013. Accessed at http://discovermagazine.com/2013/april/19-double-edged-genes.

22 Blagosklonny, M. V. "Calorie Restriction: Decelerating mTOR-Driven Aging from Cells to Organisms (Including Humans)." Cell Cycle 9, no. 4 (2010): 683 – 8.

23 Cuervo, A. M., et al. "Autophagy and Aging: The Importance of Maintaining 'Clean' Cells."

Autophagy 1, no. 3 (2005): 131 – 40.

24 Jia, K., and B. Levine. "Autophagy Is Required for Dietary Restriction-Mediated Life Span Extension in C. elegans." Autophagy 3, no. 6 (2007): 597 – 9; Melendez, A., et al. "Autophagy Genes Are Essential for Dauer Development and Life-Span Extension in C. elegans." Science 301, no. 5638 (2003): 1387 – 91.

25 Alvers, A. L., et al. "Autophagy Is Required for Extension of Yeast Chronological Life Span by Rapamycin." Autophagy 5, no. 6 (2009): 847 – 9.

26 Hardie, D. G., F. A. Ross, and S. A. Hawley. "AMPK: A Nutrient and Energy Sensor That Maintains Energy Homeostasis." Nature Reviews Molecular Cell Biology 13, no. 4 (2012): 251 – 62.

27 Canto, C., and J. Auwerx. "Calorie Restriction: Is AMPK a Key Sensor and Effector?" Physiology(Bethesda) 26, no. 4 (2011): 214 – 24.

28 Lyons, C., and H. Roche. "Nutritional Modulation of AMPK-Impact upon Metabolic-Inflammation."International Journal of Molecular Sciences 19, no. 10 (2018): 3092.

29 Anson, R. M., B. Jones, and R. de Cabod. "The Diet Restriction Paradigm: A Brief Review of the Effects of Every-Other-Day Feeding." Age (Dordr) 27, no. 1 (2005): 17 – 25.

30 Hambly, C., et al. "Repletion of TNFalpha or Leptin in Calorically Restricted Mice Suppresses Post-Restriction Hyperphagia." Disease Model Mechanisms 5, no. 1 (2012): 83 – 94.

31 Goodrick, C. L., et al. "Effects of Intermittent Feeding upon Growth and Life Span in Rats." Gerontology 28, no. 4 (1982): 233 – 41.

32 Goldberg, E. L., et al. "Lifespan-Extending Caloric Restriction or mTOR Inhibition Impair Adaptive Immunity of Old Mice by Distinct Mechanisms." Aging Cell 14, no. 1 (2015): 130 – 8.

33 Ingram, D. K., et al. "Calorie Restriction Mimetics: An Emerging Research Field." Aging Cell 5, no. 2 (2006): 97 – 108.

CHAPTER 03 | 엠토르 : 성장 vs. 장수의 역설

1 "Did a Canadian Medical Expedition Lead to the Discovery of an Anti-Aging Pill?" Bloomberg News, February 12, 2015. Accessed at https://business.financialpost.com/news/did-a-canadian medical-expedition-lead-to-the-discovery-of-an anti-aging-pill.

2 Mohsin, N., et al. "Complete Regression of Visceral Kaposi's Sarcoma After Conversion to Sirolimus." Experimental and Clinical Transplantation 3, no. 2 (2005): 366 – 9.

3 Blagosklonny, M. V. "Aging and Immortality: Quasi-Programmed Senescence and Its Pharmacologic Inhibition." Cell Cycle 5, no. 18 (2006): 2087 – 102.

4 Ortman, J., V. Velkoff, and H. Hogan. "An Aging Nation: The Older Population in the United States." May 2014. Accessed at www.census.gov/prod/2014pubs/p25-1140.pdf.

5 Christensen, K., et al. "Ageing Populations: The Challenges Ahead." The Lancet 374, no. 696

(2009): 1196 – 208; Drachman, D. A. "Aging of the Brain, Entropy, and Alzheimer Disease." Neurology 67, no. 8 (2006): 1340 – 52; Holroyd, C., C. Cooper, and E. Dennison. "Epidemiology of Osteoporosis." Best Practice & Research: Clinical Endocrinology & Metabolism 22, no. 5 (2008): 671 – 85.

6   Nair, S., and J. Ren. "Autophagy and Cardiovascular Aging: Lesson Learned from Rapamycin." Cell Cycle 11, no. 11 (2012): 2092 – 9.

7   Powers, R. W., 3rd, et al. "Extension of Chronological Life Span in Yeast by Decreased TOR Pathway Signaling." Genes & Development 20, no. 2 (2006): 174 – 84.

8   Robida-Stubbs, S., et al. "TOR Signaling and Rapamycin Influence Longevity by Regulating SKN-1/Nrf and DAF-16/FoxO." Cell Metabolism 15, no. 5 (2012): 713 – 24.

9   Bjedov, I., et al. "Mechanisms of Life Span Extension by Rapamycin in the Fruit Fly Drosophila Melanogaster." Cell Metabolism 11, no. 1 (2010): 35 – 46.

10 Harrison, D., et al. "Rapamycin Fed Late in Life Extends Lifespan in Genetically Heterogeneous Mice." Nature 460 (2009): 392 – 5.11. Halford, B. "Rapamycin's Secrets Unearthed." Chemical & Engineering News 94, no. 29 (2016): 26 – 30.

11 Halford, B. "Rapamycin's Secrets Unearthed." Chemical & Engineering News 94, no. 29 (2016): 26 – 30.

12 Urfer, S. R., et al. "A Randomized Controlled Trial to Establish Effects of Short-Term Rapamycin Treatment in 24 Middle-Aged Companion Dogs." Geroscience 39, no. 2 (2017): 117 – 27.

13 Lelegren, M., et al. "Pharmaceutical Inhibition of mTOR in the Common Marmoset: Effect of Rapamycin on Regulators of Proteostasis in a Non-Human Primate." Pathobiology of Aging & Age Related Diseases 6 (2016): 31793.

14 Spilman, P., et al. "Inhibition of mTOR by Rapamycin Abolishes Cognitive Deficits and Reduces Amyloid-Beta Levels in a Mouse Model of Alzheimer's Disease." PLoS One 5, no. 4 (2010): e9979.

15 Majumder, S., et al. "Lifelong Rapamycin Administration Ameliorates Age-Dependent Cognitive Deficits by Reducing IL-1beta and Enhancing NMDA Signaling." Aging Cell 11, no. 2 (2012): 326 – 35.

16 Liu, Y., et al. "Rapamycin-Induced Metabolic Defects Are Reversible in Both Lean and Obese Mice." Aging (Albany NY) 6, no. 9 (2014): 742 – 54.

17 Kolosova, N. G., et al. "Prevention of Age Related Macular Degeneration-Like Retinopathy by Rapamycin in Rats." American Journal of Pathology 181, no. 2 (2012): 472 – 7.

18 Halloran, J., et al. "Chronic Inhibition of Mammalian Target of Rapamycin by Rapamycin Modulates Cognitive and Non-Cognitive Components of Behavior Throughout Lifespan in Mice." Neuroscience 223 (2012): 102 – 13; Tsai, P. T., et al. "Autistic-Like Behaviour and

Cerebellar Dysfunction in Purkinje Cell Tsc1 Mutant Mice." Nature 488, no. 7413 (2012): 647–51; Perl, A. "mTOR Activation is a Biomarker and a Central Pathway to Autoimmune Disorders, Cancer, Obesity, and Aging." Annals of the New York Academy of Science 1346, no. 1 (2015): 33–44.

19 Mahe, E., et al. "Cutaneous Adverse Events in Renal Transplant Recipients Receiving Sirolimus-Based Therapy." Transplantation79, no. 4 (2005): 476–82; McCormack, F. X., et al. "Efficacy and Safety of Sirolimus in Lymphangioleiomyomatosis." New England Journal of Medicine 364, no. 17 (2011): 1595–606.

20 Mendelsohn, A. R., and J. W. Larrick. "Dissecting Mammalian Target of Rapamycin to Promote Longevity." Rejuvenation Research 15, no. 3 (2012): 334–7.

21 Johnston, O., et al. "Sirolimus Is Associated with New-Onset Diabetes in Kidney Transplant Recipients." Journal of the American Society of Nephrology 19, no. 7 (2008): 1411–8.

22 Lamming, D. W. "Inhibition of the Mechanistic Target of Rapamycin (mTOR)-Rapamycin and Beyond." Cold Spring Harbor Perspectives in Medicine 6, no. 5 (2016).

23 주석 20과 같은 논문

24 Arriola Apelo, S. I., et al. "Alternative Rapamycin Treatment Regimens Mitigate the Impact of Rapamycin on Glucose Homeostasis and the Immune System." Aging Cell 15, no. 1 (2016): 28–38.

25 주석 11과 같은 논문

26 Carlson, A. J., and F. Hoelzel. "Growth and Longevity of Rats Fed Omnivorous and Vegetarian Diets." Journal of Nutrition 34, no. 1 (1947): 81–96.

27 Siri-Tarino, P. W., et al. "Meta-Analysis of Prospective Cohort Studies Evaluating the Association of Saturated Fat with Cardiovascular Disease." American Journal of Clinical Nutrition 91, no. 3 (2010): 535–46.

28 "Background." National Cancer Institute Office of Cancer Clinical Proteomics Research. Accessed at https://proteomics.cancer.gov/proteomics/background.

29 Speakman, J. R., S. E. Mitchell, and M. Mazidi. "Calories or Protein? The Effect of Dietary Restriction on Lifespan in Rodents Is Explained by Calories Alone." Experimental Gerontology 86 (2016): 28–38.

30 Lee, C., and V. Longo. "Dietary Restriction with and Without Caloric Restriction for Healthy Aging." F1000Research 5 (2016).

31 Longo, V. D., and L. Fontana. "Calorie Restriction and Cancer Prevention: Metabolic and Molecular Mechanisms." Trends in Pharmacological Sciences 31, no. 2 (2010): 89–98.

32 Fontana, L., et al. "Long-Term Effects of Calorie or Protein Restriction on Serum IGF-1 and IGFBP-3 Concentration in Humans." Aging Cell 7, no. 5 (2008): 681–7.

33 Huang, C. H., et al. "EGCG Inhibits Protein Synthesis, Lipogenesis, and Cell Cycle Progression

Through Activation of AMPK in p53 Positive and Negative Human Hepatoma Cells." Molecular Nutrition & Food Research 53, no. 9 (2009): 1156 – 65.

34 Pazoki-Toroudi, H., et al. "Targeting mTOR Signaling by Polyphenols: A New Therapeutic Target for Ageing." Ageing Research Reviews 31 (2016): 55 – 66.

35 Chiu, C. T., et al. "Hibiscus Sabdariffa Leaf Polyphenolic Extract Induces Human Melanoma Cell Death, Apoptosis, and Autophagy." Journal of Food Science 80, no. 3 (2015): H649 – 58; Zhang, L., et al. "Polyphenol-Rich Extract of Pimenta Dioica Berries (Allspice) Kills Breast Cancer Cells by Autophagy and Delays Growth of Triple Negative Breast Cancer in Athymic Mice." Oncotarget 6, no. 18 (2015): 16379 – 95; Syed, D. N., et al. "Pomegranate Extracts and Cancer Prevention: Molecular and Cellular Activities." Anti-Cancer Agents in Medicinal Chemistry 13, no. 8 (2013): 1149 – 61.

36 Pazoki-Toroudi, H., et al. "Targeting mTOR Signaling by Polyphenols: A New Therapeutic Target for Ageing." Ageing Research Reviews 31 (2016): 55 – 66; Morselli, E., et al. "Caloric Restriction and Resveratrol Promote Longevity Through the Sirtuin-1-Dependent Induction of Autophagy." Cell Death Discovery 1 (2010): e10; Park, S. J., et al. "Resveratrol Ameliorates Aging Related Metabolic Phenotypes by Inhibiting cAMP Phosphodiesterases." Cell 148, no. 3 (2012): 421 – 33.

37 Zhou, G., et al. "Role of AMP-Activated Protein Kinase in Mechanism of Metformin Action." Journal of Clinical Investigation 108, no. 8 (2001): 1167 – 74.

38 Zi, F., et al. "Metformin and Cancer: An Existing Drug for Cancer Prevention and Therapy." Oncology Letters 15, no. 1 (2018): 683 – 90.

39 Bannister, C. A., et al. "Can People with Type 2 Diabetes Live Longer Than Those Without? A Comparison of Mortality in People Initiated with Metformin or Sulphonylurea Monotherapy and Matched, Non-Diabetic Controls." Diabetes, Obesity and Metabolism 16, no. 11 (2014): 1165 – 73.

40 Rudman, D., et al. "Effects of Human Growth Hormone in Men over 60 Years Old." New England Journal of Medicine 323, no. 1 (1990): 1 – 6.

41 Inagaki, T., et al. "Inhibition of Growth Hormone Signaling by the Fasting-Induced Hormone FGF21." Cell Metabolism 8, no. 1 (2008): 77 – 83.

42 Silberberg, M., and R. Silberberg. "Factors Modifying the Lifespan of Mice." American Journal of Physiology 177, no. 1 (1954): 23 – 6.

43 Grandison, R. C., M. D. Piper, and L. Partridge. "Amino-Acid Imbalance Explains Extension of Lifespan by Dietary Restriction in Drosophila." Nature 462, no. 7276 (2009): 1061 – 4.

44 Kim, E., and K. L. Guan. "RAG GTPases in Nutrient-Mediated TOR Signaling Pathway." Cell Cycle 8, no. 7 (2009): 1014 – 8.

45 McCay, C. M., et al. "The Effect of Retarded Growth upon the Length of Life Span and upon the

Ultimate Body Size." The Journal of Nutrition 10, no. 1 (1935): 63 – 79.

46 Liu, K. A., et al. "Leucine Supplementation Differentially Enhances Pancreatic Cancer Growth in Lean and Overweight Mice." Cancer Metabolism 2, no. 1 (2014): 6.

47 Huffman, S., and R. J. Jones. "Chronic Effect of Dietary Protein on Hypercholesteremia in the Rat." Proceedings of the Society for Experimental Biology and Medicine 93, no. 3 (1956): 519 – 22.

48 Minor, R. K., et al. "Dietary Interventions to Extend Life Span and Health Span Based on Calorie Restriction." Journals of Gerontology, Series A: Biological Sciences and Medical Sciences 65, no. 7 (2010): 695 – 703.

49 Minor, R. K., et al. "Dietary Interventions to Extend Life Span and Health Span Based on Calorie Restriction." Journals of Gerontology, Series A: Biological Sciences and Medical Sciences 65, no. 7 (2010): 695 – 703; Levine, M. E., et al. "Low Protein Intake Is Associated with a Major Reduction in IGF-1, Cancer, and Overall Mortality in the 65 and Younger but Not Older Population." Cell Metabolism 19, no. 3 (2014): 407 – 17; Solon-Biet, S. M., et al. "The Ratio of Macronutrients, Not Caloric Intake, Dictates Cardiometabolic Health, Aging, and Longevity in Ad Libitum-Fed Mice." Cell Metabolism 19, no. 3 (2014): 418 – 30.

50 Blagosklonny, M. V. "Rapamycin and Quasi Programmed Aging: Four Years Later." Cell Cycle 9, no. 10 (2010): 1859 – 62.

CHAPTER 04 | 노화와 식이 단백질 : 근육이 곧 자산이다

1 Levine, M. E., et al. "Low Protein Intake Is Associated with a Major Reduction in IGF-1 Cancer, and Overall Mortality in the 65 and Younger but Not Older Population." Cell Metabolism 19, no. 3 (2014): 407 – 17.

2 Fontana, L., et al. "Long-Term Effects of Calorie or Protein Restriction on Serum IGF-1 and IGFBP-3 Concentration in Humans." Aging Cell 7, no. 5 (2008): 681 – 7.

3 De Bandt, J. P., and L. Cynober. "Therapeutic Use of Branched-Chain Amino Acids in Burn, Trauma, and Sepsis." Journal of Nutrition 136, 1 Suppl (2006): 308s – 13s.

4 Miller, R. A., et al. "Methionine-Deficient Diet Extends Mouse Lifespan, Slows Immune and Lens Aging, Alters Glucose, T4, IGF-I and Insulin Levels, and Increases Hepatocyte MIF Levels and Stress Resistance." Aging Cell 4, no. 3 (2005): 119 – 25.

5 McCarty, M. F., and J. J. DiNicolantonio. "The Cardiometabolic Benefits of Glycine: Is Glycine an 'Antidote' to Dietary Fructose?" Open Heart (2014). 1:e000103. doi:10.1136/openhrt-2014-000103.

6 "Body Fat Calculator." Active website. Accessed at www.active.com/fitness/calculators/bodyfat.

7 Rosedale, R. "The Good, the Bad, and the Ugly of Protein" (lecture, American Society of

Bariatric Physicians (ASBP), October 31, 2006). Accessed at http://drrosedale.com/resources/
pdf/The_good_the_bad_and_the_ugly_of_protein.pdf.

8   Cuervo, A. M., et al. "Autophagy and Aging: The Importance of Maintaining 'Clean' Cells."
    Autophagy 1, no. 3 (2005): 131 – 40.

9   Cheng, C. W., et al. "Prolonged Fasting Reduces IGF-1/PKA to Promote Hematopoietic Stem-
    Cell-Based Regeneration and Reverse Immunosuppression." Cell Stem Cell 14, no. 6 (2014):
    810 – 23.

10 Brandhorst, S., et al. "A Periodic Diet that Mimics Fasting Promotes Multi-System
    Regeneration, Enhanced Cognitive Performance, and Healthspan." Cell Metabolism 22, no. 1
    (2015): 86 – 99.

11 Rosedale, R., E. C. Westman, and J. P. Konhilas. "Clinical Experience of a Diet Designed to
    Reduce Aging." Journal of Applied Research 9, no. 4 (2009): 159 – 65.

CHAPTER 05 | 식물 단백질 vs. 동물 단백질

1   Hancox, D. "The Unstoppable Rise of Veganism: How a Fringe Movement Went Mainstream."
    The Guardian, April 1, 2018. Accessed at www.theguardian.com/lifeandstyle/2018/apr/01/
    vegans are-coming-millennials-health-climate-change animal-welfare.

2   Zelman, K. M. "The Power of Plant Protein." United Healthcare. Accessed at www.uhc.com/
    health-and-wellness/nutrition/power-of-plant-protein.

3   "Lacalbumin." https://en.wikipedia.org/wiki/Lactalbumin.

4   Bounous, G., and P. Gold. "The Biological Activity of Undenatured Dietary Whey Proteins: Role
    of Glutathione." Clinical and Investigative Medicine 14, no. 4 (1991): 296 – 309.

5   Bounous, G., G. Batist, and P. Gold. "Whey Proteins in Cancer Prevention." Cancer Letter 57,
    no. 2 (1991): 91 – 4.

6   Bounous, G., G. Batist, and P. Gold. "Immunoenhancing Property of Dietary Whey Protein in
    Mice: Role of Glutathione." Clinical and Investigative Medicine 12, no. 3 (1989): 154 – 61.

7   Sekhar, R. V., et al. "Glutathione Synthesis Is Diminished in Patients with Uncontrolled
    Diabetes and Restored by Dietary Supplementation with Cysteine and Glycine." Diabetes Care
    34, no. 1 (2011): 162 – 7.

8   Berk, M., et al. "The Efficacy of N-Acetylcysteine as an Adjunctive Treatment in Bipolar
    Depression: An Open Label Trial." Journal of Affective Disorders 135, no. 1 – 3 (2011): 389 – 94.

9   Dean, O., F. Giorlando, and M. Berk. "N-Acetylcysteine in Psychiatry: Current Therapeutic
    Evidence and Potential Mechanisms of Action." Journal of Psychiatry & Neuroscience 36, no.
    2 (2011): 78 – 86.

10 Breitkreutz, R., et al. "Massive Loss of Sulfur in HIV Infection." AIDS Research and Human
    Retroviruses 16, no. 3 (2000): 203 – 9.

11   Bounous, G., et al. "Whey Proteins as a Food Supplement in HIV-Seropositive Individuals." Clinical and Investigative Medicine 16, no. 3 (1993): 204-9.

12   Tse, H. N., et al. "High-Dose N-Acetylcysteine in Stable COPD: The 1-Year, Double-Blind, Randomized, Placebo-Controlled HIACE Study." Chest 144, no. 1 (2013): 106-18; De Flora, S., C. Grassi, and L. Carati. "Attenuation of Influenza Like Symptomatology and Improvement of Cell-Mediated Immunity with Long-Term N-Acetylcysteine Treatment." European Respiratory Journal 10, no. 7 (1997): 1535-41.

13   Droge, W. "Oxidative Stress and Ageing: Is Ageing a Cysteine Deficiency Syndrome?" Philosophical Transactions of the Royal Society B: Biological Sciences (London) 360, no. 1464 (2005): 2355-72.

14   Op den Kamp, C. M., et al. "Muscle Atrophy in Cachexia: Can Dietary Protein Tip the Balance?" Current Opinion in Clinical Nutrition & Metabolic Care 12, no. 6 (2009): 611-6.

15   Marchesini, G., et al. "Nutritional Supplementation with Branched-Chain Amino Acids in Advanced Cirrhosis: A Double-Blind, Randomized Trial." Gastroenterology 124, no. 7 (2003): 1792-801.

16   D'Antona, G., et al. "Branched-Chain Amino Acid Supplementation Promotes Survival and Supports Cardiac and Skeletal Muscle Mitochondrial Biogenesis in Middle-Aged Mice." Cell Metabolism 12, no. 4 (2010): 362-72.

17   Hoppe, C., et al. "Differential Effects of Casein Versus Whey on Fasting Plasma Levels of Insulin, IGF-1 and IGF-1/IGFBP-3: Results from a Randomized 7-Day Supplementation Study in Prepubertal Boys." European Journal of Clinical Nutrition 63, no. 9 (2009): 1076-83.

18   Cheng, Z., et al. "Inhibition of Hepatocellular Carcinoma Development in Hepatitis B Virus Transfected Mice by Low Dietary Casein." Hepatology 26, no. 5 (1997): 1351-4.

19   Siri-Tarino, P. W., et al. "Meta-Analysis of Prospective Cohort Studies Evaluating the Association of Saturated Fat with Cardiovascular Disease." American Journal of Clinical Nutrition 91, no. 3 (2010): 535-46.

20   Simon, S. "World Health Organization Says Processed Meat Causes Cancer." American Cancer Society, Oct 26, 2015. Accessed at www.cancer.org/latest-news/world-health-organization says-processed-meat-causes-cancer.html.21. Sugiyama, K., Y. Kushima, and K. Muramatsu. "Effect of Dietary Glycine on Methionine Metabolism in Rats Fed a High-Methionine Diet." Journal of Nutritional Science and Vitaminology(Tokyo) 33, no. 3 (1987): 195-205.

21   Sugiyama, K., Y. Kushima, and K. Muramatsu. "Effect of Dietary Glycine on Methionine Metabolism in Rats Fed a High-Methionine Diet." Journal of Nutritional Science and Vitaminology (Tokyo) 33, no. 3 (1987): 195-205.

22   McCarty, M. F., and J. J. DiNicolantonio. "The Cardiometabolic Benefits of Glycine: Is Glycine

an 'Antidote' to Dietary Fructose?" Open Heart 1, no. 1 (2014): e000103.

23 Fang, X., et al. "Dietary Magnesium Intake and the Risk of Cardiovascular Disease, Type 2 Diabetes, and All-Cause Mortality: A Dose-Response Meta Analysis of Prospective Cohort Studies." BMC Medicine 14, no. 1 (2016): 210; Adebamowo, S. N., et al. "Association Between Intakes of Magnesium, Potassium, and Calcium and Risk of Stroke: 2 Cohorts of US Women and Updated Meta Analyses." American Journal of Clinical Nutrition 101, no. 6 (2015): 1269 – 77; Choi, M. K., and Y. J. Bae. "Association of Magnesium Intake with High Blood Pressure in Korean Adults: Korea National Health and Nutrition Examination Survey 2007 – 2009." PLoS One 10, no. 6 (2015): e0130405; and Aburto, N. J., et al. "Effect of Increased Potassium Intake on Cardiovascular Risk Factors and Disease: Systematic Review and Meta-Analyses." British Medical Journal 346 (2013): f1378.

24 Song, M., et al. "Association of Animal and Plant Protein Intake with All-Cause and Cause-Specific Mortality." JAMA Internal Medicine 176, no. 10 (2016): 1453 – 63.

25 Key, T. J., et al. "Mortality in British Vegetarians: Review and Preliminary Results from EPIC Oxford." American Journal of Clinical Nutrition 78 (3 Suppl) (2003): 533s – 538s.

26 Shinwell, E. D., and R. Gorodischer. "Totally Vegetarian Diets and Infant Nutrition." Pediatrics 70, no. 4 (1982): 582 – 6.

27 McCarty, M. F. "Vegan Proteins May Reduce Risk of Cancer, Obesity, and Cardiovascular Disease by Promoting Increased Glucagon Activity." Medical Hypotheses 53, no. 6 (1999): 459 – 85.

28 Freeman, A. M., et al. "A Clinician's Guide for Trending Cardiovascular Nutrition Controversies: Part II." Journal of the American College of Cardiology 72, no. 5 (2018): 553 – 68.

29 주석 2와 같은 논문

30 Mozaffarian, D., et al. "Changes in Diet and Lifestyle and Long-Term Weight Gain in Women and Men." New England Journal of Medicine 364, no. 25 (2011): 2392 – 404.

31 Jaceldo-Siegl, K., et al. "Tree Nuts Are Inversely Associated with Metabolic Syndrome and Obesity: The Adventist Health Study-2." PLoS One 9, no. 1 (2014): e85133.

32 Bao, Y., et al. "Association of Nut Consumption with Total and Cause-Specific Mortality." New England Journal of Medicine 369, no. 21 (2013): 2001 – 11.

33 위의 논문

34 Fraser, G. E., and D. J. Shavlik. "Ten Years of Life: Is It a Matter of Choice?" Archives of Internal Medicine 161, no. 13 (2001): 1645 – 52.

35 Rantanen, T., et al. "Midlife Muscle Strength and Human Longevity Up to Age 100 Years: A 44-Year Prospective Study Among a Decedent Cohort." Age (Dordrecht, Netherlands) 34, no. 3 (2012): 563 – 70.

36 Haub, M. D., et al. "Effect of Protein Source on Resistive-Training-Induced Changes in Body

Composition and Muscle Size in Older Men." American Journal of Clinical Nutrition 76, no. 3 (2002): 511 – 7.

37 Campbell, W. W., et al. "Effects of an Omnivorous Diet Compared with a Lactoovovegetarian Diet on Resistance-Training-Induced Changes in Body Composition and Skeletal Muscle in Older Men." American Journal of Clinical Nutrition 70, no. 6 (1999): 1032 – 9.

38 Campbell, W. W., et al. "The Recommended Dietary Allowance for Protein May Not Be Adequate for Older People to Maintain Skeletal Muscle." Journals of Gerontology Series A: Biological Sciences and Medical Sciences 56, no. 6 (2001): M373 – 80.

39 Babault, N., et al. "Pea Proteins Oral Supplementation Promotes Muscle Thickness Gains During Resistance Training: A Double Blind, Randomized, Placebo-Controlled Clinical Trial vs. Whey Protein." Journal of the International Society of Sports Nutrition 12, no. 1 (2015): 3.

40 Joy, J. M., et al. "The Effects of 8 Weeks of Whey or Rice Protein Supplementation on Body Composition and Exercise Performance." Nutrition Journal 12 (2013): 86.

41 Appel, L. J., et al. "Effects of Protein, Monounsaturated Fat, and Carbohydrate Intake on Blood Pressure and Serum Lipids: Results of the OmniHeart Randomized Trial." Journal of the American Medical Association 294, no. 19 (2005): 2455 – 64.

42 Fung, T. T., et al. "Low-Carbohydrate Diets and All-Cause and Cause-Specific Mortality: Two Cohort Studies." Annals of Internal Medicine 153, no. 5 (2010): 289 – 98.

43 Salvioli, S., et al. "Why Do Centenarians Escape or Postpone Cancer? The Role of IGF-1, Inflammation and p53." Cancer Immunology, Immunotherapy 58, no. 12 (2009): 1909 – 17.

44 Jenkins, D. J., et al. "The Effect of a Plant-Based Low-Carbohydrate ('Eco-Atkins') Diet on Body Weight and Blood Lipid Concentrations in Hyperlipidemic Subjects." Archives of Internal Medicine 169, no. 11 (2009): 1046 – 54.

45 Kiefte-de Jong, J. C., et al. "Diet-Dependent Acid Load and Type 2 Diabetes: Pooled Results from Three Prospective Cohort Studies." Diabetologia 60, no. 2 (2017): 270 – 9.

46 Frassetto, L., et al. "Diet, Evolution and Aging—the Pathophysiologic Effects of the Post-Agricultural Inversion of the Potassium-to-Sodium and Base to-Chloride Ratios in the Human Diet." European Journal of Nutrition 40, no. 5 (2001): 200 – 13.

47 Frassetto, L. A., et al. "Worldwide Incidence of Hip Fracture in Elderly Women: Relation to Consumption of Animal and Vegetable Foods." Journal of Gerontology Series A: Biological Sciences Med Sci 55, no. 10 (2000): M585 – 92.

48 주석 46, 47과 같은 논문

49 Jackson, R. D., et al. "Calcium Plus Vitamin D Supplementation and the Risk of Fractures." New England Journal of Medicine 354, no. 7 (2006): 669 – 83.

50 Reddy, S. T., et al. "Effect of Low-Carbohydrate High-Protein Diets on Acid-Base Balance, Stone Forming Propensity, and Calcium Metabolism." American Journal of Kidney Disease

40, no. 2 (2002): 265 – 74.

51 Sebastian, A., et al. "Improved Mineral Balance and Skeletal Metabolism in Postmenopausal Women Treated with Potassium Bicarbonate." New England Journal of Medicine 330, no. 25 (1994): 1776 – 81; and Goraya, N., et al. "Dietary Acid Reduction with Fruits and Vegetables or Bicarbonate Attenuates Kidney Injury in Patients with a Moderately Reduced Glomerular Filtration Rate Due to Hypertensive Nephropathy." Kidney International 81, no. 1 (2012): 86 – 93.

CHAPTER 06 | 단백질을 얼마나 섭취해야 적당한가

1 Food and Nutrition Board, Institute of Medicine of the National Academies. "Dietary Reference Intakes for Energy, Carbohydrate, Fiber, Fat, Fatty Acids, Cholesterol, Protein, and Amino Acids." National Academies Press (2005). Accessed at www.nap.edu/read/10490/chapter/1.

2 Humayun, M. A., et al. "Reevaluation of the Protein Requirement in Young Men with the Indicator Amino Acid Oxidation Technique." American Journal of Clinical Nutrition 86, no. 4 (2007): 995 – 1002.

3 Jackson, A. A., et al. "Synthesis of Erythrocyte Glutathione in Healthy Adults Consuming the Safe Amount of Dietary Protein." American Journal of Clinical Nutrition 80, no. 1 (2004): 101 – 7.

4 Zelman, K. "The Power of Plant Protein." United HealthCare Services Inc. Accessed at www.uhc.com/health-and-wellness/nutrition/power-of-plant-protein.

5 Dupont, C. "Protein Requirements During the First Year of Life." American Journal of Clinical Nutrition 77, no. 6 (2003): 1544s – 9s.

6 Gartner, L. M., et al. "Breastfeeding and the Use of Human Milk." Pediatrics 115, no. 2 (2005): 496 – 506.

7 Stephens, T. V., et al. "Protein Requirements of Healthy Pregnant Women During Early and Late Gestation Are Higher Than Current Recommendations." Journal of Nutrition 145, no. 1 (2015): 73 – 8.

8 Kortebein, P., et al. "Effect of 10 Days of Bed Rest on Skeletal Muscle in Healthy Older Adults." Journal of the American Medical Association 297, no. 16 (2007): 1772 – 4.

9 Bauer, J., et al. "Evidence-Based Recommendations for Optimal Dietary Protein Intake in Older People: A Position Paper from the PROT-AGE Study Group." Journal of the American Medical Directors Association 14, no. 8 (2013): 542 – 59.

10 Alexander, J. W., et al. "The Importance of Lipid Type in the Diet After Burn Injury." Annals of Surgery 204, no. 1 (1986): 1 – 8; Berbert, A. A., et al. "Supplementation of Fish Oil and Olive Oil in Patients with Rheumatoid Arthritis." Nutrition 21, no. 2 (2005): 131 – 6; Murphy, R. A., et al. "Nutritional Intervention with Fish Oil Provides a Benefit Over Standard of Care for Weight and

Skeletal Muscle Mass in Patients with Nonsmall Cell Lung Cancer Receiving Chemotherapy." Cancer 117, no. 8 (2011): 1775 – 82; Rodacki, C. L., et al. "Fish-Oil Supplementation Enhances the Effects of Strength Training in Elderly Women." American Journal of Clinical Nutrition 95, no. 2 (2012): 428 – 36; and Ryan, A. M., et al. "Enteral Nutrition Enriched with Eicosapentaenoic Acid (EPA) Preserves Lean Body Mass Following Esophageal Cancer Surgery: Results of a Double Blinded Randomized Controlled Trial." Annals of Surgery 249, no. 3 (2009): 355 – 63.

11 McWhirter, J., and C. R. Pennington. "Incidence and Recognition of Malnutrition in Hospital." British Medical Journal 308, no. 6934 (1994): 945 – 8.

12 Centers for Disease Control and Prevention. "Healthcare-Associated Infections." Accessed at www.cdc.gov/HAI/surveillance/.

13 Aquilani, R., et al. "Effects of Oral Amino Acid Supplementation on Long-Term-Care-Acquired Infections in Elderly Patients." Archives of Gerontology and Geriatrics 52, no. 3 (2011): e123 – 8.

14 Brown, R. O., et al. "Comparison of Specialized and Standard Enteral Formulas in Trauma Patients." Pharmacotherapy 14, no. 3 (1994): 314 – 20.

15 Paddon-Jones, D., et al. "Essential Amino Acid and Carbohydrate Supplementation Ameliorates Muscle Protein Loss in Humans During 28 Days Bedrest." Journal of Clinical Endocrinology Metabolism 89, no. 9 (2004): 4351 – 8.

16 Stokes, T., et al. "Recent Perspectives Regarding the Role of Dietary Protein for the Promotion of Muscle Hypertrophy with Resistance Exercise Training." Nutrients 10, no. 2 (2018).

17 위의 논문

18 위의 논문

19 위의 논문

20 위의 논문

21 위의 논문

22 Macnaughton, L. S., et al. "The Response of Muscle Protein Synthesis Following Whole-Body Resistance Exercise Is Greater Following 40g Than 20g of Ingested Whey Protein." Physiology Report 4, no. 15 (2016).

23 주석 16과 같은 논문

24 위의 논문

25 Lemon, P. W. "Beyond the Zone: Protein Needs of Active Individuals." Journal of the American College of Nutrition 19, 5 Suppl (2000): 513s – 21s.

26 주석 16과 같은 논문

27 위의 논문

28 Li, P., and G. Wu. "Roles of Dietary Glycine, Proline, and Hydroxyproline in Collagen Synthesis and Animal Growth." Amino Acids 50, no. 1 (2018): 29 – 38; Melendez-Hevia, E., et al. "A Weak

Link in Metabolism: The Metabolic Capacity for Glycine Biosynthesis Does Not Satisfy the Need for Collagen Synthesis." Journal of Bioscience 34, no. 6 (2009): 853 – 72.

29 McCarty, M. F., and J. J. DiNicolantonio. "The Cardiometabolic Benefits of Glycine: Is Glycine an 'Antidote' to Dietary Fructose?" Open Heart 1, no. 1 (2014): e000103.

30 주석 16과 같은 논문

31 위의 논문

32 Tarnopolsky, M. A., J. D. MacDougall, and S. A. Atkinson. "Influence of Protein Intake and Training Status on Nitrogen Balance and Lean Body Mass." Journal of Applied Physiology (1985) 64, no. 1 (1988): 187 – 93.

33 위의 논문

34 Kingsbury, K. J., L. Kay, and M. Hjelm. "Contrasting Plasma Free Amino Acid Patterns in Elite Athletes: Association with Fatigue and Infection." British Journal of Sports Medicine 32, no. 1 (1998): 25 – 32; discussion 32 – 3.

35 Rantanen, T., et al. "Midlife Muscle Strength and Human Longevity Up to Age 100 Years: A 44–Year Prospective Study Among a Decedent Cohort." Age (Dordr) 34, no. 3 (2012): 563 – 70.

36 Layman, D. K., et al., "A Reduced Ratio of Dietary Carbohydrate to Protein Improves Body Composition and Blood Lipid Profiles During Weight Loss in Adult Women." Journal of Nutrition 133, no. 2 (2003): 411 – 7.

37 Frestedt, J. L., et al. "A Whey–Protein Supplement Increases Fat Loss and Spares Lean Muscle in Obese Subjects: A Randomized Human Clinical Study." Nutrition & Metabolism (London) 5 (2008): 8.

38 Demling, R. H., and L. DeSanti. "Effect of a Hypocaloric Diet, Increased Protein Intake and Resistance Training on Lean Mass Gains and Fat Mass Loss in Overweight Police Officers." Annals of Nutrition and Metabolism 44, no. 1 (2000): 21 – 9.

39 Simpson, S. J., and D. Raubenheimer. "Obesity: The Protein Leverage Hypothesis." Obesity Review 6, no. 2 (2005): 133 – 42.

40 Leaf, A. "How Much Protein Do You Need Per Day?" Examine.com. Accessed at https://examine.com/nutrition/how–much–protein–do–i–need/.

41 Kopple, J. D. "National Kidney Foundation K/DOQI Clinical Practice Guidelines for Nutrition in Chronic Renal Failure." American Journal of Kidney Disease 37, 1 Suppl 2 (2001): S66 – 70.

42 위의 논문

43 English, K. L., and D. Paddon–Jones. "Protecting Muscle Mass and Function in Older Adults During Bed Rest." Current Opinion in Clinical Nutrition & Metabolic Care 13, no. 1 (2010): 34 – 9.

44 Patel, K. "How Much Protein Do You Need After Exercise?" Examine.com. Accessed at https://examine.com/nutrition/second–look–at–protein–quantity–after–exercise/.

CHAPTER 07 | **단식** : 장수의 가장 중요한 열쇠

1   Nuttall, F. Q., and M. C. Gannon. "Metabolic Response to Dietary Protein in People with and Without Diabetes." Diabetes, Nutrition and Metabolism 4 (1991): 71 – 88.

2   Cahill, G. F., Jr. "Fuel Metabolism in Starvation." Annual Review of Nutrition 26 (2006): 1 – 22.3. Hall, K. D. Comparative Physiology of Fasting, Starvation, and Food Limitation, ed. Marshall McCue. Berlin: Springer, 2012. Accessed at www.cussp.org/sites/default/files/Hall%20 Slides.pdf.

4   Bhutani, S., et al. "Improvements in Coronary Heart Disease Risk Indicators by Alternate–Day Fasting Involve Adipose Tissue Modulations." Obesity (Silver Spring), 18, no. 11 (2010): 2152 – 9.

5   Catenacci, V. A., et al. "A Randomized Pilot Study Comparing Zero–Calorie Alternate–Day Fasting to Daily Caloric Restriction in Adults with Obesity." Obesity (Silver Spring) 24, no. 9 (2016): 1874 – 83.

6   Zauner, C., et al. "Resting Energy Expenditure in Short–Term Starvation Is Increased as a Result of an Increase in Serum Norepinephrine." American Journal of Clinical Nutrition 71, no. 6 (2000): 1511 – 5.

7   Ho, K. Y., et al. "Fasting Enhances Growth Hormone Secretion and Amplifies the Complex Rhythms of Growth Hormone Secretion in Man." Journal of Clinical Investigation 81, no. 4 (1988): 968 – 75.

8   Cahill, G. F., Jr. "President's Address. Starvation." Transactions of the American Clinical and Climatological Association 94 (1983): 1 – 21.

9   Henry, C. J. K., et al. "Differences in Fat, Carbohydrate, and Protein Metabolism Between Lean and Obese Subjects Undergoing Total Starvation." Obesity Research 7, no. 6 (1999): 597 – 604.

10   주석 9와 같은 논문

11   주석 9와 같은 논문

CHAPTER 08 | **왜 차를 마시지 않는가**

1   Di Castelnuovo, A., et al. "Consumption of Cocoa, Tea and Coffee and Risk of Cardiovascular Disease." European Journal of Internal Medicine 23, no. 1 (2012): 15 – 25.

2   Huxley, R. R., and H. A. Neil. "The Relation Between Dietary Flavonol Intake and Coronary Heart Disease Mortality: A Meta–Analysis of Prospective Cohort Studies." European Journal of Clinical Nutrition 57, no. 8 (2003): 904 – 8.

3   Hodgson, J. M., and K. D. Croft. "Tea Flavonoids and Cardiovascular Health." Molecular Aspects of Medicine 31, no. 6 (2010): 495 – 502.

4   de Koning Gans, J. M., et al. "Tea and Coffee Consumption and Cardiovascular Morbidity and Mortality." Arteriosclerosis, Thrombosis, and Vascular Biology 30, no. 8 (2010): 1665 – 71.

5 Peters, U., C. Poole, and L. Arab. "Does Tea Affect Cardiovascular Disease? A Meta-Analysis." American Journal of Epidemiology 154, no. 6 (2001): 495 – 503.

6 Geleijnse, J. M., et al. "Inverse Association of Tea and Flavonoid Intakes with Incident Myocardial Infarction: The Rotterdam Study." American Journal of Clinical Nutrition 75, no. 5 (2002): 880 – 6.

7 Pang, J., et al. "Green Tea Consumption and Risk of Cardiovascular and Ischemic Related Diseases: A Meta-Analysis." International Journal of Cardiology 202 (2012): 967 – 74.

8 Kuriyama, S., et al. "Green Tea Consumption and Mortality Due to Cardiovascular Disease, Cancer, and All Causes in Japan: The Ohsaki Study." JAMA 296, no. 10 (2006): 1255 – 65.

9 Hertog, M. G., et al. "Antioxidant Flavonols and Ischemic Heart Disease in a Welsh Population of Men: The Caerphilly Study." American Journal of Clinical Nutrition 65, no. 5 (1997): 1489 – 94.

10 Serafini, M., A. Ghiselli, and A. Ferro-Luzzi. "In Vivo Antioxidant Effect of Green and Black Tea in Man." European Journal of Clinical Nutrition 50, no. 1 (1996): 28 – 32.

11 Arab, L., W. Liu, and D. Elashoff. "Green and Black Tea Consumption and Risk of Stroke: A Meta-Analysis." Stroke 40, no. 5 (2009): 1786 – 92.

12 Chen, I. J., et al. "Therapeutic Effect of High Dose Green Tea Extract on Weight Reduction: A Randomized, Double-Blind, Placebo-Controlled Clinical Trial." Clinical Nutrition 35, no. 3 (2016): 592 – 9.

13 Hursel, R., W. Viechtbauer, and M. S. Westerterp Plantenga. "The Effects of Green Tea on Weight Loss and Weight Maintenance: A Meta-Analysis." International Journal of Obesity (London) 33, no. 9 (2009): 956 – 61.

14 Rudelle, S., et al. "Effect of a Thermogenic Beverage on 24-Hour Energy Metabolism in Humans." Obesity (Silver Spring) 15, no. 2 (2007): 349 – 55.

15 Dulloo, A. G., et al. "Efficacy of a Green Tea Extract Rich in Catechin Polyphenols and Caffeine in Increasing 24-H Energy Expenditure and Fat Oxidation in Humans." American Journal of Clinical Nutrition 70, no. 6 (1999): 1040 – 5; Hursel, R., et al. "The Effects of Catechin Rich Teas and Caffeine on Energy Expenditure and Fat Oxidation: A Meta-Analysis." Obesity Review 12, no. 7 (2011): 573 – 81.

16 Jurgens, T. M., et al. "Green Tea for Weight Loss and Weight Maintenance in Overweight or Obese Adults." Cochrane Database of Systematic Reviews 12 (2012): Cd008650.

17 Rumpler, W., et al. "Oolong Tea Increases Metabolic Rate and Fat Oxidation in Men." Journal of Nutrition 131, no. 11 (2001): 2848 – 52.

18 Thielecke, F., and M. Boschmann. "The Potential Role of Green Tea Catechins in the Prevention of the Metabolic Syndrome – A Review." Phytochemistry 70, no. 1 (2009): 11 – 24.

19 Nagao, T., et al. "A Catechin-Rich Beverage Improves Obesity and Blood Glucose Control in

Patients with Type 2 Diabetes." Obesity (Silver Spring) 17, no. 2 (2009): 310 – 7.

20 Iso, H., et al. "The Relationship Between Green Tea and Total Caffeine Intake and Risk for Self-Reported Type 2 Diabetes Among Japanese Adults." Annals of Internal Medicine 144, no. 8 (2006): 554 – 62.

21 Panagiotakos, D. B., et al. "Long-Term Tea Intake Is Associated with Reduced Prevalence of (Type 2) Diabetes Mellitus Among Elderly People from Mediterranean Islands: MEDIS Epidemiological Study." Yonsei Medical Journal 50, no. 1 (2009): 31 – 8.

22 주석 13과 같은 논문

23 Stensvold, I., et al. "Tea Consumption. Relationship to Cholesterol, Blood Pressure, and Coronary and Total Mortality." Preventive Medicine 21, no. 4 (1992): 546 – 53.

24 Hodgson, J. M. "Effects of Tea and Tea Flavonoids on Endothelial Function and Blood Pressure: A Brief Review." Clinical and Experimental Pharmacology and Physiology 33, no. 9 (2006): 838 – 41.

25 Yang, Y. C., et al. "The Protective Effect of Habitual Tea Consumption on Hypertension." Archives of Internal Medicine 164, no. 14 (2004): 1534 – 40.

26 Bogdanski, P., et al. "Green Tea Extract Reduces Blood Pressure, Inflammatory Biomarkers, and Oxidative Stress and Improves Parameters Associated with Insulin Resistance in Obese, Hypertensive Patients." Nutrition Research 32, no. 6 (2012): 421 – 7.

27 "Tea and Cancer Prevention." National Cancer Institute. November 17, 2010. Accessed at www.cancer.gov/about-cancer/causes-prevention/risk/diet/tea-fact-sheet.

28 Wu, A. H., et al. "Tea Intake, COMT Genotype, and Breast Cancer in Asian-American Women." Cancer Research 63, no. 21 (2003): 7526 – 9.

29 Fujiki, H., et al., "Cancer Prevention with Green Tea and Its Principal Constituent, EGCG: From Early Investigations to Current Focus on Human Cancer Stem Cells." Molecules and Cells 41, no. 2 (2018): 73 – 82.

CHAPTER 09 | 적포도주와 커피는 약인가 독인가

1 Fragopoulou, E., C. Demopoulos, and S. Antonopoulou. "Lipid Minor Constituents in Wines. A Biochemical Approach in the French Paradox." International Journal of Wine Research 1 (2009): 131 – 43.

2 Nagahori, Z. "Credibility of the Ages of Centenarians in Hunza, a Longevity Village in Pakistan." Asian Medical Journal 25, no. 6 (1982): 405 – 31.

3 위의 논문

4 Hippocratic Writings, ed. G. E. R. Lloyd. London: Penguin, 2005. Accessed at https://books.google.com/books?id=pg-trVeUovEC&lpg=PT93&pg=PT352#v=onepage&q&f=false.

5 주석 1과 같은 논문

6   Osborn, D. "Drink to Your Health!" Accessed at www.greekmedicine.net/therapies/Drink_to_
    Your_Health.html.

7   Jouanna, J. Greek Medicine from Hippocrates to Galen. Leiden, The Netherlands: Brill, 2012:
    173–93.

8   Goldfinger, T. M. "Beyond the French Paradox: The Impact of Moderate Beverage Alcohol and
    Wine Consumption in the Prevention of Cardiovascular Disease." Cardiology Clinics 21, no. 3
    (2003): 449–57.

9   위의 논문

10 Galinski, C. N., J. I. Zwicker, and D. R. Kennedy. "Revisiting the Mechanistic Basis of the French
    Paradox: Red Wine Inhibits the Activity of Protein Disulfide Isomerase In Vitro." Thrombosis
    Research 137 (2016): 169–73.

11 주석 1과 같은 논문

12 위의 논문

13 St Leger, A. S., A. L. Cochrane, and F. Moore. "Factors Associated with Cardiac Mortality in
    Developed Countries with Particular Reference to the Consumption of Wine." Lancet 1, no.
    8124 (1979): 1017–20.

14 Gronbaek, M., et al. "Mortality Associated with Moderate Intakes of Wine, Beer, or Spirits." The
    BMJ 310, no. 6988 (1995): 1165–9.

15 Renaud, S. C., et al. "Wine, Beer, and Mortality in Middle-Aged Men from Eastern France."
    Archives of Internal Medicine 159, no. 16 (1999): 1865–70.

16 Yuan, J. M., et al. "Follow Up Study of Moderate Alcohol Intake and Mortality Among Middle
    Aged Men in Shanghai, China." The BMJ 1314, no. 7073 (1997): 18–23.

17 Thun, M. J., et al. "Alcohol Consumption and Mortality Among Middle-Aged and Elderly U.S.
    Adults." New England Journal of Medicine 337, no. 24 (1997): 1705–14.

18 Blackhurst, D. M., and A. D. Marais. "Alcohol—Foe or Friend?" South African Medical Journal
    95, no. 9 (2005): 648–54.

19 Andreasson, S., P. Allebeck, and A. Romelsjo. "Alcohol and Mortality Among Young Men:
    Longitudinal Study of Swedish Conscripts." British Medical Journal (Clinical Research
    Edition) 296, no. 6628 (1988): 1021–5.

20 Djousse, L., et al. "Alcohol Consumption and Risk of Cardiovascular Disease and Death in
    Women: Potential Mediating Mechanisms." Circulation 2120, no. 3 (2009): 237–44.

21 Streppel, M. T., et al. "Long-Term Wine Consumption Is Related to Cardiovascular Mortality
    and Life Expectancy Independently of Moderate Alcohol Intake: The Zutphen Study." Journal
    of Epidemiology and Community Health 63, no. 7 (2009): 534–40.

22 Haseeb, S., B. Alexander, and A. Baranchuk. "Wine and Cardiovascular Health: A
    Comprehensive Review." Circulation 136, no. 15 (2017): 1434–48.

23 Covas, M. I., et al. "Wine and Oxidative Stress: Up to-Date Evidence of the Effects of Moderate Wine Consumption on Oxidative Damage in Humans." Atherosclerosis 208, no. 2 (2010): 297 – 304.

24 주석 1, 10과 같은 논문

25 Biagi, M., and A. A. Bertelli. "Wine, Alcohol and Pills: What Future for the French Paradox?" Life Sciences 131 (2015): 19 – 22.

26 Sato, M., N. Maulik, and D. K. Das. "Cardioprotection with Alcohol: Role of Both Alcohol and Polyphenolic Antioxidants." Annals of the New York Academy of Sciences 957 (2002): 122 – 35; Guiraud, A., et al. "Cardioprotective Effect of Chronic Low Dose Ethanol Drinking: Insights into the Concept of Ethanol Preconditioning." Journal of Molecular and Cellular Cardiology 36, no. 4 (2004): 561 – 6; Marfella, R., et al. "Effect of Moderate Red Wine Intake on Cardiac Prognosis After Recent Acute Myocardial Infarction of Subjects with Type 2 Diabetes Mellitus." Diabetic Medicine 23, no. 9 (2006): 974 – 81.

27 Karatzi, K. N., et al. "Red Wine Acutely Induces Favorable Effects on Wave Reflections and Central Pressures in Coronary Artery Disease Patients." American Journal of Hypertension 18, no. 9 Pt 1 (2005): 1161 – 7; Stranges, S., et al. "Relationship of Alcohol Drinking Pattern to Risk of Hypertension: A Population-Based Study." Hypertension 44, no. 6 (2004): 813 – 9.

28 Xin, X., et al. "Effects of Alcohol Reduction on Blood Pressure: A Meta-Analysis of Randomized Controlled Trials." Hypertension 38, no. 5 (2001): 1112 – 7.

29 Lazarus, R., D. Sparrow, and S. T. Weiss. "Alcohol Intake and Insulin Levels. The Normative Aging Study." American Journal of Epidemiology 145, no. 10 (1997): 909 – 16.

30 Koppes, L. L., et al. "Moderate Alcohol Consumption Lowers the Risk of Type 2 Diabetes: A Meta-Analysis of Prospective Observational Studies." Diabetes Care 28, no. 3 (2005): 719 – 25.

31 Shai, I., et al. "Glycemic Effects of Moderate Alcohol Intake Among Patients with Type 2 Diabetes: A Multicenter, Randomized, Clinical Intervention Trial." Diabetes Care 30, no. 12 (2007): 3011 – 6.

32 Corrao, G., et al. "Alcohol and Coronary Heart Disease: A Meta-Analysis." Addiction 95, no. 10 (2000): 1505 – 23.

33 Szmitko, P. E., and S. Verma. "Antiatherogenic Potential of Red Wine: Clinician Update." American Journal of Physiology-Heart and Circulatory Physiology 288, no. 5 (2005): H2023 – 30.

34 Shai, I., et al. "Glycemic Effects of Moderate Alcohol Intake Among Patients with Type 2 Diabetes: A Multicenter, Randomized, Clinical Intervention Trial." Diabetes Care 30, no. 12 (2007): 3011 – 6; Brand-Miller, J. C., et al. "Effect of Alcoholic Beverages on Postprandial Glycemia and Insulinemia in Lean, Young, Healthy Adults." American Journal of Clinical Nutrition 85, no. 6 (2007): 1545 – 51.

35 "The History of Coffee." NCA website. Accessed at www.ncausa.org/about-coffee/history-of-coffee.

36 위의 논문

37 O'Keefe, J. H., et al. "Effects of Habitual Coffee Consumption on Cardiometabolic Disease, Cardiovascular Health, and All-Cause Mortality." Journal of the American College of Cardiology 62, no. 12 (2013): 1043 – 51.

38 van Dam, R. M., and F. B. Hu. "Coffee Consumption and Risk of Type 2 Diabetes: A Systematic Review." JAMA 294, no. 1 (2005): 97 – 104.

39 Ohnaka, K., et al. "Effects of 16-Week Consumption of Caffeinated and Decaffeinated Instant Coffee on Glucose Metabolism in a Randomized Controlled Trial." Journal of Nutrition and Metabolism 2012 (2012): 207426.

40 위의 논문

41 Keijzers, G. B., et al. "Caffeine Can Decrease Insulin Sensitivity in Humans." Diabetes Care 25, no. 2 (2002): 364 – 9.

42 Ding, M., et al. "Caffeinated and Decaffeinated Coffee Consumption and Risk of Type 2 Diabetes: A Systematic Review and a Dose-Response Meta-Analysis." Diabetes Care 37, no. 2 (2014): 569 – 86; Huxley, R., et al. "Coffee, Decaffeinated Coffee, and Tea Consumption in Relation to Incident Type 2 Diabetes Mellitus: A Systematic Review with Meta-Analysis." Archives of Internal Medicine 169, no. 22 (2009): 2053 – 63.

43 Iso, H., et al. "The Relationship Between Green Tea and Total Caffeine Intake and Risk for Self-Reported Type 2 Diabetes Among Japanese Adults." Annals of Internal Medicine 144, no. 8 (2006): 554 – 62.

44 DiNicolantonio, J. J., S. C. Lucan, and J. H. O'Keefe. "Is Coffee Harmful? If Looking for Longevity, Say Yes to the Coffee, No to the Sugar." Mayo Clinic Proceedings 89, no. 4 (2014): 576 – 7.

45 Wedick, N. M., et al. "Effects of Caffeinated and Decaffeinated Coffee on Biological Risk Factors for Type 2 Diabetes: A Randomized Controlled Trial." Nutrition Journal 10 (2011): 93.

46 O'Keefe, J. H., J. J. DiNicolantonio, and C. J. Lavie. "Coffee for Cardioprotection and Longevity." Progress in Cardiovascular Disease 61, no. 1 (2018).

47 de Koning Gans, J. M., et al. "Tea and Coffee Consumption and Cardiovascular Morbidity and Mortality." Arteriosclerosis, Thrombosis, and Vascular Biology 30, no. 8 (2010): 1665 – 71.

48 Poole, R., et al. "Coffee Consumption and Health: Umbrella Review of Meta-Analyses of Multiple Health Outcomes." The BMJ 359 (2017): j5024.

49 Gunter, M. J., et al. " Coffee Drinking and Mortality in 10 European Countries: A Multinational Cohort Study." Annals of Internal Medicine 167, no. 4 (2017): 236 – 47.

50 Ding, M., et al. "Association of Coffee Consumption with Total and Cause-Specific Mortality in

3 Large Prospective Cohorts." Circulation 132, no. 24 (2015): 2305 – 15.

51 Renouf, M., et al. "Plasma Appearance and Correlation Between Coffee and Green Tea Metabolites in Human Subjects." British Journal of Nutrition 104, no. 11 (2010): 1635 – 40.

52 Ojha, S., et al. "Neuroprotective Potential of Ferulic Acid in the Rotenone Model of Parkinson's Disease." Drug Design, Development and Therapy (2015): 5499 – 510; Madeira, M. H., et al. "Having a Coffee Break: The Impact of Caffeine Consumption on Microglia-Mediated Inflammation in Neurodegenerative Diseases." Mediators of Inflammation 2017 (2017): 4761081.

53 Ma, Z. C., et al. "Ferulic Acid Induces Heme Oxygenase-1 via Activation of ERK and Nrf2." Drug Discoveries & Therapeutics 5, no. 6 (2011): 299 – 305.

54 Graf, E. "Antioxidant Potential of Ferulic Acid." Free Radical Biology & Medicine 13, no. 4 (1992): 435 – 48.

55 Ren, Z., et al. "Ferulic Acid Exerts Neuroprotective Effects Against Cerebral Ischemia/ Reperfusion Induced Injury via Antioxidant and Anti-Apoptotic Mechanisms In Vitro and In Vivo." International Journal of Molecular Medicine 40, no. 5 (2017): 1444 – 56.

56 Zhao, J., et al. "Ferulic Acid Enhances the Vasorelaxant Effect of Epigallocatechin Gallate in Tumor Necrosis Factor-Alpha-Induced Inflammatory Rat Aorta." The Journal of Nutritional Biochemistry 25, no. 7 (2014): 807 – 14; Zhao, J., et al. "Ferulic Acid Enhances Nitric Oxide Production Through Up-Regulation of Argininosuccinate Synthase in Inflammatory Human Endothelial Cells." Life Sciences 145 (2016): 224 – 32.

57 O'Keefe, J. H., et al. "Effects of Habitual Coffee Consumption on Cardiometabolic Disease, Cardiovascular Health, and All-Cause Mortality." Journal of the American College of Cardiology 62, no. 12 (2013): 1043 – 51; Neuhauser, B., et al. "Coffee Consumption and Total Body Water Homeostasis as Measured by Fluid Balance and Bioelectrical Impedance Analysis." Annals of Nutrition and Metabolism 41, no. 1 (1997): 29 – 36.

58 Massey, L. K., and S. J. Whiting. "Caffeine, Urinary Calcium, Calcium Metabolism and Bone." Journal of Nutrition 123, no. 9 (1993): 1611 – 4.

59 Passmore, A. P., G. B. Kondowe, and G. D. Johnston. "Renal and Cardiovascular Effects of Caffeine: A Dose-Response Study." Clinical Science (Lond) 72, no. 6 (1987): 749 – 56.

CHAPTER 10 | 소금과 마그네슘을 더 먹어야 하는 이유

1 Meneely, G. R., and H. D. Battarbee. "High Sodium-Low Potassium Environment and Hypertension. American Journal of Cardiology 38, no. 6 (1976): 768 – 85.

2 Dahl, L. K. "Possible Role of Salt Intake in the Development of Essential Hypertension. 1960." International Journal of Epidemiology 34, no. 5 (2005): 967 – 72; discussion 972 – 4, 975 – 8.

3 Dahl, L. K. "Salt in Processed Baby Foods." American Journal of Clinical Nutrition 21, no. 8

(1968): 787 – 92.

4 주석 2와 같은 논문

5 DiNicolantonio, J. J., and S. C. Lucan. "The Wrong White Crystals: Not Salt but Sugar as Aetiological in Hypertension and Cardiometabolic Disease." Open Heart 1 (2014): doi:10.1136/openhrt–2014–000167; DiNicolantonio, J. J., S. C. Lucan, and J. H. O'Keefe. "An Unsavory Truth: Sugar, More Than Salt, Predisposes to Hypertension and Chronic Disease." American Journal of Cardiology 114, no. 7 (2014): 1126 – 8.

6 DiNicolantonio, J. J. The Salt Fix: Why the Experts Got It All Wrong—and How Eating More Might Save Your Life. New York: Harmony (2017).

7 Satin, M. "The Salt Debate—Far More Salacious Than Salubrious." Blood Purification 39, no. 1 – 3 (2015): 11 – 5.

8 Gleibermann, L. "Blood Pressure and Dietary Salt in Human Populations." Ecology of Food and Nutrition 2, no. 2 (1973): 143 – 56.

9 주석 6과 같은 논문

10 Powles, J., et al. "Global, Regional and National Sodium Intakes in 1990 and 2010: A Systematic Analysis of 24 h Urinary Sodium Excretion and Dietary Surveys Worldwide." BMJ Open 3, no. 12 (2013). Accessed at https://bmjopen.bmj.com/content/3/12/e003733.

11 주석 8과 같은 논문

12 위의 논문

13 주석 7과 같은 논문

14 Alderman, M. H., H. Cohen, and S. Madhavan. "Dietary Sodium Intake and Mortality: The National Health and Nutrition Examination Survey (NHANES I)." The Lancet 351, no. 9105 (1998): 781 – 5.

15 위의 논문

16 McGuire, S., Institute of Medicine. 2013. Sodium Intake in Populations: Assessment of Evidence. Washington, DC: The National Academies Press, 2013.

17 위의 논문

18 주석 1과 같은 논문

19 "AACC Members Agree on Definition of Whole Grain." Accessed at www.aaccnet.org/initiatives/definitions/Documents/WholeGrains/wgflyer.pdf.

20 "Collagen." https://en.wikipedia.org/wiki/Collagen.

21 Sharp, R. L. "Role of Sodium in Fluid Homeostasis with Exercise." The Journal of the American College of Nutrition 25, no. 3 Suppl (2006): 231s – 239s.

22 주석 5와 같은 논문

23 Stolarz-Skrzypek, K., et al. "Fatal and Nonfatal Outcomes, Incidence of Hypertension, and Blood Pressure Changes in Relation to Urinary Sodium Excretion." JAMA 30, no. 17 (2011):

1777 – 85.

24 Feldman, R. D., and N. D. Schmidt. "Moderate Dietary Salt Restriction Increases Vascular and Systemic Insulin Resistance." American Journal of Hypertension 12, no. 6 (1999): 643 – 7.

25 Patel, S. M., et al. "Dietary Sodium Reduction Does Not Affect Circulating Glucose Concentrations in Fasting Children or Adults: Findings from a Systematic Review and Meta Analysis." Journal of utrition 145, no. 3 (2015): 505 – 13.

26 Graudal, N. A., A. M. Galloe, and P. Garred. "Effects of Sodium Restriction on Blood Pressure, Renin, Aldosterone, Catecholamines, Cholesterols, and Triglyceride: A Meta-Analysis." JAMA 279, no. 17 (1998): 1383 – 91.

27 주석 6과 같은 논문

28 O'Donnell, M., et al. "Urinary Sodium and Potassium Excretion, Mortality, and Cardiovascular Events." New England Journal of Medicine 371, no. 7 (2014): 612 – 23.

29 Graudal, N., et al. "Compared with Usual Sodium Intake, Low- and Excessive-Sodium Diets Are Associated with Increased Mortality: A Meta Analysis." American Journal of Hypertension 27, no. 9 (2014): 1129 – 37.

30 Folkow, B. "Salt and Blood Pressure—Centenarian Bone of Contention." Lakartidningen100, no. 40 (2003): 3142 – 7.

31 Liedtke, W. B., et al. "Relation of Addiction Genes to Hypothalamic Gene Changes Subserving Genesis and Gratification of a Classic Instinct, Sodium Appetite." Proceedings of the National Academy of Sciences of the United States of America 108, no. 30 (2011): 12509 – 14.

32 Denton, D. A., M. J. McKinley, and R. S. Weisinger. "Hypothalamic Integration of Body Fluid Regulation." Proceedings of the National Academy of Sciences of the United States of America 93, no. 14 (1996): 7397 – 404.

33 Adler, A. J., et al. "Reduced Dietary Salt for the Prevention of Cardiovascular Disease." Cochrane Database Systematic Reviews 12 (2014): Cd009217.

34 Kelly, J., et al. "The Effect of Dietary Sodium Modification on Blood Pressure in Adults with Systolic Blood Pressure Less Than 140 mmHg: A Systematic Review." JDI Database of Systematic Reviews and Implementation Reports 14, no. 6 (2016): 196 – 237.

35 de Baaij, J. H., J. G. Hoenderop, and R. J. Bindels. "Magnesium in Man: Implications for Health and Disease." Physiological Reviews 95, no. 1 (2015): 1 – 46.

36 DiNicolantonio, J. J., J. H. O'Keefe, and W. Wilson. "Subclinical Magnesium Deficiency: A Principal Driver of Cardiovascular Disease and a Public Health Crisis." Open Heart 5, no. 1 (2018): e000668.

37 Guoa, W., et al. "Magnesium Deficiency on Plants: An Urgent Problem." The Crop Journal 4, no. 2 (2016): 83 – 91; Thomas, D. "The Mineral Depletion of Foods Available to Us as a Nation (1940-2002) – A Review of the 6th Edition of McCance and Widdowson." Nutrition and Health

19, no. 1-2 (2007): 21 - 55.

38 Temple, N. J. "Refined Carbohydrates—A Cause of Suboptimal Nutrient Intake." Medical Hypotheses 10, no. 4 (1983): 411 - 24.

39 Costello, R. B., et al. "Perspective: The Case for an Evidence-Based Reference Interval for Serum Magnesium: The Time Has Come." Advances in Nutrition 7, no. 6 (2016): 977 - 93.

40 Marier, J. R. "Magnesium Content of the Food Supply in the Modern-Day World." Magnesium 5, no. 1 (1986): 1 - 8.

41 Tipton, I. H., P. L. Stewart, and J. Dickson. "Patterns of Elemental Excretion in Long Term Balance Studies." Health Physics 16, no. 4 (1969): 455 - 62.

42 주석 39와 같은 논문

43 주석 36과 같은 논문

44 Rayssiguier, Y., et al. "Dietary Magnesium Affects Susceptibility of Lipoproteins and Tissues to Peroxidation in Rats." The Journal of the American College of Nutrition 12, no. 2 (1993): 133 - 7; Bussiere, L., et al. "Triglyceride-Rich Lipoproteins from Magnesium-Deficient Rats Are More Susceptible to Oxidation by Cells and Promote Proliferation of Cultured Vascular Smooth Muscle Cells." Magnesium Research 8, no. 2 (1995): 151 - 7; Turlapaty, P. D., and B. M. Altura. "Magnesium Deficiency Produces Spasms of Coronary Arteries: Relationship to Etiology of Sudden Death Ischemic Heart Disease." Science 208, no. 4440 (1980): 198 - 200.

45 주석 36과 같은 논문

46 주석 36과 같은 논문

47 Kodama, N., M. Nishimuta, and K. Suzuki. "Negative Balance of Calcium and Magnesium Under Relatively Low Sodium Intake in Humans." Journal of Nutritional Science and Vitaminology(Tokyo) 49, no. 3 (2003): 201 - 9.

48 주석 47과 같은 논문

49 Nishimuta, M., et al. "Positive Correlation Between Dietary Intake of Sodium and Balances of Calcium and Magnesium in Young Japanese Adults—Low Sodium Intake Is a Risk Factor for Loss of Calcium and Magnesium." Journal of Nutritional Science and Vitaminology (Tokyo) 51, no. 4 (2005): 265 - 70.

50 Delva, P., et al. "Intralymphocyte Free Magnesium in Patients with Primary Aldosteronism: Aldosterone and Lymphocyte Magnesium Homeostasis." Hypertension 35, no. 1 Pt 1 (2000): 113 - 7.

51 Durlach, J. "Recommended Dietary Amounts of Magnesium: Mg RDA." Magnesium Research 2, no. 3 (1989): 195 - 203.

52 주석 36과 같은 논문

53 Rosanoff, A. "Magnesium and Hypertension." Clinical Calcium 15, no. 2 (2005): 255 - 60.

54 주석 36과 같은 논문

55 Schuette, S. A., B. A. Lashner, and M. Janghorbani. "Bioavailability of Magnesium Diglycinate vs Magnesium Oxide in Patients with Ileal Resection." Journal of Parenteral and Enteral Nutrition 18, no. (1994): 430 – 5.

56 Spasov, A. A., et al. "Comparative Study of Magnesium Salts Bioavailability in Rats Fed a Magnesium-Deficient Diet." Vestnik Rossiiskoi Akademii Meditsinskikh Nauk no. 2 (2010): 29 – 37; Guillard, O., et al. "Unexpected Toxicity Induced by Magnesium Orotate Treatment in Congenital Hypomagnesemia." Journal of Internal Medicine 252, no. 1 (2002): 88 – 90.

57 위의 논문

58 Phillips, R., et al. "Citrate Salts for Preventing and Treating Calcium Containing Kidney Stones in Adults." Cochrane Database of Systematic Reviews no. 10 (2015): Cd010057.

59 Stepura, O. B., and A. I. Martynow. "Magnesium Orotate in Severe Congestive Heart Failure (MACH)." International Journal of Cardiology 131, no. 2 (2009): 293 – 5.

CHAPTER 11 | 건강한 지방과 해로운 지방

1 Harcombe, Z., et al. "Evidence from Randomised Controlled Trials Did Not Support the Introduction of Dietary Fat Guidelines in 1977 and 1983: A Systematic Review and Meta-Analysis." Open Heart 2, no. 1 (2015): e000196; Harcombe, Z., et al. "Evidence from Randomised Controlled Trials Does Not Support Current Dietary Fat Guidelines: A Systematic Review and Meta Analysis." Open Heart 3, 2 (2016): e000409; DiNicolantonio, J. J. "The Cardiometabolic Consequences of Replacing Saturated Fats with Carbohydrates or Ω-6 Polyunsaturated Fats: Do the Dietary Guidelines Have It Wrong?" Open Heart 1 (2014): e000032. doi:10.1136/openhrt-2013-000032; Ravnskov, U., et al. "The Questionable Benefits of Exchanging Saturated Fat with Polyunsaturated Fat." Mayo Clinic Proceedings 89, no. 4 (2014): 451 – 3.

2 Teicholtz, N. The Big Fat Surprise: Why Butter, Meat and Cheese Belong in a Healthy Diet. New York: Simon & Schuster, 2014.

3 Barbee, M. Politically Incorrect Nutrition: Finding Reality in the Mire of Food Industry Propaganda. Garden City Park, NY: Square One Publishers, 2004: 27.

4 Bhupathiraju, S. N., and K. L. Tucker. "Coronary Heart Disease Prevention: Nutrients, Foods, and Dietary Patterns." Clinica Chimica Acta 412, no. 17 – 18 (2011): 1493 – 514.

5 Sun, Q., et al. "A Prospective Study of Trans Fatty Acids in Erythrocytes and Risk of Coronary Heart Disease." Circulation 115, no. 14 (2007): 1858 – 65; Block, R. C., et al. "Omega-6 and Trans Fatty Acids in Blood Cell Membranes: A Risk Factor for Acute Coronary Syndromes?" American Heart Journal 156, no. 6 (2008): 1117 – 23; Willett, W. C., et al. "Intake of Trans Fatty Acids and Risk of Coronary Heart Disease Among Women." Lancet 341, no. 8845 (1993): 581 – 5.

6 Grimes, W. "April 24 – 30; How About Some Popcorn with Your Fat?" The New York Times, May 1, 1994, accessed at www.nytimes.com/1994/05/01/weekinreview/april-24-30-how about-

some-popcorn-with-your-fat.html.

7   Hu, F. B., et al. "Dietary Fat Intake and the Risk of Coronary Heart Disease in Women." New England Journal of Medicine 337, no. 21 (1997): 1491 – 9.

8   Zaloga, G. P., et al. "Trans Fatty Acids and Coronary Heart Disease." Nutrition in Clinical Practice 21, no. 5 (2006): 505 – 12.

9   de Souza, R. J., et al. "Intake of Saturated and Trans Unsaturated Fatty Acids and Risk of All Cause Mortality, Cardiovascular Disease, and Type 2 Diabetes: Systematic Review and Meta Analysis of Observational Studies." The BMJ 351 (2015): h3978.

10 주석 4와 같은 논문

11 Fox, M. "WHO Urges All Countries to Ban Trans Fats," May 14, 2018, NBC News Health News website, accessed at www.nbcnews.com/health/health-news/who-urges-all-countries-ban-trans-fats-n873916.

12 Herrera-Camacho, J., et al. "Effect of Fatty Acids on Reproductive Performance of Ruminants." June 21, 2011. Accessed at www.intechopen.com/books/artificial-insemination-in-farm animals/effect-of-fatty-acids-on-reproductive performance-of-ruminants; USDA Food Composition Databases. Accessed at https://ndb.nal.usda.gov/ndb/.

13 Ramsden, C. E., et al. "Use of Dietary Linoleic Acid for Secondary Prevention of Coronary Heart Disease and Death: Evaluation of Recovered Data from the Sydney Diet Heart Study and Updated Meta-Analysis." The BMJ 346 (2013): e8707.

14 Ramsden, C. E., et al. "n-6 Fatty Acid-Specific and Mixed Polyunsaturate Dietary Interventions Have Different Effects on CHD Risk: A Meta Analysis of Randomised Controlled Trials." British Journal of Nutrition 104, no. 11 (2010): 1586 – 600.

15 주석 1과 같은 논문

16 Whoriskey, P. "This Study 40 Years Ago Could Have Reshaped the American Diet. But It Was Never Fully Published." The Washington Post, April 12, 2016, accessed at www.washingtonpost.com/news/wonk/wp/2016/04/12/this-study-40-years-ago-could-have-reshaped-the-american diet-but-it-was-never-fully-published/?utm_term=.2cb42d8134f2.

17 Chowdhury, R., et al. "Association of Dietary, Circulating, and Supplement Fatty Acids with Coronary Risk: A Systematic Review and Meta Analysis." Annals of Internal Medicine 160, no. 6 (2014): 398 – 406.

18 Siri-Tarino, P. W., et al. "Meta-Analysis of Prospective Cohort Studies Evaluating the Association of Saturated Fat with Cardiovascular Disease." American Journal of Clinical Nutrition 91, no. 3 (2010): 535 – 46.

19 Deghan, M., et al. "Associations of Fats and Carbohydrate Intake with Cardiovascular Disease and Mortality in 18 Countries from Five Continents (PURE): A Prospective Cohort Study." The

Lancet 390, no. 10107 (2017): 2050 – 62.

20 Christiansen, E., et al. "Intake of a Diet High in Trans Monounsaturated Fatty Acids or Saturated Fatty Acids. Effects on Postprandial Insulinemia and Glycemia in Obese Patients with NIDDM." Diabetes Care 20, no. 5 (1997): 881 – 7.

21 Vessby, B., et al. "Substituting Dietary Saturated for Monounsaturated Fat Impairs Insulin Sensitivity in Healthy Men and Women: The KANWU Study." Diabetologia 44, no. 3 (2001): 312 – 9.

22 Piers, L. S., et al. "Substitution of Saturated with Monounsaturated Fat in a 4-Week Diet Affects Body Weight and Composition of Overweight and Obese Men." British Journal of Nutrition 90, no. 3 (2003): 717 – 27.

23 Ikemoto, S., et al. "High-Fat Diet-Induced Hyperglycemia and Obesity in Mice: Differential Effects of Dietary Oils." Metabolism 45, no. 12 (1996): 1539 – 46.

24 Kien, C. L., J. Y. Bunn, and F. Ugrasbul. "Increasing Dietary Palmitic Acid Decreases Fat Oxidation and Daily Energy Expenditure." American Journal of Clinical Nutrition 82, no. 2 (2005): 320 – 6.

25 Kastorini, C. M., et al. "The Effect of Mediterranean Diet on Metabolic Syndrome and Its Components: A Meta-Analysis of 50 Studies and 534,906 Individuals." Journal of the American College of Cardiology 57, no. 11 (2011): 1299 – 313.

26 Jones, P. J., P. B. Pencharz, and M. T. Clandinin. "Whole Body Oxidation of Dietary Fatty Acids: Implications for Energy Utilization." American Journal of Clinical Nutrition 42, no. 5 (1985): 769 – 77.

27 Piers, L. S., et al. "The Influence of the Type of Dietary Fat on Postprandial Fat Oxidation Rates: Monounsaturated (Olive Oil) Vs Saturated Fat (Cream)." International Journal of Obesity and Related Metabolic Disorders 26, no. 6 (2002): 814 – 21.

28 Kien, C. L., and J. Y. Bunn. "Gender Alters the Effects of Palmitate and Oleate on Fat Oxidation and Energy Expenditure." Obesity (Silver Spring) 16, no. 1 (2008): 29 – 33.

29 Soares, M, J., et al. "The Acute Effects of Olive Oil V. Cream on Postprandial Thermogenesis and Substrate Oxidation in Postmenopausal Women." British Journal of Nutrition 91, no. 2 (2004): 245 – 52.

30 Piers, L. S., et al. "Substitution of Saturated with Monounsaturated Fat in a 4-Week Diet Affects Body Weight and Composition of Overweight and Obese Men." British Journal of Nutrition 90, no. 3 (2003): 717 – 27; Piers, L. S., et al. "The Influence of the Type of Dietary Fat on Postprandial Fat Oxidation Rates: Monounsaturated (Olive Oil) Vs Saturated Fat (Cream)." International Journal of Obesity and Related Metabolic Disorders 26, no. 6 (2002): 814 – 21; Thomsen, C., et al. "Differential Effects of Saturated and Monounsaturated Fats on Postprandial Lipemia and Glucagon Like Peptide 1 Responses in Patients with Type 2

Diabetes." American Journal of Clinical Nutrition 77, no. 3 (2003): 605 – 11; Thomsen, C., et al. "Differential Effects of Saturated and Monounsaturated Fatty Acids on Postprandial Lipemia and Incretin Responses in Healthy Subjects." American Journal of Clinical Nutrition 69, no. 6 (1999): 1135 – 43.

31 Feranil, A. B., et al. "Coconut Oil Is Associated with a Beneficial Lipid Profile in Pre-Menopausal Women in the Philippines." Asia Pacific Journal of Clinical Nutrition 20, no. 2 (2011): 190 – 5.

32 Babu, A. S., et al. "Virgin Coconut Oil and Its Potential Cardioprotective Effects." Postgrad Medicine 126, no. 7 (2014): 76 – 83.

33 St-Onge, M. P., et al. "Medium Chain Triglyceride Oil Consumption as Part of a Weight Loss Diet Does Not Lead to an Adverse Metabolic Profile When Compared to Olive Oil." The Journal of the American College of Nutrition 27, no. 5 (2008): 547 – 52.

34 Nosaka, N., et al. "Effects of Margarine Containing Medium-Chain Triacylglycerols on Body Fat Reduction in Humans." Journal of Atherosclerosis and Thrombosis 10, no. 5 (2003): 290 – 8.

35 Stubbs, R. J., and C. G. Harbron. "Covert Manipulation of the Ratio of Medium- to Long Chain Triglycerides in Isoenergetically Dense Diets: Effect on Food Intake in Ad Libitum Feeding Men." International Journal of Obesity and Related Metabolic Disorders 20, no. 5 (1996): 435 – 44.

36 Van Wymelbeke, V., et al. "Influence of Medium Chain and Long-Chain Triacylglycerols on the Control of Food Intake in Men." American Journal of Clinical Nutrition 68, no. 2 (1998): 226 – 34.

37 Scalfi, L., A. Coltorti, and F. Contaldo. "Postprandial Thermogenesis in Lean and Obese Subjects After Meals Supplemented with Medium Chain and Long-Chain Triglycerides." American Journal of Clinical Nutrition 53, no. 5 (1991): 1130 – 3.

38 Heid, M. "You Asked: Is Coconut Oil Healthy?" Time, April 26, 2017, accessed at www.time.com/4755761/coconut-oil-healthy/.

39 St-Onge, M. P., and P. J. Jones. "Physiological Effects of Medium-Chain Triglycerides: Potential Agents in the Prevention of Obesity." The Journal of Nutrition 132, no. 3 (2002): 329 – 32.

40 Lindeberg, S., and B. Lundh. "Apparent Absence of Stroke and Ischaemic Heart Disease in a Traditional Melanesian Island: A Clinical Study in Kitava." Journal of Internal Medicine 233, no. 3 (1993): 269 – 75.

41 Stanhope, J. M., and I. A. Prior. "The Tokelau Island Migrant Study: Prevalence and Incidence of Diabetes Mellitus." New Zealand Medical Journal 92, no. 673 (1980): 417 – 21.

42 de Oliveira Otto, M. C., et al. "Serial Measures of Circulating Biomarkers of Dairy Fat and Total and Cause-Specific Mortality in Older Adults: The Cardiovascular Health Study." American

Journal of Clinical Nutrition 108, no. 3 (2018): 476 – 84.

43 Yakoob, M. Y., et al. "Circulating Biomarkers of Dairy Fat and Risk of Incident Stroke in U.S. Men and Women in 2 Large Prospective Cohorts." American Journal of Clinical Nutrition 100, no. 6 (2014): 1437 – 47.

44 University of Texas Health Science Center at Houston. "New Research Could Banish Guilty Feeling for Consuming Whole Dairy Products." Science Daily website, accessed at www.sciencedaily.com/releases/2018/07/180711182735.htm.

45 Aune, D., et al. "Dairy Products and the Risk of Type 2 Diabetes: A Systematic Review and Dose Response Meta-Analysis of Cohort Studies." American Journal of Clinical Nutrition 98, no. 4 (2013): 1066 – 83.

46 Astrup, A. "A Changing View on Saturated Fatty Acids and Dairy: From Enemy to Friend." American Journal of Clinical Nutrition 100, no. 6 (2014): 1407 – 8.

47 Freeman, A. M., et al. "Trending Cardiovascular Nutrition Controversies." Journal of the American College of Cardiology 69, no. 9 (2017): 1172 – 87.

48 Eckel, R. H., et al. "2013 AHA/ACC Guideline on Lifestyle Management to Reduce Cardiovascular Risk: A Report of the American College of Cardiology/American Heart Association Task Force on Practice Guidelines. Journal of the American College of Cardiology 63, no. 25 Pt B (2014): 2960 – 84.

49 Covas, M. I., et al. "The Effect of Polyphenols in Olive Oil on Heart Disease Risk Factors: A Randomized Trial." Annals of Internal Medicine 145, no. 5 (2006): 333 – 41.

50 Wiseman, S. A., et al. "Dietary Non-Tocopherol Antioxidants Present in Extra Virgin Olive Oil Increase the Resistance of Low Density Lipoproteins to Oxidation in Rabbits." Atherosclerosis 120, no. 1 – 2 (1996): 15 – 23; Caruso, D., et al. "Effect of Virgin Olive Oil Phenolic Compounds on In Vitro Oxidation of Human Low Density Lipoproteins." Nutrition, Metabolism and Cardiovascular Diseases 9, no. 3 (1999): 102 – 7; Coni, E., et al. "Protective Effect of Oleuropein, an Olive Oil Biophenol, on Low Density Lipoprotein Oxidizability in Rabbits." Lipids 35, no. 1 (2000): 45 – 54.

51 Aviram, M., and K. Eias. "Dietary Olive Oil Reduces Low-Density Lipoprotein Uptake by Macrophages and Decreases the Susceptibility of the Lipoprotein to Undergo Lipid Peroxidation." Annals of Nutrition and Metabolism 37, no. 2 (1993): 75 – 84.

52 Bogani, P., et al. "Postprandial Anti-Inflammatory and Antioxidant Effects of Extra Virgin Olive Oil." Atherosclerosis 190, no. 1 (2007): 181 – 6.

53 Pacheco, Y. M., et al. "Minor Compounds of Olive Oil Have Postprandial Anti-Inflammatory Effects." British Journal of Nutrition 98, no. 2 (2007): 260 – 3.

54 Fabiani, R., et al. "Oxidative DNA Damage Is Prevented by Extracts of Olive Oil, Hydroxytyrosol, and Other Olive Phenolic Compounds in Human Blood Mononuclear Cells and HL60 Cells."

The Journal of Nutrition 138, no. 8 (2008): 1411 – 6.

55 Moreno-Luna, R., et al. "Olive Oil Polyphenols Decrease Blood Pressure and Improve Endothelial Function in Young Women with Mild Hypertension." American Journal of Hypertension 25, no. 12 (2012): 1299 – 304.

56 DiNicolantonio, J. J., et al. "Omega-3s and Cardiovascular Health." Ochsner Journal 14, no. 3 (2014): 399 – 412.

57 DiNicolantonio, J. J., P. Meier, and J. H. O'Keefe. "Omega-3 Polyunsaturated Fatty Acids for the Prevention of Cardiovascular Disease: Do Formulation, Dosage & Comparator Matter?" Missouri Medicine 110, no. 6 (2013): 495 – 8.

58 Hulbert, A. J., and P. L. Else. "Membranes as Possible Pacemakers of Metabolism." Journal of Theoretical Biology 199, no. 3 (1999): 257 – 74; Smith, G. I., et al. "Dietary Omega-3 Fatty Acid Supplementation Increases the Rate of Muscle Protein Synthesis in Older Adults: A Randomized Controlled Trial." American Journal of Clinical Nutrition 93, no. 2 (2011): 402 – 12; Whitehouse, A. S., et al. "Mechanism of Attenuation of Skeletal Muscle Protein Catabolism in Cancer Cachexia by Eicosapentaenoic Acid." Cancer Research 61, no. 9 (2001): 3604 – 9.

59 주석 29와 같은 논문

60 Deutsch, L. "Evaluation of the Effect of Neptune Krill Oil on Chronic Inflammation and Arthritic Symptoms." The Journal of the American College of Nutrition 26, no. 1 (2007): 39 – 48.

61 Sampalis, F., et al. "Evaluation of the Effects of Neptune Krill Oil in the Management of Premenstrual Syndrome and Dysmenorrhea." Alternative Medicine Review 8, no. 2 (2003): 171 – 9.

62 Bunea, R., K. El Farrah, and L. Deutsch. "Evaluation of the Effects of Neptune Krill Oil on the Clinical Course of Hyperlipidemia." Alternative Medicine Review 9, no. 4 (2004): 420 – 8.

63 Bower, B. "Human Ancestors Had Taste for Meat, Brains." Science News, May 3, 2013, accessed at www.sciencenews.org/article/human-ancestors-had-taste-meat-brains.

64 Cordain, L., et al. "Fatty Acid Analysis of Wild Ruminant Tissues: Evolutionary Implications for Reducing Diet-Related Chronic Disease." European Journal of Clinical Nutrition 56, no. 3 (2002): 181 – 91.

65 Nguyen, L. N., et al. "Mfsd2a Is a Transporter for the Essential Omega-3 Fatty Acid Docosahexaenoic Acid." Nature 509, no. 7501 (2014): 503 – 6; Alakbarzade, V., et al. "A Partially Inactivating Mutation in the Sodium-Dependent Lysophosphatidylcholine Transporter MFSD2A Causes a Non-Lethal Microcephaly Syndrome." Nature Genetics 47, no. 7 (2015): 814 – 7; Guemez Gamboa, A., et al. "Inactivating Mutations in MFSD2A, Required for Omega-3 Fatty Acid Transport in Brain, Cause a Lethal Microcephaly Syndrome." Nature Genetics 47, no. 7 (2015): 809 – 13.

66 Bunea, R., K. El Farrah, and L. Deutsch. "Evaluation of the Effects of Neptune Krill Oil on

the Clinical Course of Hyperlipidemia." Alternative Medicine Review 9, no. 4 (2004): 420 – 8; "Neptune Krill Oil." Accessed at https://nutrisan-export.com/wp-content/uploads/2016/03/ productinfoNKO.pdf; Batetta, B., et al. "Endocannabinoids May Mediate the Ability of (n-3) Fatty Acids to Reduce Ectopic Fat and Inflammatory Mediators in Obese Zucker Rats." The Journal of Nutrition 139, 8 (2009): 1495 – 501; Nishida, Y., et al. "Quenching Activities of Common Hydrophilic and Lipophilic Antioxidants Against Singlet Oxygen Using Chemiluminescence Detection System." Carotenoid Science 11, no. 6 (2007): 16 – 20; "This Powerhouse Antioxidant Slips Through Your Cell Membranes with Ease to Help Protect Your Brain, Heart, Eyes, Lungs, Muscles, Joints, Skin, Mitochondria and More… Are You Getting Enough?" Dr. Mercola website, accessed at https://products.mercola.com/astaxanthin/

CHAPTER 12 | 블루존 : 세계의 장수 마을

1   Miyagi, S., et al. "Longevity and Diet in Okinawa, Japan: The Past, Present and Future." Asia Pacific Journal of Public Health 15 Suppl (2003): S3 – 9.

2   Willcox, D. C., et al. "The Okinawan Diet: Health Implications of a Low-Calorie, Nutrient-Dense, Antioxidant-Rich Dietary Pattern Low in Glycemic Load." The Journal of the American College of Nutrition 28 Suppl (2009): 500s – 516s.

3   Sho, H. "History and Characteristics of Okinawan Longevity Food." Asia Pacific Journal of Clinical Nutrition 10, no. 2 (2001): 159 – 64.

4   Willcox, B. J., et al. "Caloric Restriction, the Traditional Okinawan Diet, and Healthy Aging: The Diet of The World's Longest-Lived People and Its Potential Impact on Morbidity and Life Span." Annals of the New York Academy of Sciences 1114 (2007): 434 – 55.

5   주석 2와 같은 논문

6   주석 4와 같은 논문

7   "The Elixir of Life." The Daily Dish website, accessed at www.theatlantic.com/daily-dish/ archive/2007/10/the-elixir-of-life/224942/.

8   Poulain, M., et al. "Identification of a Geographic Area Characterized by Extreme Longevity in the Sardinia Island: The AKEA Study." Experimental Gerontology 39, no. 9 (2004): 1423 – 9.

9   Pes, G. M., et al. "Male Longevity in Sardinia, a Review of Historical Sources Supporting a Causal Link with Dietary Factors." European Journal of Clinical Nutrition 69, no. 4 (2015): 411 – 8.

10 Rizzo, N. S., et al. "Vegetarian Dietary Patterns Are Associated with a Lower Risk of Metabolic Syndrome: The Adventist Health Study 2." Diabetes Care 34, no. 5 (2011): 1225 – 7; Tantamango-Bartley, Y., et al. "Vegetarian Diets and the Incidence of Cancer in a Low-Risk Population." Cancer Epidemiology, Biomarkers & Prevention 22, no. 2 (2013): 286 – 94.

11 Kiani, F., et al. "Dietary Risk Factors for Ovarian Cancer: The Adventist Health Study (United

States)." Cancer Causes & Control 17, no. 2 (2006): 137 – 46; "The Adventist Health Study: Findings for Cancer." Loma Linda University School of Public Health, accessed at https://publichealth.llu.edu/adventist health–studies/findings/findings–past–studies/adventist–health–study–findings–cancer.

12 Buettner, D. The Blue Zones Solution: Eating and Living Like the World's Healthiest People. Washington, D.C.: National Geographic Society (2015).

13 Rosero–Bixby, L., W. H. Dow, and D. H. Rehkopf. "The Nicoya Region of Costa Rica: A High Longevity Island for Elderly Males." Vienna Yearbook of Population Research 11 (2013): 109 – 36.

14 Shah, Y. "5 Things the Greeks Can Teach Us About Aging Well." The Huffington Post, December 6, 2017, accessed at www.huffingtonpost.com/2014/04/22/longevity-greece-_ n_5128337.html.

15 Buettner, D. "The Island Where People Forget to Die." The New York Times, October 28, 2012, accessed at www.nytimes.com/2012/10/28/magazine/the–island–where–people–forget–to–die.html.

16 위의 논문

17 Sarri, K. O., et al. "Effects of Greek Orthodox Christian Church Fasting on Serum Lipids and Obesity." BMC Public Health 3 (2003): 16.

18 Shikany, J. M., et al. "Southern Dietary Pattern Is Associated with Hazard of Acute Coronary Heart Disease in the Reasons for Geographic and Racial Differences in Stroke (REGARDS) Study." Circulation 132, no. 9 (2015): 804 – 14.

19 Alles, B., et al. "Comparison of Sociodemographic and Nutritional Characteristics Between Self Reported Vegetarians, Vegans, and Meat–Eaters from the NutriNet–Sante Study." Nutrients 9, no. 9 (2017): E1023.

20 Martins, M. C. T., et al. "A New Approach to Assess Lifetime Dietary Patterns Finds Lower Consumption of Animal Foods with Aging in a Longitudinal Analysis of a Health–Oriented Adventist Population." Nutrients 9, no. 10 (2017): E1118.

21 Davis, C., et al. "Definition of the Mediterranean Diet: a Literature Review." Nutrients 7, no. 11 (2015): 9139 – 53.

성장과 장수의 줄다리기 속에 숨겨진
건강한 노년의 비밀

많은 독자분이 그렇겠지만, 『독소를 비우는 몸』과 『당뇨코드』를 번역한 후에 제이슨 펑 저서의 매력에 흠뻑 빠진 나는 저명한 약학박사인 제임스 디니콜란토니오와 제이슨 펑이 함께 쓴 『어떤 몸으로 나이 들 것인가』의 첫 부분을 읽자마자 또 한 번 지적 호기심이 불타오르는 걸 느꼈다.

생물학적으로 인체의 성장과 장수가 서로 밀고 당기며 줄다리기한다는 (나에게는) 새로운 개념을 읽고 나는 무릎을 탁! 쳤다. 아하, 그거였구나. 노화의 원리와 비밀이 여기에 있었구나! 그동안 습득했던 노화에 관한 어수선하고 파편적인 지식이 한 줄기로 정리되는 느낌이었다.

저자들도 본문에서 언급했듯이 『어떤 몸으로 나이 들 것인가』는 음식에 초점을 맞춘 책이다. 음식 외에도 유전과 체질, 스트레스, 생활 환경과 습관 등 오만 가지 요인이 수명에 영향을 미칠 것이다. 따라서 장수에 관해서라면 아무리 과학적, 영양학적으로 실험하고 연구하고 분석한다 해도 속 시원하고 명쾌한 답을 내리기는 힘들 것이다. 다만 수명에 큰 영향을 미친다고 보는 음식과 영양소를 연구하고 이를 장수촌 100세 노인들의 식생활과 비교해 장수의 실마리를 찾는 작업은 충분히 가치가 있다고 생각한다.

전작들에서 당뇨병과 비만 등 다양한 성인병의 예방과 치료를 위해 저탄수화물 건강한 지방 식단과 단식을 주장하던 제이슨 펑이 한 발짝 더 나아가 장수라는 더 광범위하고 근원적인 주제를 들고 나온 것은 어쩌면 당연한 일인지 모른다. 펑 박사는 다른 책들에서 탄수화물뿐 아니라 단백질도 인슐린을 자극한다고 거듭 설명했지만, 『어떤 몸으로 나이 들 것인가』에서는 엠토르(과도하면 암을 유발하고 노화를 촉진하는 단백질 관련 영양소 센서)를 자극해 성장을 촉진하는 단백질을 심도 있게 다룬다. 그래서 나에게는 이 책이 '탄수화물과 지방'에서 '단백질'로 이어지는 펑의 3대 영양소 연구의 완결판처럼 보이기도 한다.

저탄수화물, 중단백질, 고지방 식단을 지지하는 『지방을 태우는 몸』, 『독소를 비우는 몸』, 『당뇨코드』와 같은 케토제닉 서적들에서는 단백질을 적당히 먹으라고 할 뿐 정확한 섭취량을 제시하지 않는다. '적당히'는 정답이 없다는 뜻이기도 하다. 『어떤 몸으로 나이 들 것인가』의 두 저자 역시 단백질이 성장과 장수에 영향을 미치는 메커니즘에 근거해 성장한 이후에는 저단백질을 권하는 쪽이지만, 정확한 섭취량에 대해서는 역시 다음과 같이 말을 아낀다.

"불행히도 우리는 무병장수를 보장하는 마법의 숫자를 정확히 말해 줄 수 없다. 지금까지 밝혀진 증거에 기초하면, 정상적이고 건강한 사람이 하루에 체중 1kg당 1.0~1.8g의 단백질을 섭취해야 한다고 제안하고 싶다. 정확한 양은 현재 나이와 건강, 활동 수준, 그리고 전반적인 식단에도 달려 있다. 중요한 것은 섭취량만이 중요한 변수가 아니라는 점이다. 품질과 공급원(동물 vs 식물)은 단백질 자체만큼이나 중요할 수 있다. …(중략)… 블루존인 오키나와, 사르데냐, 로마 린다, 니코야, 이카리아에 사는 건강한 100세 노인들은 전통적인 채식 위주의 저단백질 식단 덕분에 수 세기 동안 더 건강하고 더 오래 살 수 있었다."

인용문에 있듯이 적정한 단백질 섭취량은 수많은 개인, 환경적인 요인과 변수가 작용하므로 쾌도난마로 결론을 내릴 수 없다. 그보다 나는 이 책이 장수라는 영역에서 간과되었던 '단백질'을 '성장 vs 장수'라는 관점에서 새롭게 조명했다는 점을 높이 사고 싶다. 그 부분은 일개 독자로서도 너무나 흥미롭고 유익한 내용이었다. 책에 담긴 많은 정보에 버거움을 느낄 독자들을 위해 비전문가의 시각에서 단백질을 최대한 쉽게 정리하자면 다음과 같다. "단백질은 성장(장수의 반대 개념)을 촉진하므로 성장기에는 유익하지만, 성장보다 장수가 중요한 성인기부터는 섭취량을 줄이는 게 유리하다. 다만 노인은(그리고 운동선수와 같은 특정 상황에서) 단백질이 부족할 수 있으니 더 섭취해야 한다. 동물 단백질은 식물 단백질보다 성장과 노화를 더 촉진하므로 성인기 이후에는(노년기 제외) 제한하는 것이 장수에 유리할 수 있다. 특히 가공육은 매우 안 좋다."(하지만 채식은 좋고 육식은 나쁘다는 식의 흑백논리로 생각하지 않기를 바란다. 책에도 나오듯이 고기를 많이 먹는 장수 국가의 예가 있다. 추측건대, 다른 변수들이 작용했을 것이다.)

단백질 이외에도 『어떤 몸으로 나이 들 것인가』가 제안하는 '장수 솔루션 5가지'를 기억하면 도움이 될 것이다. 특히 소금을 충분히 먹어야 한다는 내용은 흥미롭고 유익했다. 그리고 다들 아시겠지만, 가공식품이 아닌 자연식품을 먹는 일도 중요한 것 같다.

펑의 이전 책들을 접한 독자들에게 단백질과 소금/마그네슘에 관한 내용은 새롭고 유익할 것이다. 그리고 펑의 책을 처음 읽는 독자들은 탄수화물 제한/단식과 건강한 지방 섭취 등을 포함한 책의 모든 내용이 신세계로 다가올 것이다. 무엇보다도, 세포를 재생하는 자가포식을 유도하는 간헐적 단식을 꼭 실천해 보라고 권하고 싶다. 단식의 건강 효과가 단백질 섭취가 감소해서(따라서 엠토르가 감소해서)일 수 있다는 새로운 시각도 눈여겨볼 만하다. 단식 안내서로 제이슨 펑의『독소를 비우는 몸』을 강력하게 추천한다.

최신 과학이 밝혀낸 사실에 따르면, 성장이 끝난 우리는 더 이상 성장이 아닌 장수에 유리한 음식을 먹어야 건강하게 오래 산다. 그 해답이『어떤 몸으로 나이 들 것인가』에 담겨 있다.

이 책이 건강한 100세 인생을 꿈꾸는 독자들에게 크고 작은 도움이 되기를 바란다!

◆ ◆ ◆

『어떤 몸으로 나이 들 것인가』를 번역해서가 아니라 나는 유난히 수명이나 장수에 관심이 많은 사람이었다. 어린 시절 나에게는 입 밖에 내지 못할 은밀한 꿈이 두 가지 있었는데, 그중 하나가 발칙하게도 '늙지 않는 것'이었다.

대가족 속에서 조부모님과 한집에서 살았던 나는 일찍부터 노화의 잔

인함을 알았다. 당연한 얘기지만 나는 할머니와 할아버지의 젊은 얼굴을 본 적이 없다. 철없고 외모에 민감했던 사춘기 시절, 고목의 껍질처럼 주름지고 거칠고 검버섯이 가득한 그들의 얼굴에 새삼 경악하며 '나는 저렇게 되지 않을 거야'라고 결심했던 (부끄러운) 순간을 잊지 못한다.

『어떤 몸으로 나이 들 것인가』를 번역하며, 어린 손녀에게 본의 아니게 '불로(不老)'의 꿈을 심어준 조부모님, 특히 할아버지 생각이 많이 났다. 무엇보다 이 책에 나오는 장수촌의 100세인들과 겹치는 부분이 아주 많았기 때문이다.

청빈한 집안에서 태어나 선비 정신이 투철했던 할아버지는 자주 밥을 한두 숟갈 남기셨다. 밥공기에 밥을 조금만 더 많이 담아도 어떻게 아시는지 반드시 그만큼 남기신다고 어머니가 종종 투덜거리셨다. 할아버지는 『어떤 몸으로 나이 들 것인가』에서 제안하는 칼로리 제한, 즉 복팔분을 실천한 것이다. 일본인들은 자기 양의 8할만 먹는다고 할아버지가 가끔 말씀하셨던 기억이 지금도 생생하다.

할아버지는 어쩌다 고기반찬이 밥상에 올라오면 낭비라며 언짢아하셨고 된장과 식물 위주의 간소한 식단을 고집하셨다. 내가 보기에도 할아버지의 밥상은 검소하기 이를 데 없었다. 가공식품은 물론이고 할아버지가 간식을 드시는 모습을 나는 본 적이 없다. 그리고 매일 작은 소주잔으로 반주를 드셨다(아마 청주였을 것이다). 그 외에도 식사 후에 매번 작은 생강 한 톨을 손수 칼로 벗겨서 저며 드셨다. 어린 나는 왜 매운 생강을 그것도 생으로 드시는지 도무지 이해할 수 없었다(생강의 탁월한 건강 효과는 널리 알려진 바다).

안빈낙도를 추구하며 평생 절제된 삶을 사셨던 할아버지는 노인성 질환을 앓으신 적이 없고 87세에 노환으로 돌아가실 때까지 마르고 꼿꼿한 몸매를 유지하셨다(같은 식단을 드신 할머니는 몸이 약한 편이었지만 큰 병 없이 82세까지 사셨다). 지금이야 100세인도 많은 세상이지만, 30여 년 전인 그 당시만 해도 87세는 장수에 속했다. 하지만 『어떤 몸으로 나이 들 것인가』를 완독하고 나서 나는 할아버지가 100세까지 사시지 못한 이유를 이 책에서 제안하는 장수 체크리스트(음식 관련)에 근거해 나름대로 생각해 보았다. 식단이 과하게 소박했던 할아버지는 전반적인 영양소, 특히 건강한 지방과 노인에게 더 필요하다는 단백질이 부족했을 것 같다. 하지만 소식(칼로리 제한)과 낮은 단백질 섭취로 인해 성장을 촉진하는 엠토르와 IGF-1이 억제되어 노인성 질환을 앓지 않고 비교적 오래 사신 게 아닌가 추측해 본다.

소식이 잘 맞는 할아버지의 체질을 닮은 손녀는 가벼운 저탄고지 식단, 단백질 섭취 조절, 충분한 소금 섭취, 차 마시기 등을 실천하며 불로(不老)가 아닌 건강한 장수를 꿈꾼다.

어떤 몸으로 나이 들 것인가

초판 1쇄 인쇄 2020년 6월 30일
초판 1쇄 발행 2020년 7월 10일

지은이 | 제임스 디니콜란토니오 · 제이슨 펑
옮긴이 | 이문영

펴낸이 | 정상우
주간 | 주정림
편집부 | 전혜민
디자인 | 석운디자인
인쇄·제본 | 두성 P&L
용지 | 이에스페이퍼
펴낸곳 | 라이팅하우스
출판신고 | 제2014-000184호(2012년 5월 23일)
주소 | 서울시 마포구 잔다리로 109 이지스빌딩 302호
주문전화 | 070-7542-8070 팩스 | 0505-116-8965
이메일 | book@writinghouse.co.kr
홈페이지 | www.writinghouse.co.kr

한국어출판권 ⓒ 라이팅하우스, 2020
ISBN 978-89-98075-73-6 (03510)